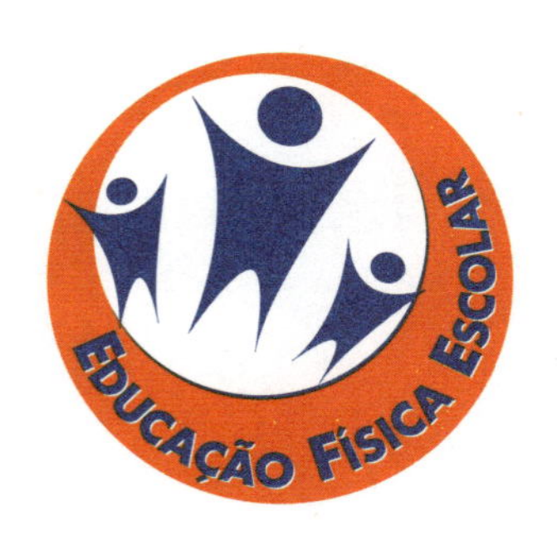

VILMA LENÍ NISTA-PICCOLO
WAGNER WEY MOREIRA

CORPO EM MOVIMENTO NA EDUCAÇÃO INFANTIL

Colaboração e revisão no repertório de atividades de:

MICHELE VIVIENE CARBINATTO

POLYANA MARIA JUNQUEIRA HADICH

1ª Edição
1ª Reimpressão

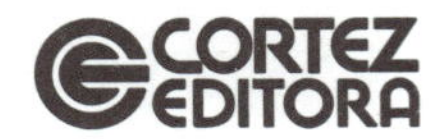

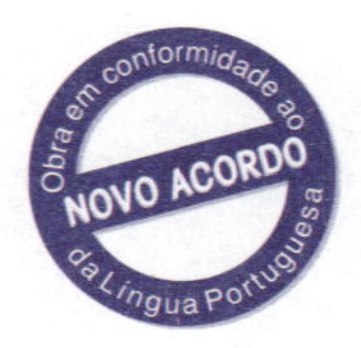

Rua Monte Alegre, 1074 – Perdizes
05014-001 – São Paulo – SP
Tel.: (11) 3864-0111 Fax: (11) 3864-4290
cortez@cortezeditora.com.br
www.cortezeditora.com.br

Direção: *José Xavier Cortez*
Editor: *Amir Piedade*
Preparação: *Eloísa Graziela*
Revisão: *Alessandra Biral - Paulo César de Oliveira - Vera Ayres*
Edição de arte: *Mauricio Rindeika Seolin*
Projeto e Diagramação: *More Arquitetura de Informação*
Fotos: *Polyana Maria Junqueira Hadich*
Impressão: *EGB – Editora Gráfica Bernardi*

Dados Internacionais de Catalogação na Publicação (CIP)
(Câmara Brasileira do Livro, SP, Brasil)

Nista-Piccolo, Vilma Lení
Corpo em movimento na educação infantil / Vilma Lení Nista-Piccolo, Wagner Wey Moreira; colaboração e revisão no repertório de atividades de Michelle Carbinatto, Laurita Marconi Schiavon, Polyana Maria Junqueira Hadich. – 1. ed. – São Paulo: Cortez, 2012. – (Coleção educação física escolar)

Bibliografia
ISBN 978-85-249-1906-0

1. Educação física (Educação infantil)
I. Moreira, Wagner Wey. II. Carbinatto, Michele. III. Schiavon, Laurita Marconi. IV. Hadich, Polyana Maria Junqueira. V. Título. VI. Série.

12-03841 CDD-372.86

Índices para catálogo sistemático:

1. Educação física : Educação infantil 372.86

Impresso no Brasil - dezembro de 2017

Apresentação do livro

Este livro é resultado de pesquisas desenvolvidas pelo Grupo de Estudos e Pesquisas em Educação Física Escolar (Gepefe), coordenado pela professora doutora Vilma Lení Nista-Piccolo, e pelo Núcleo de Estudos e Pesquisas em Corporeidade e Pedagogia do Movimento (Nucorpo), coordenado pelo professor doutor Wagner Wey Moreira, em Programas de Pós-Graduação, a partir de um projeto que versa sobre a atuação do professor de Educação Física em escolas, como parte do Edital Observatório da Educação (Inep/MEC/Capes).

Agradecimentos dos autores

Agradecemos, como reconhecimento do privilégio concedido ao nosso livro, as fotos tão encantadoras que expressam a alegria das crianças em aulas de *Movimento* numa escola infantil. Assim, é imprescindível agradecer:

• ao Parque Infantil Catatau, escola que há 38 anos atende crianças de zero a cinco anos em Campinas (SP), na pessoa da diretora Maria Teresa Rodrigues, pelo apoio em nos ceder fotos das aulas de *Movimento* desenvolvidas em sua escola;

• à professora Polyana Maria Junqueira Hadich, responsável pela criação e implantação dessas aulas, pela sua imensa disponibilidade em nos apresentar seu maravilhoso trabalho;

• à professora Vera Lúcia Nista Spis, coordenadora pedagógica dessa escola, pelo seu pronto atendimento e determinação em nos auxiliar na busca das respectivas autorizações dos pais;

• aos pais de todas as crianças que aparecem neste livro, pela autorização concedida com uma alegria contagiante;

• a todas as crianças presentes neste livro, pelos seus movimentos mágicos que expressam prazer e felicidade, conseguindo dar o tom colorido deste livro.

Agradecimento especial

• à professora Laurita Marconi Schiavon, pela prestimosa colaboração na composição deste livro.

Sumário

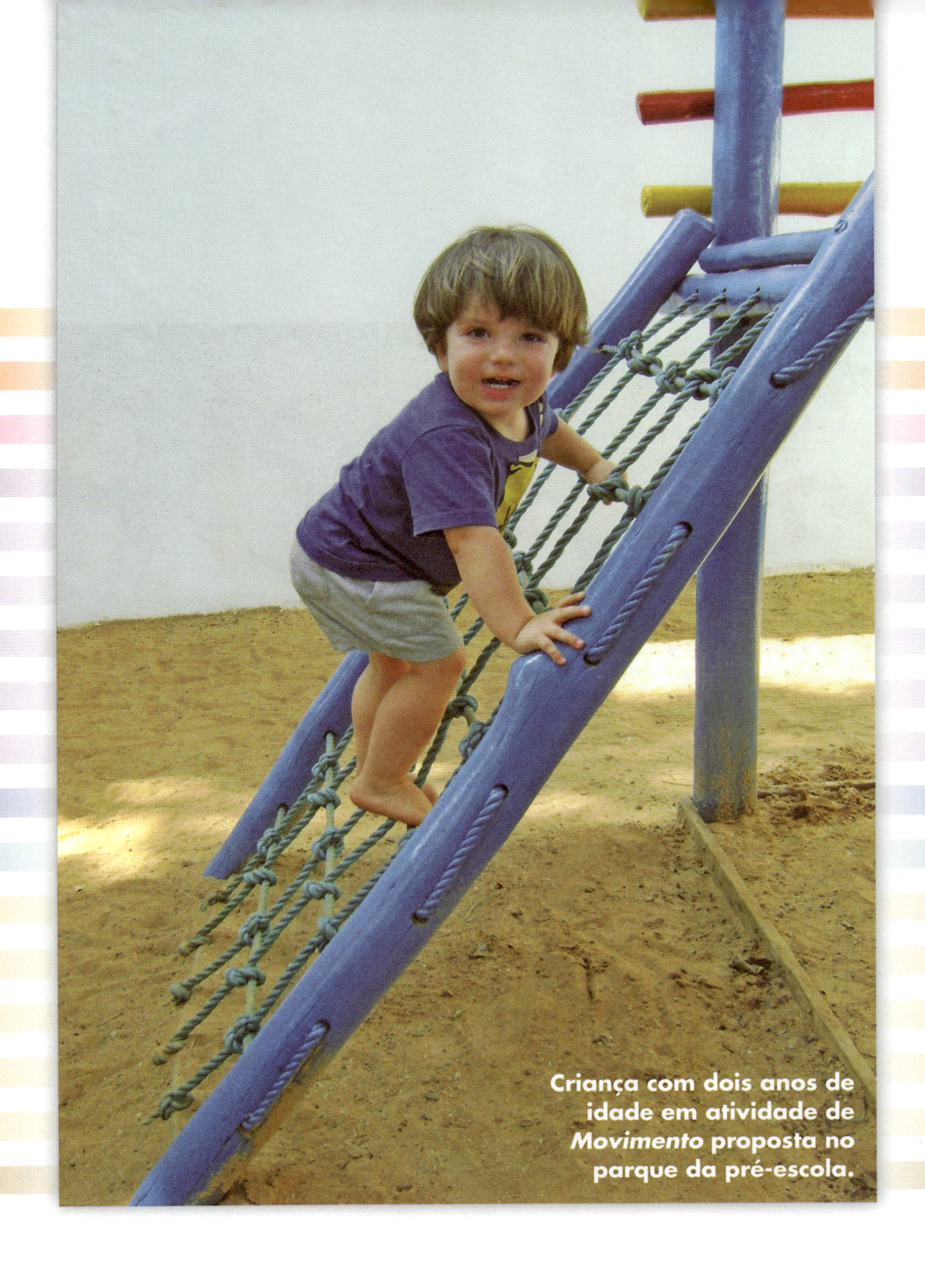

Criança com dois anos de idade em atividade de *Movimento* proposta no parque da pré-escola.

1 Introdução

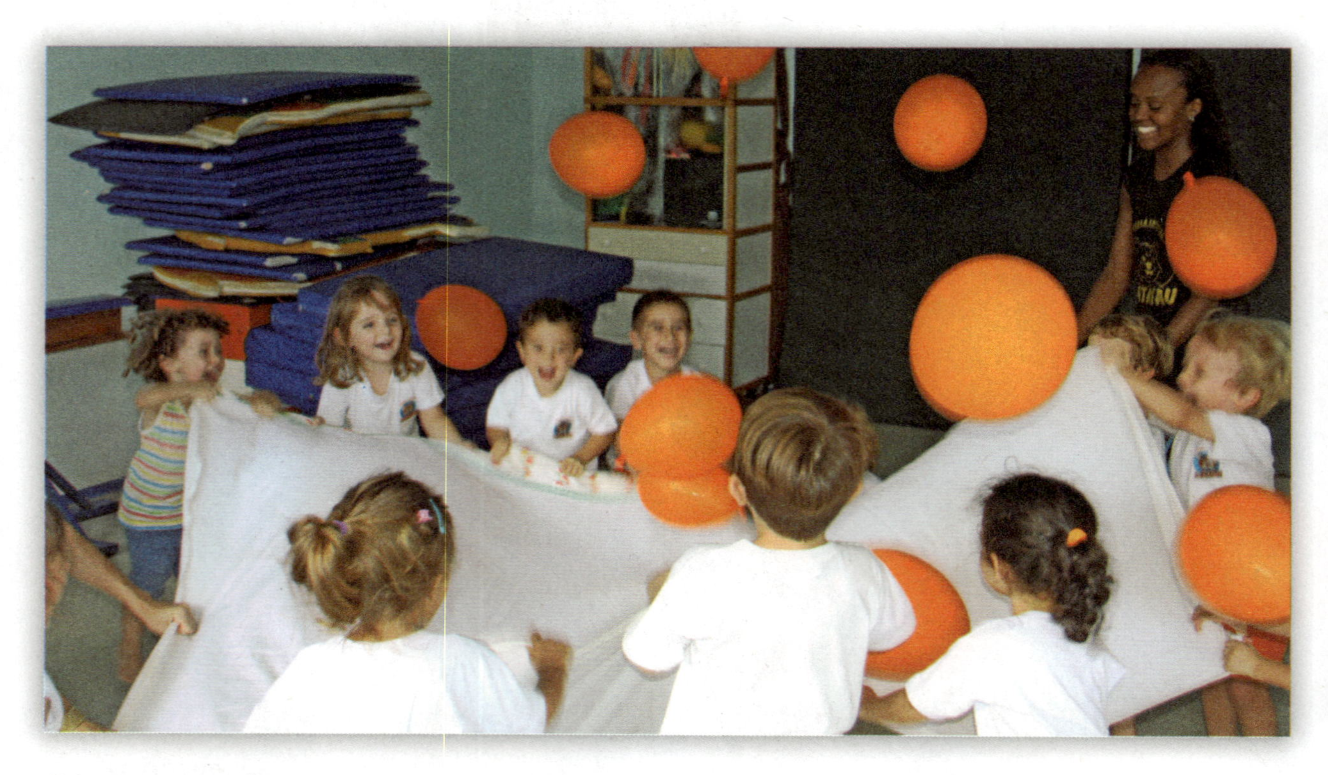
Crianças em aula de *Movimento* com bexigas.

Escrever sobre a Educação Infantil atualmente parece ser mais gratificante, pois estamos num momento especial em que podemos comemorar os avanços conquistados por essa área, mesmo que isso ainda seja apenas em algumas regiões do nosso país.

A Educação Infantil representa a primeira etapa da Educação Básica. A Constituição Federal de 1988 e o Estatuto da Criança e do Adolescente (Lei nº 8.069/90) trouxeram novo paradigma educacional, permitindo que muitas pessoas começassem a lutar pela conquista dos espaços públicos destinados ao atendimento infantil que passou a ser reconhecido como dever do Estado e de cada município.

De acordo com as legislações que regem as questões educacionais para essa fase da vida, todas as crianças, a partir dos quatro anos de idade, devem ter seus espaços garantidos em instituições especializadas. A Lei de Diretrizes e Bases da Educação Nacional – LDB (Lei nº 9.394/96) já determinava que crianças de zero a três anos fossem atendidas pelas creches, enquanto as de quatro a seis deveriam frequentar a pré-escola. Segundo a Constituição, é obrigação do Estado oferecer a todas as crianças uma educação na fase da infância. Enquanto isso, a LDB estimulou certa autonomia às instituições para elaboração das atividades curriculares a serem aplicadas nessa faixa etária. Desde 2009, a Câmara de Educação Básica do Conselho Nacional de Educação fixou a Resolução nº 5, que instituiu as Diretrizes Curriculares Nacionais para a Educação Infantil, organizando as propostas pedagógicas específicas para as crianças dessa idade. São princípios e procedimentos que visam orientar a elaboração e a execução de planejamentos curriculares.

Uma instituição pode organizar seu currículo a partir dessas diretrizes, associando os conteúdos a serem transmitidos com aqueles que fazem parte da sociedade a que ela pertence. Por meio de atividades cotidianas, as crianças devem ter acesso ao conhecimento pertencente ao patrimônio cultural gerado por essa sociedade. A organização das práticas pedagógicas deve prever um planejamento baseado nesse conhecimento somado aos saberes das crianças, promovendo ricas experiências em meio às inter-relações pessoais que acontecem na escola. Assim, podemos afirmar que, finalmente, a partir dessa Resolução nº 5, houve uma proposta de integração das creches e pré-escolas no sistema educacional, promovendo uma articulação entre as atividades desenvolvidas nessas instituições com os Projetos Políticos Pedagógicos. Houve significativa ampliação do número de creches e pré-escolas em nível nacional, um crescimento na quantidade de professores habilitados para atuarem com crianças e, ainda, a integração de algumas creches ao sistema de ensino formal, desvinculando-se da área de assistência social, configurando-se, desta forma, como entidades dedicadas a um período da formação educacional.

Mas, ao investigarmos essas instituições públicas ou privadas, ainda podemos observar uma diferença em relação aos objetivos quando analisadas separadamente as faixas etárias de zero a três anos e de quatro a seis anos. As entidades que atendem à primeira faixa etária ainda se mostram sob a égide do assistencialismo, buscando priorizar o atendimento aos cuidados físicos, principalmente de alimentação, banho e sono. Em geral, são mantidas por instituições filantrópicas, as quais recebem auxílio financeiro e surgem a partir da demanda imposta por comunidades de bairros das cidades.

Quem coordena os programas de educação pré-escolar, atualmente, é a Secretaria de Ensino Básico do Ministério da Educação (MEC), e mesmo assim, não podemos dizer que exista um pensamento comum entre os educadores sobre quais são as reais funções exercidas por uma escola infantil. Souza e Kramer (1991) enfatizam que, mesmo sabendo que muitas crianças neste país não têm acesso às condições mínimas básicas de que necessitam para uma vida saudável, é importante que a pré-escola contribua com propostas

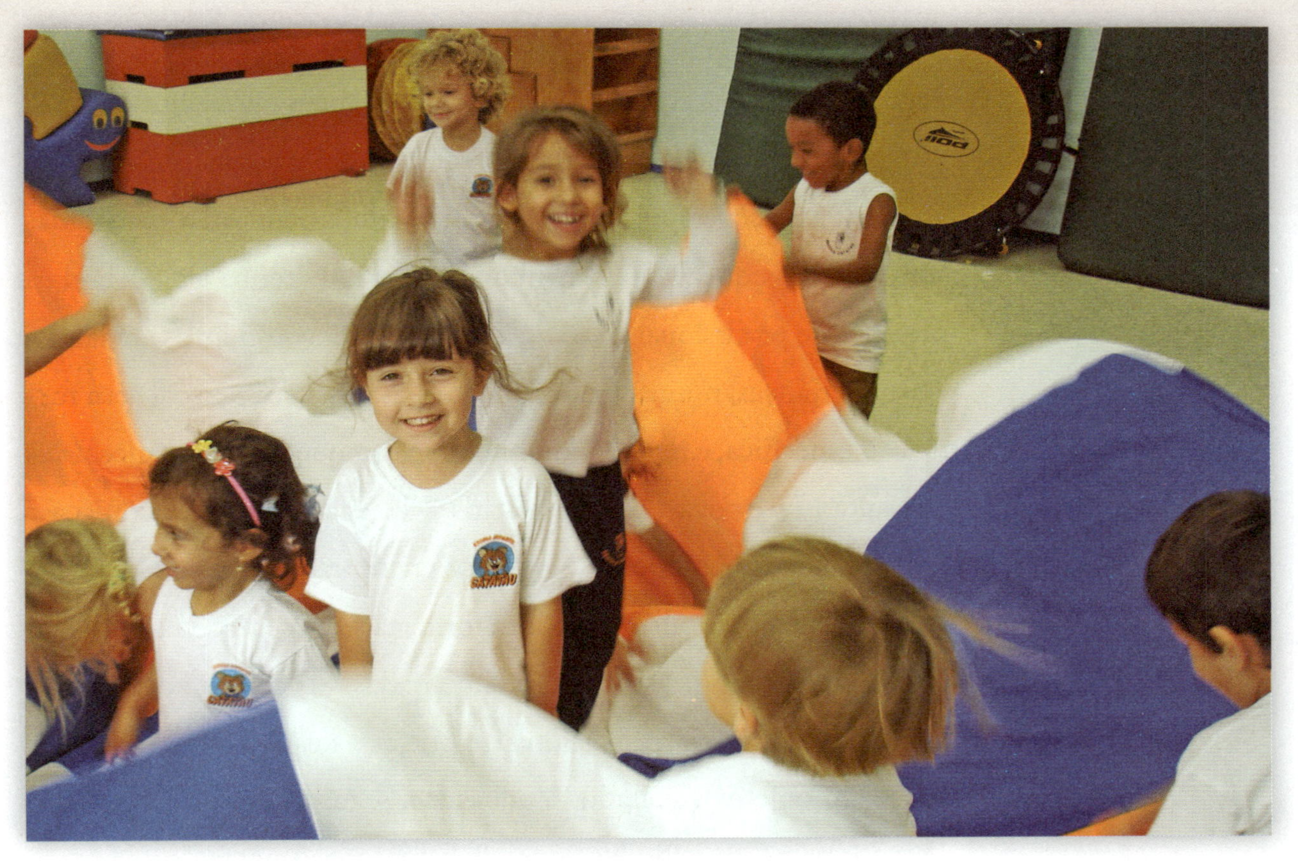

Crianças em propostas de *Movimento* a partir de brincadeiras com paraquedas.

educacionais, ultrapassando sua função assistencialista. As autoras declaram que esse é um espaço que pode oferecer grandes oportunidades de desenvolvimento para as crianças, estimulando desde o puro raciocínio lógico às possibilidades expressivas voltadas à sensibilidade infantil. Além de tudo isso, Machado (1991) acrescenta a grande contribuição social que a escola permite por meio das relações interpessoais estimuladas com a convivência entre amigos, afirmando que escola e família não se excluem, mas se completam.

Segundo Machado (1991), houve uma proliferação de escolas para crianças pequenas diante da demanda de cuidados para com elas enquanto seus pais trabalhavam. Essa mesma demanda talvez ainda seja o fator primordial que fomenta um aumento do número de creches e pré-escolas atualmente. As informações divulgadas pelo próprio Ministério da Educação confirmam que as instituições voltadas para essa faixa etária têm crescido aceleradamente nos últimos anos.

Não há muitos diagnósticos precisos sobre essas instituições denominadas creches porque muitas delas ainda não estão registradas como órgãos educacionais. Embora desde 2009 tenha sido exigida a presença de profissionais qualificados para desenvolverem as atividades com as crianças, muitas instituições ainda possuem pessoal sem formação específica, e não têm mobiliário e brinquedos adequados. Mas o resultado da nova Diretriz voltada à Educação Infantil começa a aparecer aos poucos, pois já podemos encontrar creches de boa qualidade, nas quais profissionais com formação e experiência conduzem propostas pedagógicas bem fundamentadas. Só com o advento das Diretrizes Curriculares Nacionais é que esses espaços institucionais adotaram objetivos voltados à educação, seguindo os princípios declarados pelo Conselho Nacional de Educação. A partir dessa função adotada, a pré-escola começa a estimular a criatividade das crianças, além de se preocupar com propostas de atividades que reforcem a espontaneidade delas (Souza; Kramer, 1991).

Na verdade, essas instituições nasceram com essa função assistencial. Mas a evolução histórica dos modelos de pré-escolas no Brasil deixou marcas tão arraigadas que fazem predominar ainda uma educação puramente de assistência e compensatória em algumas instituições. "A ideia de compensar carências de ordem orgânica ampliou-se para a compensação de carências de ordem cultural, como garantia de diminuição do fracasso escolar no ensino obrigatório" (Oliveira, 2010, p. 108). Até hoje é possível encontrarmos entidades que contemplam apenas propostas de atividades e ações que visam estimular aspectos carentes apresentados pela maioria das crianças, atribuindo responsabilidades aos professores de suprirem educação e carinho substituindo pais ausentes.

No estudo sobre a Educação Infantil, realizado por Schiavon (1996, p. 4), é possível compreender essa passagem sobre o papel da pré-escola que adota uma perspectiva mais educativa; a autora declara que:

Criança com um ano de idade, brincando no parque de uma escola infantil.

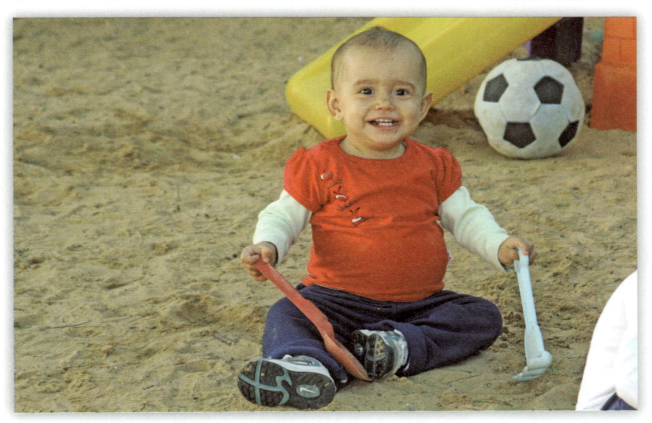

> *No século XIX, a função da pré-escola passa a ter um certo sentido educativo, mas ainda com base compensatória, ou seja, para compensar as deficiências apresentadas pelas crianças pobres. Essa função da pré-escola (compensatória) ganhou estratégias e diretrizes mais delineadas após a II Guerra Mundial, fundamentando-se no desenvolvimento infantil e na psicanálise [...]. Essa função foi muito criticada nos anos 70, e em 1981 o Programa Nacional de Educação Pré-escolar cria delineamentos*

que visam promover o desenvolvimento global e harmonioso da criança com objetivos educacionais para a pré-escola.

Alguns estudos científicos mais recentes, relacionados às questões do crescimento e desenvolvimento infantil, mostram a importância de estimulações adequadas nessa fase e, à medida que isso se democratiza, há uma tendência de ampliação dos investimentos voltados à educação das crianças.

Embora a Educação Infantil no Brasil tenha mais de 160 anos, o seu maior desenvolvimento ocorreu a partir da década de 1970, com a legislação formulada em 1971 (LDB nº 5.692), que determinava que crianças menores de sete anos deveriam receber educação em escolas maternais ou jardins de infância. No final da década de 1990, a Educação Infantil se mostrava presente na quase totalidade dos municípios brasileiros. De lá para cá, tem conquistado cada vez mais espaço no cenário educacional em nosso país. Se, por um lado, têm sido ampliadas as possibilidades de se tornar prioridade nas políticas públicas, por outro, torna-se fator de preocupação no sentido de superar uma educação pobre para população de baixa renda, reduzindo a qualidade em favor da quantidade de escolas, atendendo apenas ao aspecto da democratização de acesso a todos.

O fato de a educação ser um direito que todo cidadão tem a partir do seu nascimento pode gerar alta demanda de escolas para atender muitas famílias, principalmente aquelas em que se encontram trabalhadoras de condições limitantes. Essas pessoas, além de terem uma renda insuficiente para prover cuidados e educação aos filhos menores, não possuem, na sua maioria, conhecimentos sobre os aspectos que envolvem o desenvolvimento e o crescimento das crianças nas suas diferentes dimensões. Isso quer dizer que não só argumentos econômicos, mas também sociais e educacionais, pesam nos resultados de uma demanda expressiva de creches e pré-escolas. Os programas de governo têm buscado proporcionar uma expansão de matrículas, diante do aumento da consciência social sobre os direitos humanos que enfatizam a importância de uma Educação Infantil.

A declaração do direito da criança à educação tem suscitado muitas reflexões e debates sobre a qualidade do ensino dedicado a essa fase e fomentado amplas discussões sobre as desigualdades do acesso à escola. Ainda prevalecem, em muitos locais, as diferenças de concepção de Educação Infantil, pois, enquanto crianças de classes sociais mais pobres frequentam instituições coletivas que preparam atividades voltadas apenas aos cuidados com o corpo, atendendo às suas necessidades básicas, crianças de classes sociais mais privilegiadas participam de instituições que possuem como meta o ato de educar, preocupando-se com a aquisição de conhecimento.

Algumas emendas constitucionais mais recentes têm contribuído para certos avanços conquistados, por exemplo, a de nº 53/2006, que ampliou o Ensino Fundamental para nove anos, incorporando as crianças de seis anos de idade à etapa da escola básica, e a de nº 59/2007, que tornou obrigatória a matrícula das crianças em pré-escolas a partir dos quatro anos completos, confirmando um direito constitucional.

As ações do MEC para universalizar o Ensino Infantil no Brasil têm fortalecido a importância da educação nessa fase, objetivando a construção da identidade da criança, por exemplo, o Programa Nacional

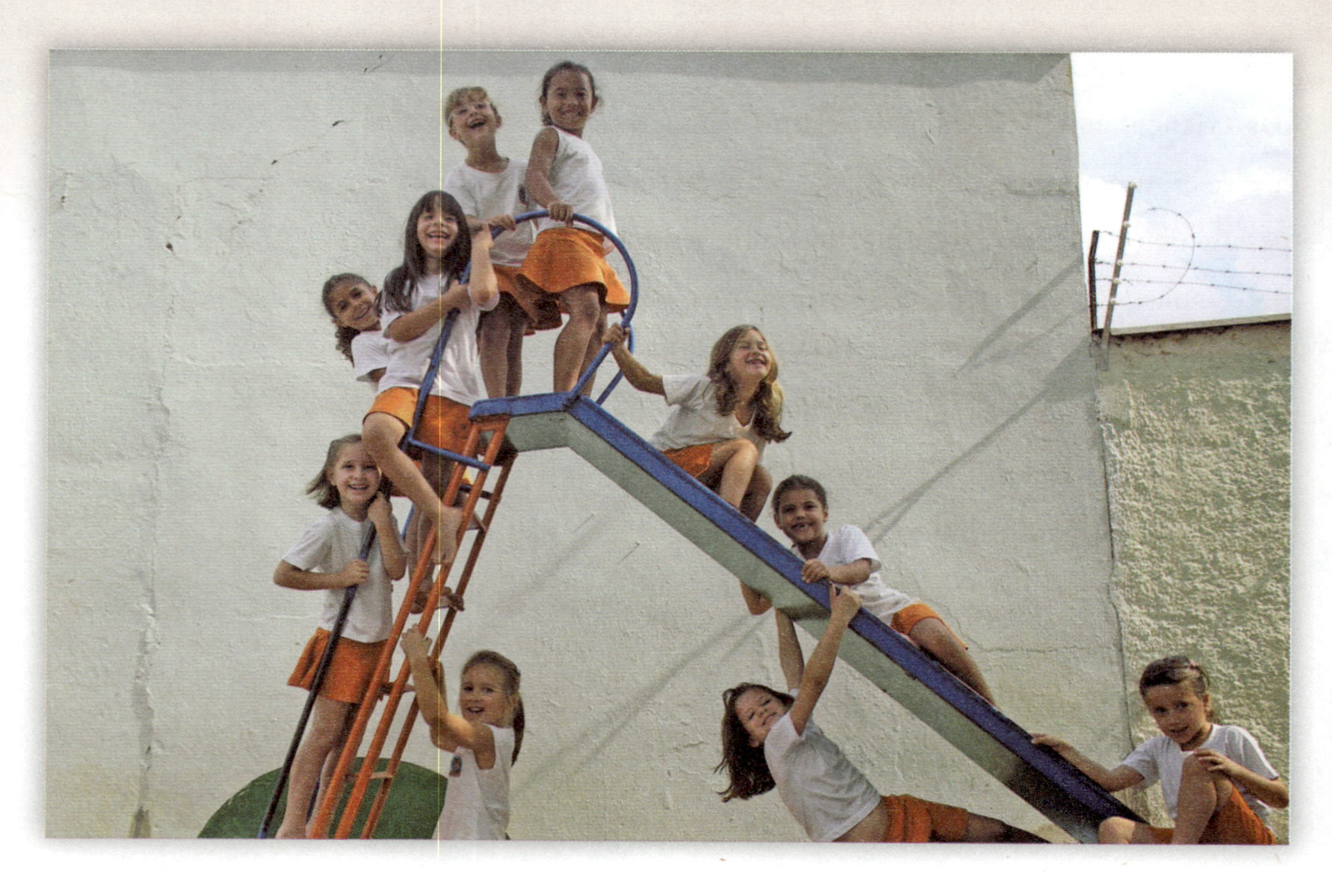

Crianças interagindo por meio de brincadeiras no parque.

de Reestruturação e Aparelhagem da Rede Escolar Pública de Educação Infantil (Proinfância), que foi criado em 2007 visando ampliar o número de vagas a serem oferecidas. A meta desse programa é a construção de 1.500 creches, e 500 convênios com municípios já foram assinados em 2011 para início das obras. Além disso, há também o Fundo de Manutenção e Desenvolvimento da Educação Básica e de Valorização dos Profissionais da Educação (Fundeb), que atende às instituições comunitárias, confessionais ou filantrópicas sem fins lucrativos para a oferta de educação infantil. Para isso, é necessário apenas estabelecer um convênio com a Secretaria Municipal de Educação.

Para os dirigentes dessa etapa da educação no atual governo, todas as crianças têm direito a um ensino de qualidade, e isso inclui ter professores habilitados, material adequado, bem-estar e proteção.

Todos esses aspectos apontam ganhos para essa fase educacional, mas ainda há muitos obstáculos a serem ultrapassados, pois, certamente, os pontos positivos aqui levantados não garantem a qualidade dos trabalhos a serem desenvolvidos com as crianças.

De certo modo, podemos dizer que esses acontecimentos representam impulsos para novas preocupações, por exemplo, as questões relacionadas às propostas pedagógicas que embasam as práticas do cotidiano a serem desenvolvidas com as crianças. Há a necessidade de repensarmos essas atividades como ações comprometidas com a promoção intelectual da infância e com a formação humana desses alunos. Enxergar a criança com múltiplos potenciais exige dos professores a pluralidade e a diversidade de propostas a serem oferecidas.

A finalidade da Educação Infantil é proporcionar o desenvolvimento integral da criança em todos os seus aspectos, físico, intelectual, linguístico, afetivo e social, visando complementar a educação

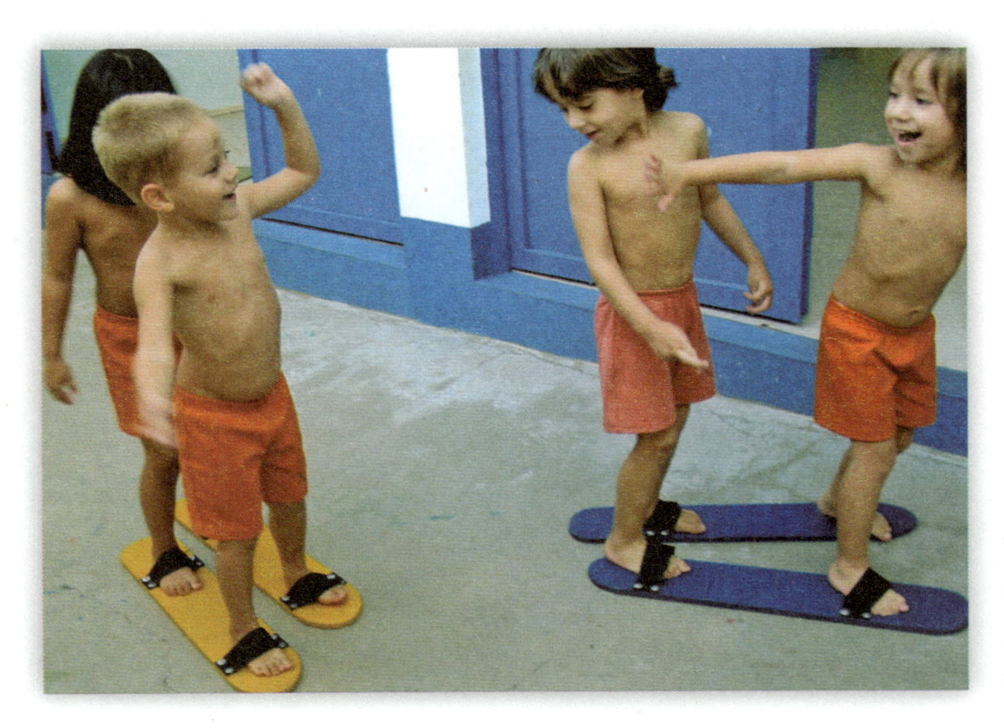

Crianças interagindo em propostas de *Movimento* com chinelão.

recebida na família e em toda a comunidade em que a criança vive, conforme determina o artigo 29 da Lei nº 9.394/96.

Dessa forma, podemos afirmar que, a partir das interações que a criança faz com outras crianças da creche ou da pré-escola, com os professores e responsáveis por essas instituições, assim como com seus familiares, é que ela constrói seu conhecimento nas diferentes dimensões.

Para desenvolver sua sociabilidade, sua afetividade, a criança precisa interagir com outras pessoas, e essa interação só se dá pela comunicação que ela faz por meio do pensamento que se expressa pela linguagem e pela motricidade. São esses elementos integrados que estimulam sua capacidade de agir diante das tarefas que lhe são dadas. É no confronto real com os outros de seu convívio que a criança pode modificar sua forma de sentir, de pensar e de agir, observando e analisando gestos, falas e atitudes daqueles que estão ao seu lado.

É importante que as instituições que atendem crianças do período da Educação Infantil compreendam a importância de elas manifestarem as diferentes possibilidades de expressão (desenhos, danças, pinturas). Todas as crianças podem apresentar maior ou menor capacidade nas formas de demonstrar seus conhecimentos. Isso tem a ver com os estímulos ou as rejeições dadas aos seus trabalhos, pois, quando encontram resistência em determinadas linguagens, possivelmente isso se traduzirá em atitudes de inibição. Uma das tarefas da Educação Infantil é propiciar às crianças diferentes formas de manifestar seu conhecimento, estimulando todas as possibilidades de elas expressarem sua criatividade, sejam elas por gestos, pela fala ou, ainda, por desenhos, pintura e escultura. O grande desafio dos profissionais que atendem a essa faixa etária é criar situações que possam estimular explorações de movimentos, oferecendo meios de sincronizá-los com a música, de incentivar a imaginação por meio das atividades cênicas ou pictóricas. Proporcionar a dança, a música, o desenho, a pintura e a escultura é um meio de enriquecer o vocabulário de manifestações expressivas da criança, mas é importante destacar que nem todas apresentam os mesmos potenciais, assim como gostam mais, ou menos, de fazer determinadas tarefas.

As creches e as pré-escolas têm obrigação de representar espaços de estimulação e não de cerceamento das capacidades criativas das crianças, incentivando-as a explorarem o ambiente e as diferentes expressões. A ausência de propostas pedagógicas que garantam o respeito ao trabalho individual e coletivo nas atividades cotidianas e que propiciem o processo criador pode gerar futuros fracassos escolares.

Escolas que se propõem a trabalhar com a Educação Infantil devem ter clareza de que:

- abordagens pedagógicas que no passado norteavam as práticas docentes, por exemplo, o pensamento de professores de que os alunos chegam à escola sem nenhum conhecimento, atualmente não são mais aceitas;
- antes de propor atividades, é importante que os professores identifiquem os diferentes perfis de capacidade das crianças no contexto da sala de aula;
- não devem ficar condicionadas a pensar apenas nas linguagens da fala e da escrita, mas dar importância às outras possibilidades, como o movimento, a brincadeira, o desenho, a dramatização, a música, o gesto, a dança;
- as propostas a serem oferecidas devem visar objetivos de formação integral das crianças e fortalecer as inter-relações pessoais entre elas;

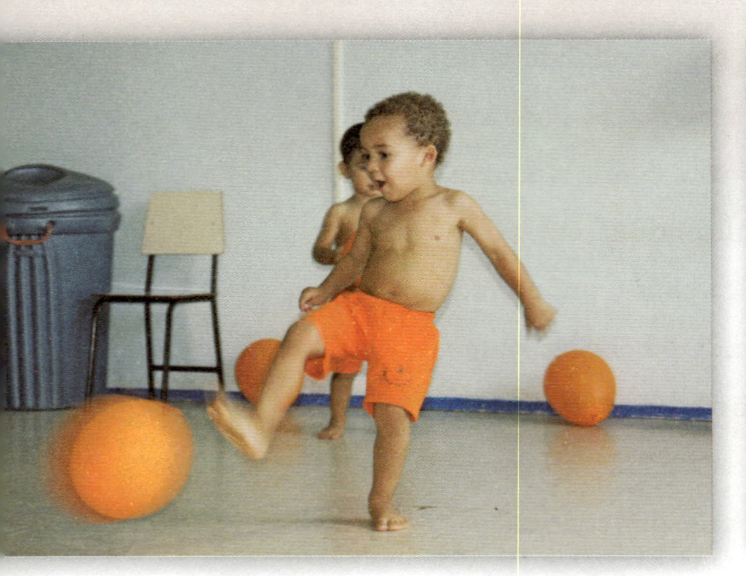

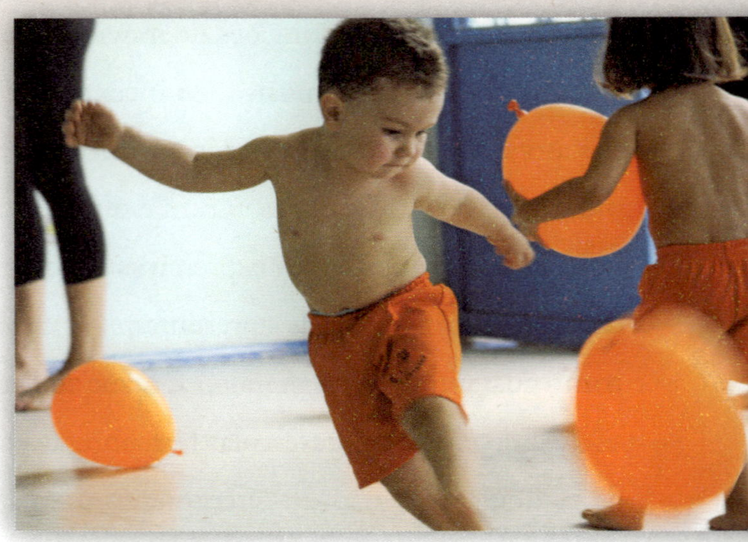

Crianças explorando ações com bexigas.

- o ambiente vivido no dia a dia da criança deve propiciar um diálogo com as múltiplas linguagens, promovendo sempre novas experiências com a Educação Física, as Artes Plásticas e Gráficas, a Dança, a Música, o Teatro, a Poesia e a Literatura, além da Fotografia e do Cinema, aproximando a criança de suas possibilidades de criação.

Essas questões acarretam a necessidade de mais debates e reflexões que possam melhor fundamentar os estudos sobre a criança. Torna-se uma tarefa ainda mais importante repensar os perfis dos professores responsáveis pelo trabalho com as crianças, tanto nas creches como nas pré-escolas, analisando os conteúdos curriculares de sua formação.

O nosso livro tem a intenção de auxiliar esse profissional, apresentando o estado da arte da Educação Infantil em nosso país, para que ele possa compreender as marcas deixadas ao longo dos anos, ao mesmo tempo que: expõe detalhes do papel que exerce o professor como um mediador do conhecimento; destaca questões relacionadas ao *Movimento*, como uma peça que integra o cenário da formação humana; ressalta as necessidades da criança, abrindo possibilidades de estimular seus potenciais; e apresenta um repertório de atividades como um manual de orientações.

Para atingir os objetivos colimados da Educação Infantil, a área de conhecimento científico denominada Educação Física pode muito contribuir. Ela faz propostas educacionais que visam o desenvolvimento da motricidade do aluno, operacionalizadas por intermédio do lúdico e vivenciadas, preferencialmente, na arte do jogo. Todos esses aspectos serão tratados na presente obra, no sentido de permitir o conhecimento e a reflexão sobre esses princípios e critérios pelos professores da Educação Infantil.

O repertório de atividades apresentado não deve ser tomado como modelo, mas, sim, como alguns exemplos de transformação de conhecimento teórico em vivências práticas, evitando a tradicional dualidade ainda muito presente na formação de professores para esse segmento de escolarização. Com isso queremos participar do grupo de profissionais da Educação Física que entende que o professor dessa área não pode se caracterizar como um mero instrutor ou animador de atividades físicas. Ele deve ser promotor de uma ação educativa em que o saber ser e o saber fazer são conjugados na perspectiva de mudanças de atitudes.

Enfim, se a sociedade evolui e a escola muda suas concepções de educação, há a necessidade de repensarmos aspectos da formação dos professores que nela vão atuar. E é nesse fator que se encontra a relevância deste livro.

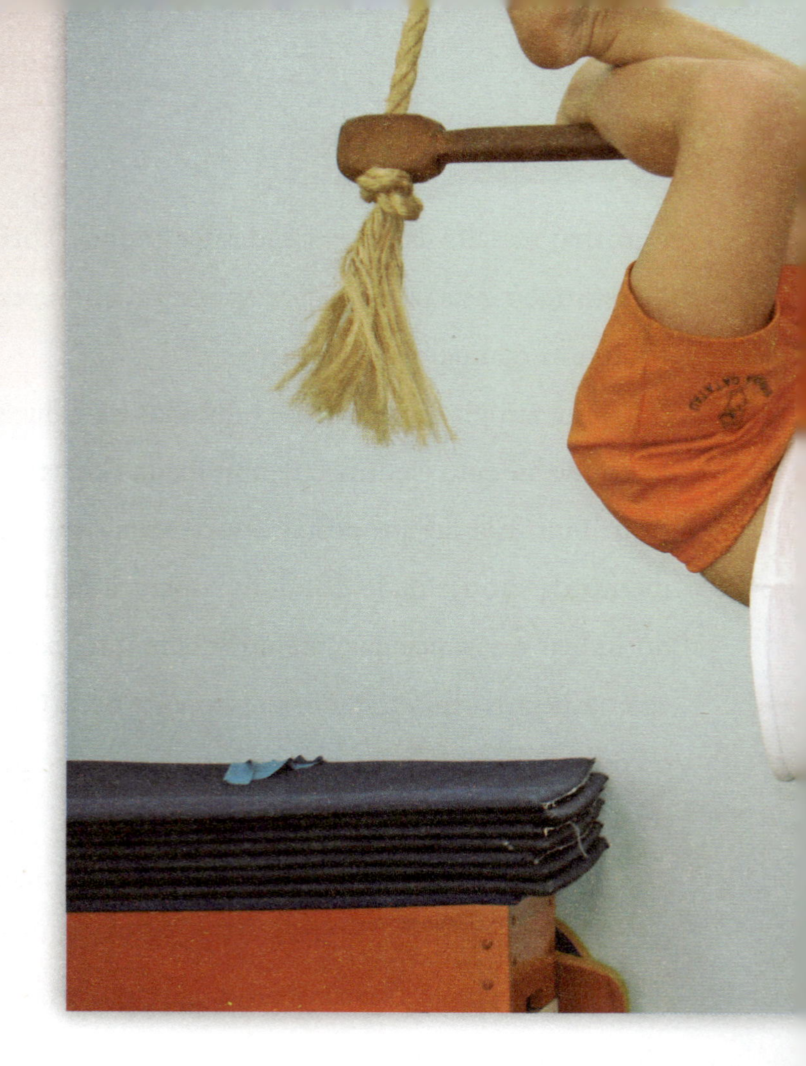

SUGESTÕES DE LEITURA

DE MARCO, A. Qualidade de vida e educação: a infância e a adolescência no Brasil. In: MOREIRA, W. W. (Org.). *Qualidade de vida:* complexidade e educação. 3. ed. Campinas: Papirus, 2007.

OLIVEIRA, Z. M. R . *Educação infantil:* fundamentos e métodos. 5. ed. São Paulo: Cortez Editora, 2010.

PARA REFLETIR

Até que ponto nossas atividades desenvolvidas para as crianças pequenas contribuem com a sua formação? Será que nossas propostas têm sido estimuladoras do potencial que a criança traz? É importante refletir se nossas práticas pedagógicas têm sido de cunho mais assistencial do que de formação das crianças...

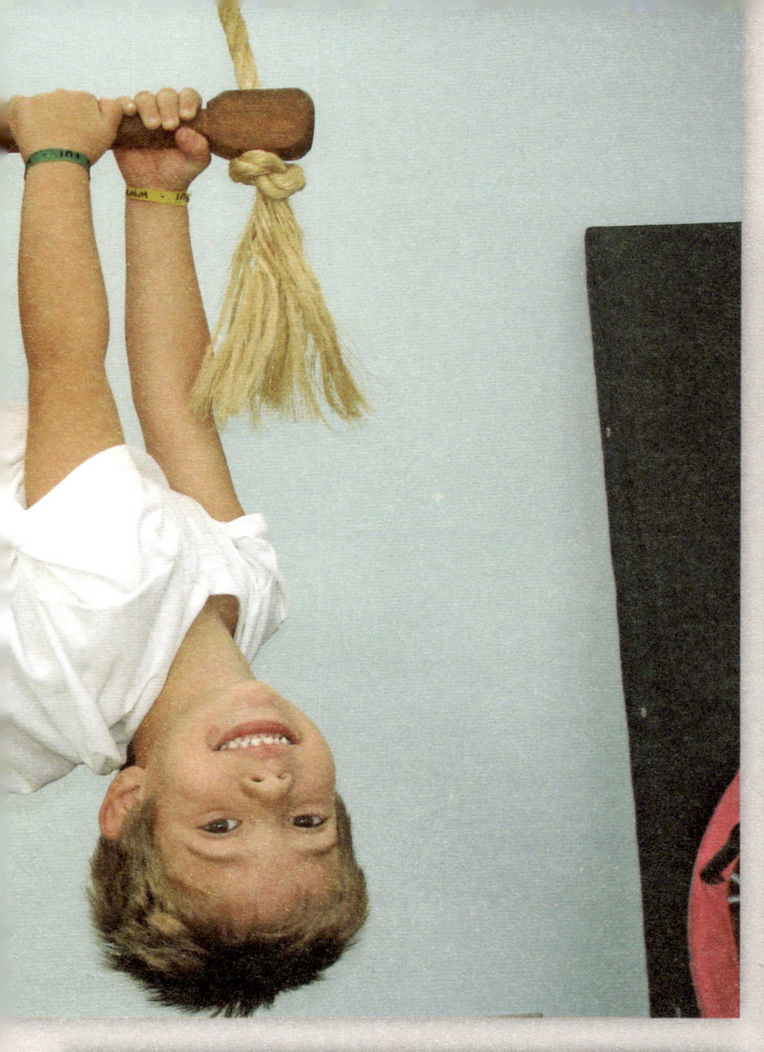

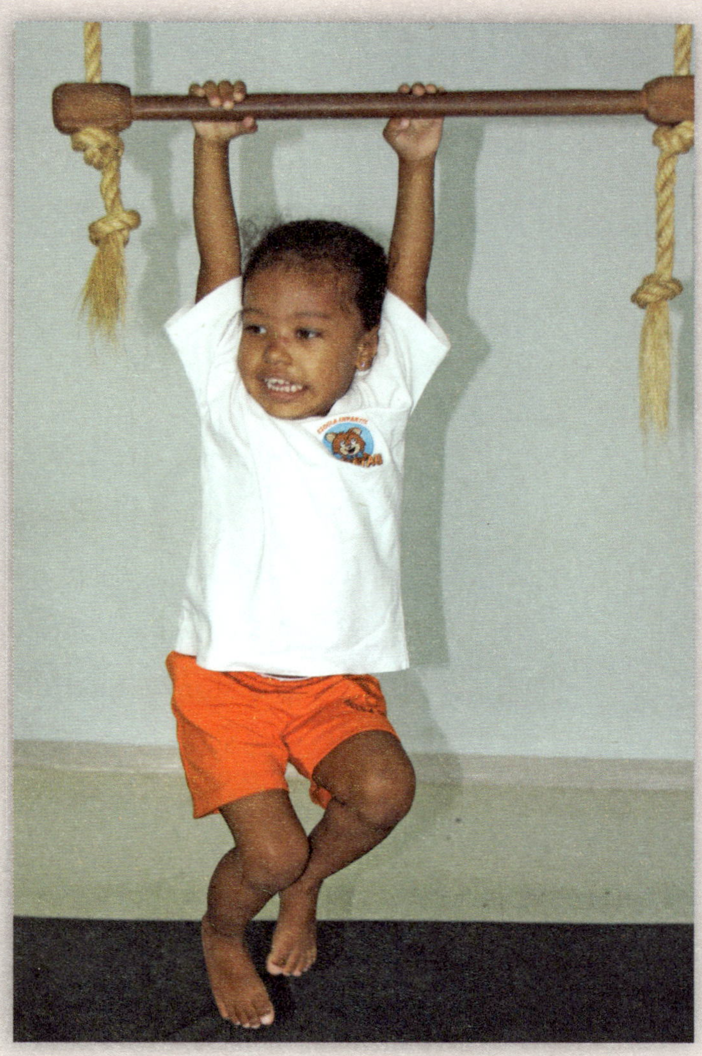

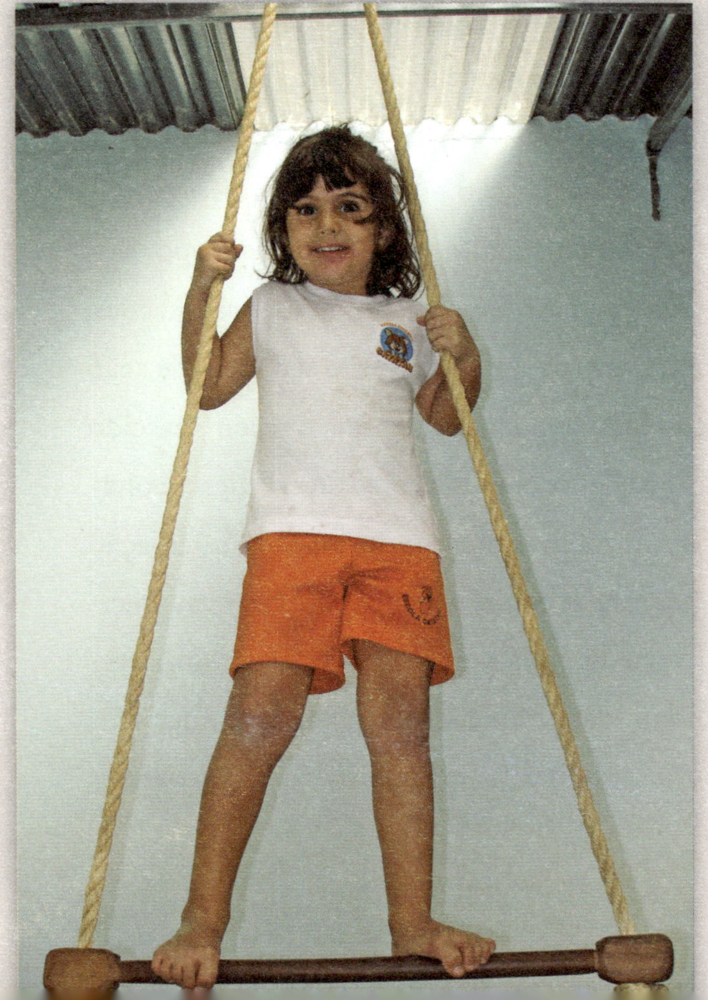

Crianças experimentando novos movimentos do seu corpo a partir do pendurar-se numa barra e nela se equilibrar.

2 Início de conversa com professores de Educação Infantil

Desde o nascimento, o indivíduo se depara com os problemas gerados pelo mundo que o cerca. E, a partir das próprias experiências, ele se relaciona com o mundo das coisas e o mundo das pessoas por meio do seu corpo, que se transforma no elo que permite a ligação do ser humano com o meio que o circunda.

Cada ser humano possui seu esquema de desenvolvimento, o qual define sua individualidade. Nasce dotado de características que determinam sua maneira de ser, de agir e de pensar. Tudo o que faz para conhecer, para se relacionar, para aprender, o faz pelo corpo. Suas primeiras experiências vividas são essencialmente corporais, tatuando marcas em seu inconsciente corporal. O corpo é o primeiro objeto que a criança percebe por meio de suas satisfações, de suas dores, das sensações visuais e auditivas. É o seu meio de ação para conhecer tudo à sua volta. Podemos dizer que o recém-nascido já acumula experiências que se tornam alicerces do seu desenvolvimento. Ele interage com o meio ambiente numa dinâmica ação corporal. Portanto, se quisermos conhecer melhor a criança, precisamos conhecer sua história de vida para entender seu comportamento. Aqueles que cuidam das crianças devem compreender seus esquemas de crescimento, respeitar os princípios de sua evolução,

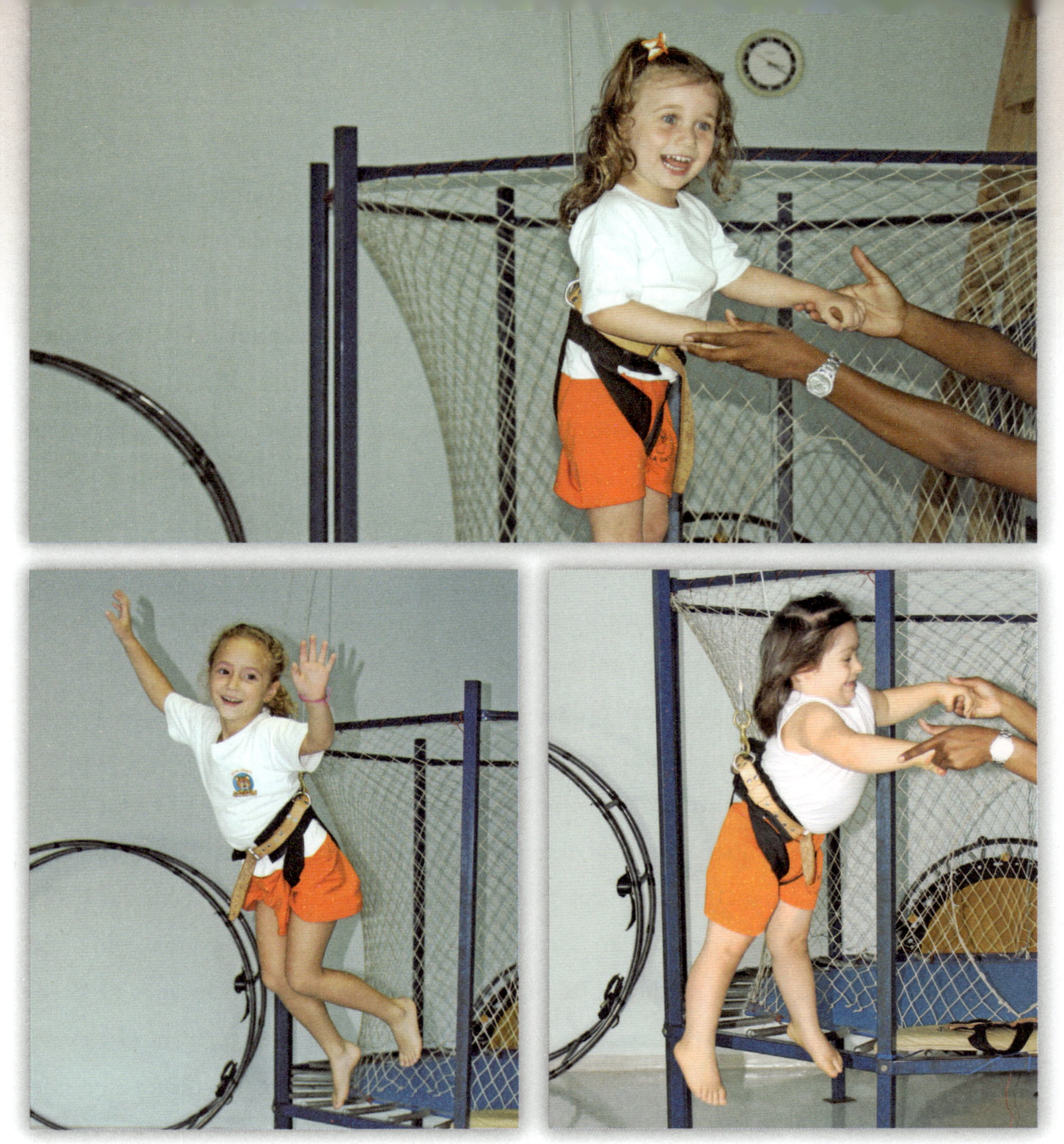

Crianças penduradas em cabo de aço experimentando a sensação de voar.

entender os fatores que determinam cada fase da vida infantil. As sensações corporais se tornam o ponto de partida de suas possibilidades de ação que vão se desenvolvendo progressivamente.

Não temos mais aquela ideia de que as capacidades que demonstramos ao nascer determinam nossas possibilidades de ser, pois agora sabemos que as experiências vividas ao longo dos anos podem ampliar as nossas "janelas de aprendizagem" (Gardner,

1999). Conhecemos as etapas da evolução humana, as fases de transição entre os estágios de desenvolvimento, mas é preciso entender a criança de forma integral, em todos os domínios que seu comportamento expressa. Dificilmente conseguiremos reconhecer todas as potencialidades que a criança possui apenas estando diante de suas expressões, pois o seu potencial de ação depende das oportunidades de experiências que ela poderá vivenciar. Isso quer dizer que não podemos ignorar as influências que o meio ambiente tem no crescimento da criança, as diferentes possibilidades de relacionamento com o outro, as ricas vivências que ela pode experimentar. Embora existam padrões fundamentais do desenvolvimento humano, são as oportunidades surgidas ao longo da vida que podem permitir que o ser humano explore todo seu potencial. A chave dessa exploração se dá pelo movimento, e por essa razão é que devemos oferecer uma grande variedade de movimentos para que seu corpo possa experimentar diferentes ações das habituais que a criança executa. Dominar seu corpo e conhecê-lo pode trazer melhor relacionamento. Seu corpo é instrumento de ação. Não é preciso ter o corpo mais bonito ou mais forte, nem mesmo ser o mais veloz ou o mais resistente, mas, sim, possuir uma grande variedade de movimentos, inúmeros gestos como forma de expressão até dos seus sentimentos. O conhecimento do próprio corpo se faz desde as primeiras descobertas que ocorrem na interação da criança com o ambiente por meio de seus movimentos.

Sabemos que o ser humano nasce destituído de recursos para sobreviver, o que o torna dependente de cuidados de outras pessoas. Sem defesas próprias, já traz em seu âmago muitas aptidões que poderão se transformar em capacidades no decorrer de sua existência, por meio das experiências que lhe são proporcionadas. O ser humano se desenvolve sempre experimentando e, assim, se aprimora e se aperfeiçoa. Para Sergio (1986), o homem está sempre tentando passar do reino das necessidades para o reino da liberdade. Ele precisa agir para superar-se.

A corporeidade da criança em sua existência, via motricidade, deve ser intensamente estimulada na direção do conhecer mais, o que resultará no futuro em ser mais, podendo, com isto, viver melhor. Mais uma vez aqui a importância da Educação Física no objetivo de trabalhar o corpo da criança nos sentidos de corporeidade e motricidade.

SUGESTÕES DE LEITURA

GARDNER, H. *As artes e o desenvolvimento humano*. Porto Alegre: Artes Médicas, 1997.

______. *O verdadeiro, o belo e o bom*. Os princípios básicos para uma nova educação. Tradução de Álvaro Cabral. São Paulo: Objetiva, 1999.

PARA REFLETIR

Como posso estimular o potencial dos meus alunos? Será que é possível transformar as propostas pedagógicas em expressões de movimento de forma diferenciada? Até que ponto minhas ações docentes têm contribuído para a motricidade infantil, tão importante em sua formação?

---

3 Educação como direito humano

A Educação Infantil enquadra-se nos fundamentos da Educação Básica brasileira, razão pela qual deve contribuir para a aquisição dos princípios que norteiam a educação dos direitos humanos, definidos no Programa Nacional de Direitos Humanos – PNDH (Brasil, 2006) e referendados no PNDH3 (Brasil, 2010), como menciona Silva (2010, p. 50) a saber:

- a escola, como espaço privilegiado para a construção e consolidação da cultura de direitos humanos, deve assegurar que os objetivos e as práticas a serem adotados sejam coerentes com os valores e princípios da educação em direitos humanos;
- a educação em direitos humanos, por seu caráter coletivo, democrático e participativo, deve ocorrer em espaços marcados pelo entendimento mútuo, respeito e responsabilidade;
- a educação em direitos humanos deve estruturar-se na diversidade cultural e ambiental, garantindo a cidadania, o acesso ao ensino, permanência e conclusão, a equidade (étnico-racial, religiosa, cultural, territorial, físico-individual, geracional, de gênero, de orientação sexual, de opção política, de nacionalidade, dentre outras) e qualidade da educação;
- a educação em direitos humanos deve ser um dos eixos fundamentais da Educação Básica e permear o currículo, a formação inicial e continuada dos profissionais da educação, o projeto político-pedagógico da escola, os materiais didático-pedagógicos, o modelo de gestão e avaliação;

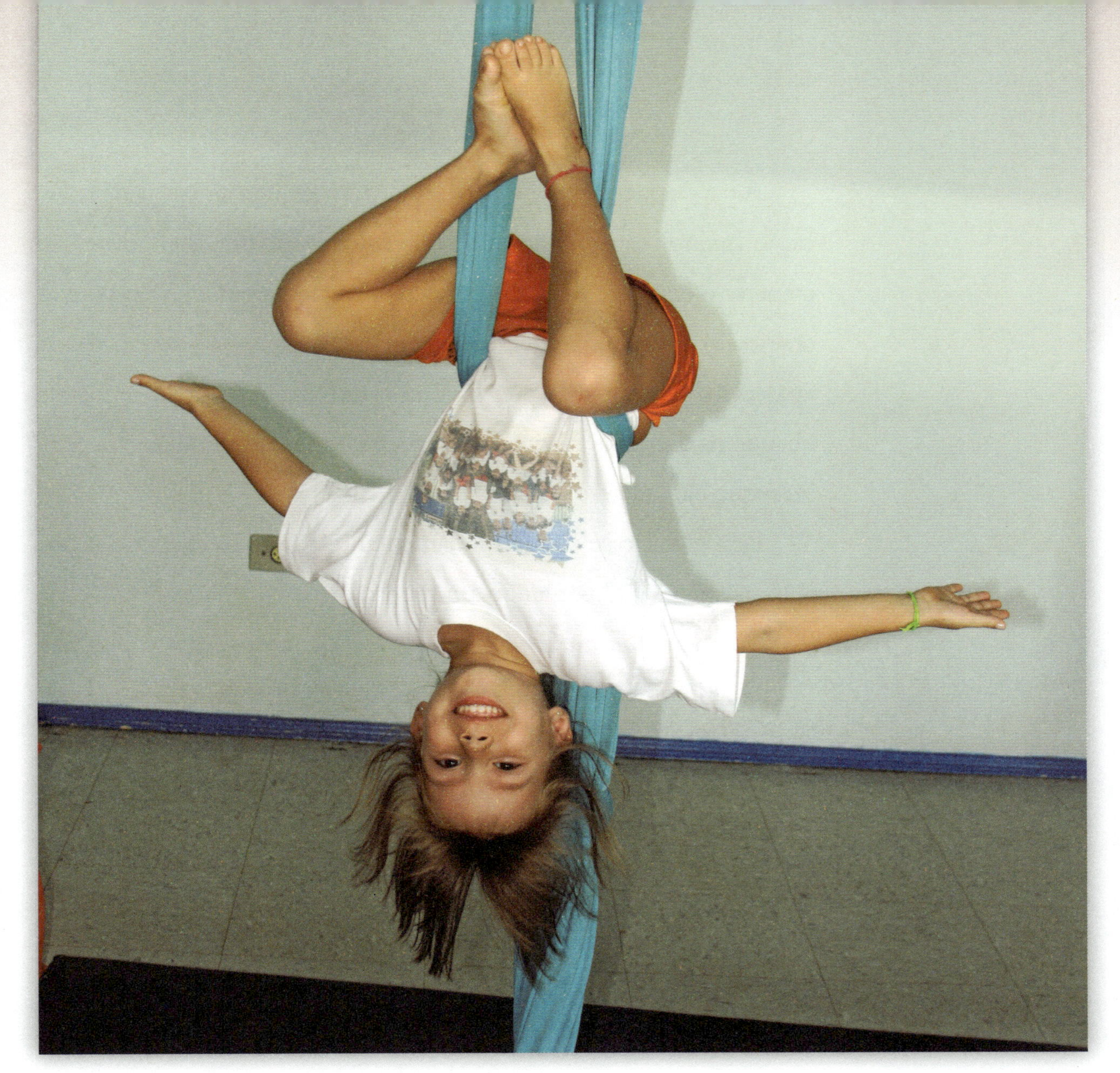

Criança explorando uma ação diferente do cotidiano com o corpo pendurado num tecido.

• a prática escolar deve ser orientada para a educação em direitos humanos, assegurando o seu caráter transversal e a relação dialógica entre os diversos atores sociais.

Lembramos também que a escola, como uma entidade democratizante, expressão de Touraine (1998), deve assumir um compromisso de ensinar os seus atores a respeitarem a liberdade do outro, os direitos individuais, a defesa dos interesses coletivos ou sociais, bem como os valores culturais.

A par dessa responsabilidade, enfatizamos que a escola, já na Educação Infantil, estruturados em Dimenstein e Alves (2003), deve não cometer o erro de contar com professores que tentam ensinar para as crianças o que elas não querem aprender e mesmo não devem deixar aparecer o fantasma da preguiça na rotina escolar, o qual se instala quando os alunos são obrigados a fazer o que não querem fazer e a pensar o que não querem pensar.

Para evitar esse erro, é fundamental resgatar as experiências dos autores mencionados quando afirmam:

> *Mas a potência que faz com que todos tenham o desejo de aprender é a curiosidade. Sem ela, ninguém quer aprender. Quem está possuído pela curiosidade não descansa. Não é necessário que lhe imponham obrigações, deveres porque o prazer é motivação maior* (Dimenstein e Alves, 2003, p. 10).

A educação institucionalizada na fase da Educação Infantil deve considerar que a criança não necessita precocemente da exacerbação da racionalidade adulta, levando os alunos a incorporarem atitudes advindas

> *[...] das ideias no momento e na forma do seu aparecimento, antes que a razão fizesse a* toilette*... Ideias abruptas, incompletas, inexplicadas, na sua desordem gramatical, sem nenhuma preocupação com a forma final do quebra-cabeça pronto... Quando se lê um texto completo o pensamento marcha, um passa atrás do outro. No nosso caso, o pensamento não poderia marchar. Ele teria que saltar e dançar, ao sabor dos saltos e da dança das ideias* (Dimenstein; Alves, 2003, p. 11).

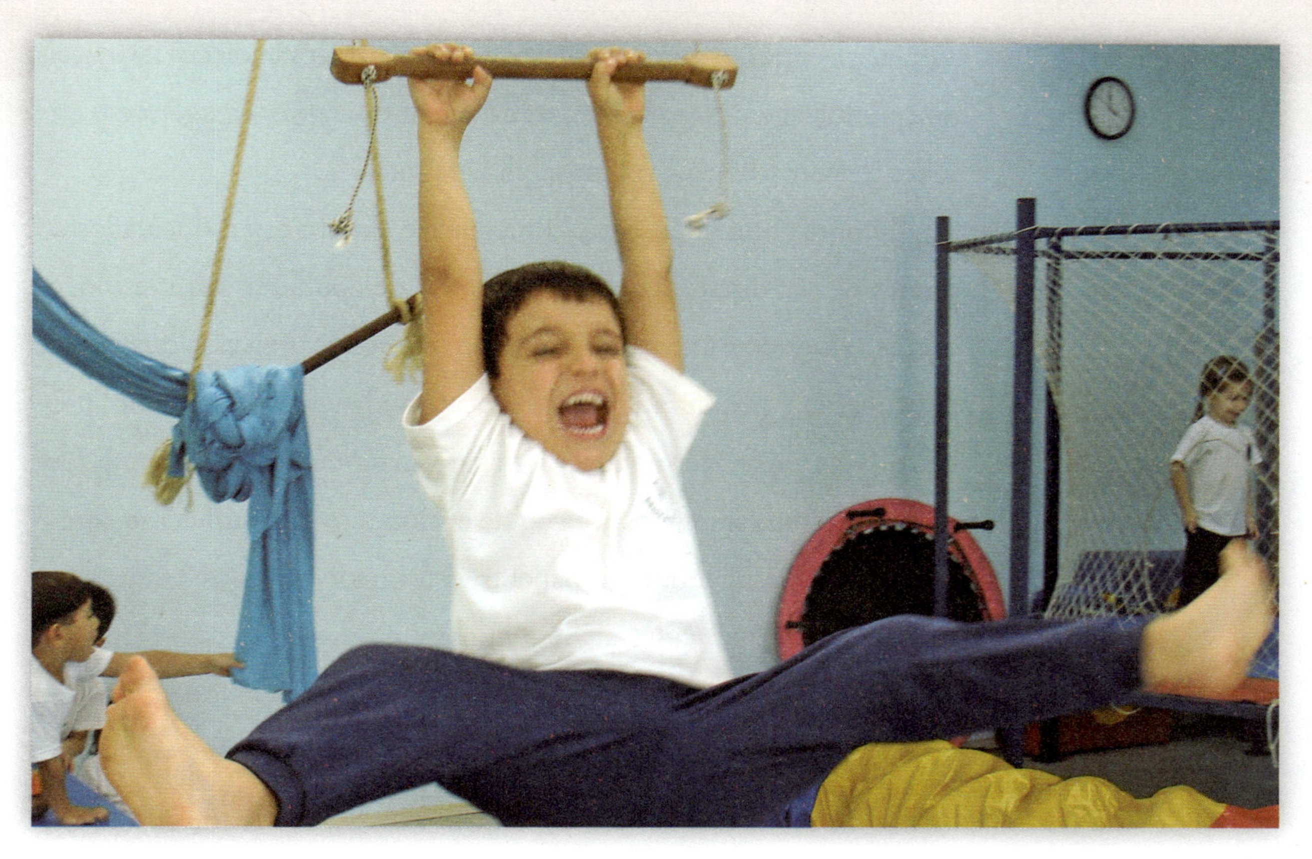

Criança expressando alegria ao se balançar numa barra.

É função dessa área de conhecimento denominada Educação Física, trabalhada na Educação Infantil como uma das linguagens da expressão humana, possibilitar que o pensamento das crianças possa levá-las a dançar ou saltar. Não se pode mais imaginar uma educação de alunos para aprenderem a marchar e apenas seguir o padrão racional estipulado pelo mundo do adulto. Isso nada mais é do que um direito da criança na Educação Infantil.

Ter direitos, e estes voltados a todos os seres humanos, cria o compromisso dos professores em orientar as crianças para as relações interpessoais, para o significado que o meio ambiente e as formas de estruturação sociais têm na produção de uma vida com qualidade. Claro está que isso não será discursado nesta fase de escolarização e sim vivenciado, por intermédio da Educação Física, com atividades nas quais o prazer, a curiosidade e o movimento possam criar condições favoráveis de aprendizagem e, no futuro, transformar essa aprendizagem em atitudes de convivência e responsabilidade social.

Direitos humanos, em última análise, devem estar vinculados ao direito de ser, direito de conviver, direito de conhecer a si mesmo, os outros, o mundo e as coisas, sempre no sentido de uma vida qualitativa. A educação é responsável por provocar mudanças no indivíduo; portanto, deve promover uma ação transformadora. Mas será que a formação recebida numa instituição de ensino tem sido suficiente para o indivíduo desempenhar um papel transformador na sociedade, com a função de produzir cultura? Se o homem é um ser em transformação de si próprio e do meio em que vive, a educação a ele fornecida deve possuir uma força constante que o possibilite realizar seu projeto de conquista, ou seja, ele só pode aprimorar suas potencialidades por meio de um processo educacional. Com isso, podemos enfatizar que tornar as pessoas mais humanas é a principal finalidade da educação. O ato educativo se completa quando provoca mudanças de comportamento.

Os objetivos da educação visam a total possibilidade de desenvolvimento e têm como finalidade preparar o indivíduo para atuar na sociedade. Ao estudarmos as necessidades dos alunos, percebemos que um programa de atividades adequado não pode se limitar a atender todas elas, mas deve criar outras necessidades consideradas indispensáveis à sua vida, pois desencadeando mudanças de hábitos e de atitudes, de ideias e sentimentos a educação pode facilitar a integração do indivíduo ao meio em que vive. Um programa educacional ideal deve considerar as características específicas de cada faixa etária, mas não pode deixar de olhar para as expectativas que a criança tem, oferecendo meios de estimular suas potencialidades, permitindo que ultrapasse

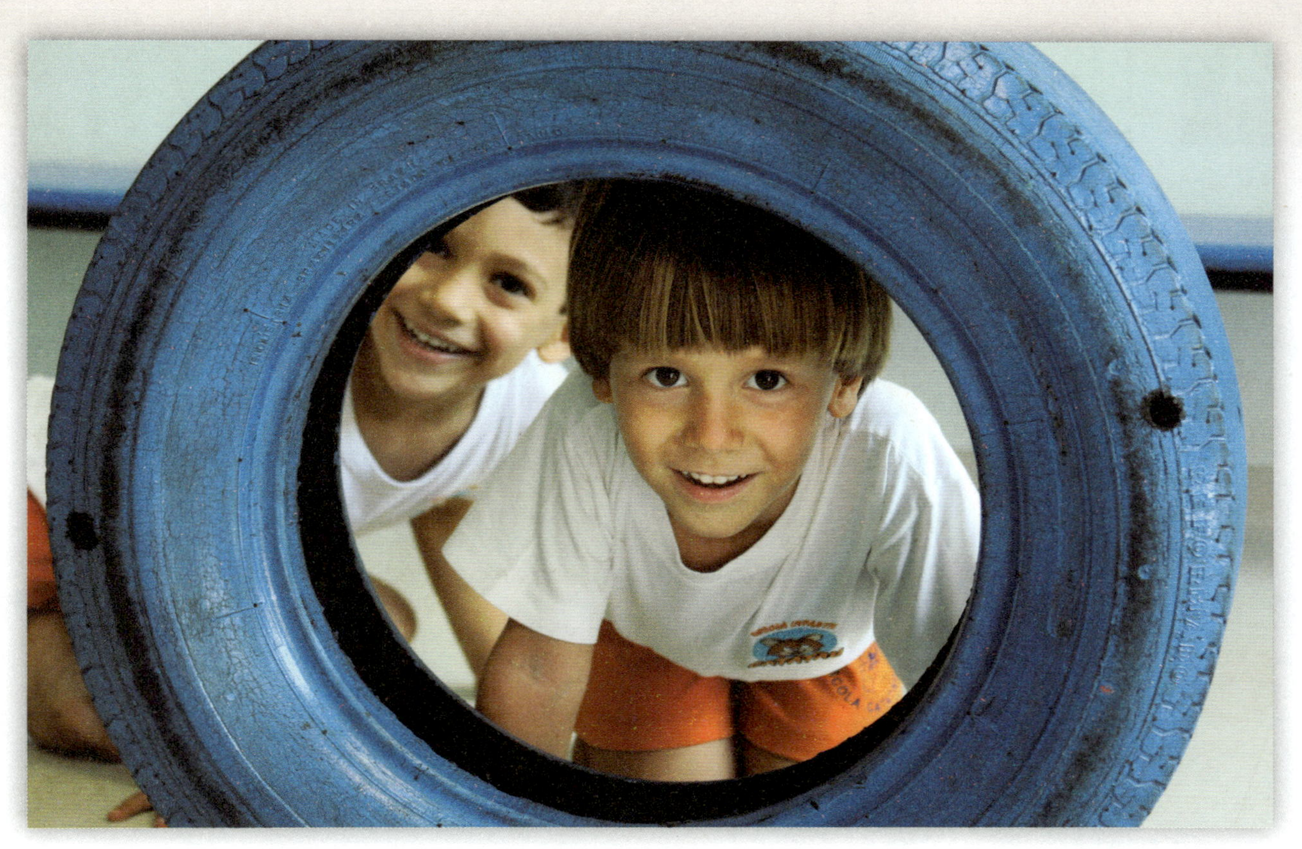

Crianças em atividades de *Movimento* com pneus.

suas limitações. Uma educação renovadora parte do princípio de que o educando é o ponto central do processo ensino-aprendizagem, levando-o a ser gestor da própria história.

SUGESTÃO DE LEITURA

RODRIGUES, D. (Org.). *Os valores e as atividades corporais*. São Paulo: Summus, 2008.

PARA REFLETIR

Como ensinar para as crianças o que elas querem aprender? Como fazer para que os meus alunos não se sintam "obrigados a fazer" o que não querem? E a pensar o que não querem pensar? Como conhecer melhor cada aluno?

4 Um programa de Educação Física voltado ao público infantil

A Educação Infantil caracteriza-se por ser o primeiro espaço formal e institucional para a educação regular da criança. Daí nosso primeiro enfoque situar-se no sentido de reafirmar que, desde cedo, a escola é um espaço de educação dos direitos humanos e de movimento na direção de encontros corporais para garantir a vida, seja ela individual ou coletiva.

Considerando essas afirmações, propomos aos professores que militam na Educação Infantil, em especial os da área da Educação Física, que centrem suas preocupações e suas ações em temas como: corporeidade, ludicidade, jogo e motricidade.

Um programa de Educação Física para crianças deve ser totalmente relacionado com os aspectos fundamentais do desenvolvimento humano, aplicado como um processo educacional. Ultrapassamos aquele tempo em que as aulas de Educação Física correspondiam a algumas práticas de atividades físicas colocadas como ação mecanizada em que modelos de exercícios serviam para que os alunos copiassem até que estivessem adestrados.

Um novo sentido foi dado à Educação Física a partir da compreensão de uma educação motrícia como parte integrante da educação, inserida em todo processo de ensino-aprendizagem, com uma concepção unitária do aluno. Com um trabalho voltado à exploração do movimento e à descoberta do próprio corpo, é possível atingir a consciência corporal, melhor dizendo, a corporeidade, em vivências que levam ao domínio do movimento. É importante que as atividades propostas possam despertar as potencialidades criativas das crianças, isto é, que por meio dessas aulas o aluno consiga desenvolver-se como um todo.

Apenas como uma informação complementar, a ser mais bem detalhada no próximo item deste livro, o termo corporeidade, inserido no parágrafo anterior, pode significar o entendimento do corpo em sua totalidade, aquele que é dotado de motricidade, de sensibilidade, de intelecção e de transcendência. O ser criança é corporalmente tudo isto ao mesmo tempo. Nesta perspectiva, poderemos contribuir, a médio prazo, para a superação do paradigma dual ainda presente de forma hegemônica da educação entre corpo e mente.

Oferecer uma educação corporal como princípio de toda ação educativa traz um papel importante dessa área de conhecimento em todo processo educacional. Isto quer dizer que as aulas de Educação Física na escola devem auxiliar o aluno a se conhecer melhor, a se relacionar com o mundo, a buscar sua autonomia, sendo sempre oferecidas de forma integrada com os outros conhecimentos ou mesmo conteúdos disciplinares.

Ao nos referirmos às aulas de Educação Física na Educação Infantil, isso não significa um espaço reservado exclusivamente às crianças que possuem bom desempenho, ou de um professor que tem intenção de formar atletas precoces, mas, sim, de aulas que

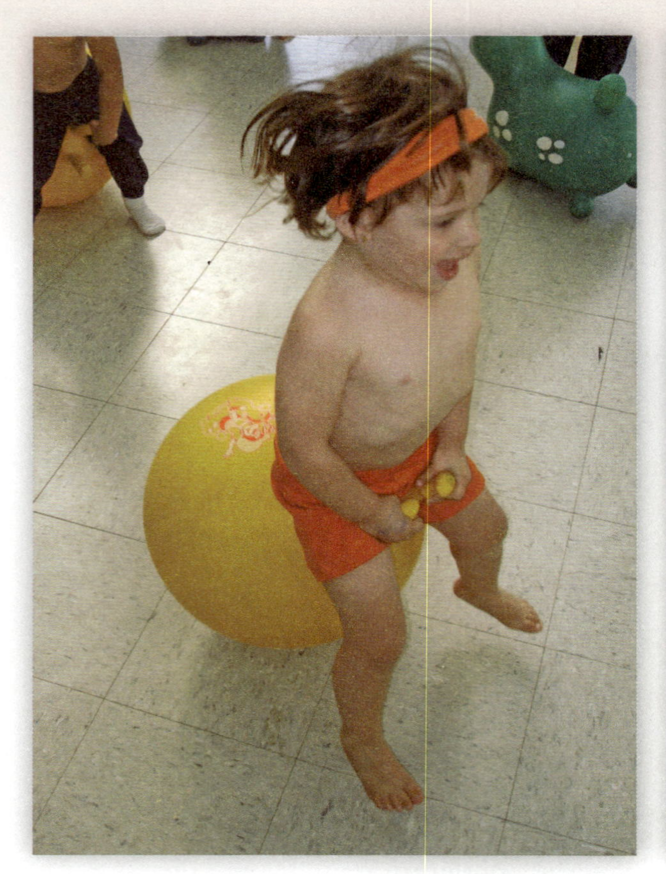

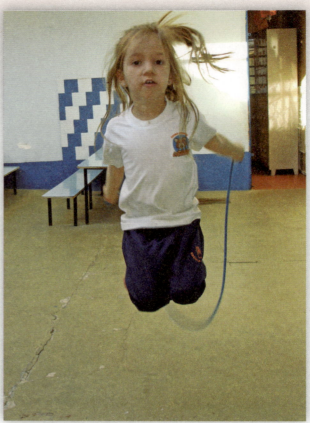

Crianças experimentando o saltar em diferentes materiais.

proporcionam novas experiências de movimento, em que o aluno possa se integrar socialmente, desenvolver seus domínios cognitivos, motores e afetivos, com possibilidades de criar, de tomar decisões, de avaliar e de conhecer as suas potencialidades.

Nista-Piccolo (1993) comenta que um programa de Educação Física para essa fase objetiva englobar exercícios que envolvam os grandes grupos musculares, os quais devem fazer parte do desenvolvimento do ser humano desde os primeiros anos de vida, porque as crianças se expressam em movimentos como resultado de suas observações.

Vannier e Gallahue (1978) também ressaltam a importância de se ter, em programas de Educação Infantil, atividades que sejam desafiantes à capacidade motora da criança, que proporcionem sensações diferenciadas do seu dia a dia e que façam abundante uso de grandes músculos, pois, dessa forma, colaboram com o desenvolvimento da criança na sua totalidade, dando-lhe maior segurança em seus movimentos e propiciando maior controle corporal. Nista-Piccolo (1993, p. 62) completa essa observação ao ressaltar que:

> *Os movimentos exploratórios que contribuem para desenvolvimento da força, da agilidade, da flexibilidade precisam ser usados. As acrobacias que proporcionam um autoconhecimento, os movimentos ritmados e as habilidades de percepção visual, auditiva e corporal são movimentos fundamentais.*

Considerando a importância que tem a Educação Física no processo de desenvolvimento do ser humano, é preciso resgatar a verdadeira relação dos movimentos fundamentais com as necessidades básicas da criança. Quando as aulas de Educação Física são aplicadas com objetivos educacionais, sem comparação de desempenhos entre os alunos, elas podem fornecer uma grande bagagem motora, ricas oportunidades de desenvolvimento social e estimulação das diversas manifestações de inteligência.

Diante da importância que o movimento tem no processo de desenvolvimento de uma criança, a definição do que se pretende alcançar com as atividades propostas e as estratégias a serem usadas para se conseguir isso tornam-se pontos de maior cuidado na estruturação de um programa de Educação Infantil. Elaborar as metas e traçar os caminhos para atingi-las facilita o trabalho e permite melhor reconhecimento do desenvolvimento dos alunos. Mas todo planejamento deve estar permeado de flexibilidade, possibilitando ajustes necessários que visam a adequação ao nível, ao interesse e às expectativas das crianças diante das situações de aprendizagem.

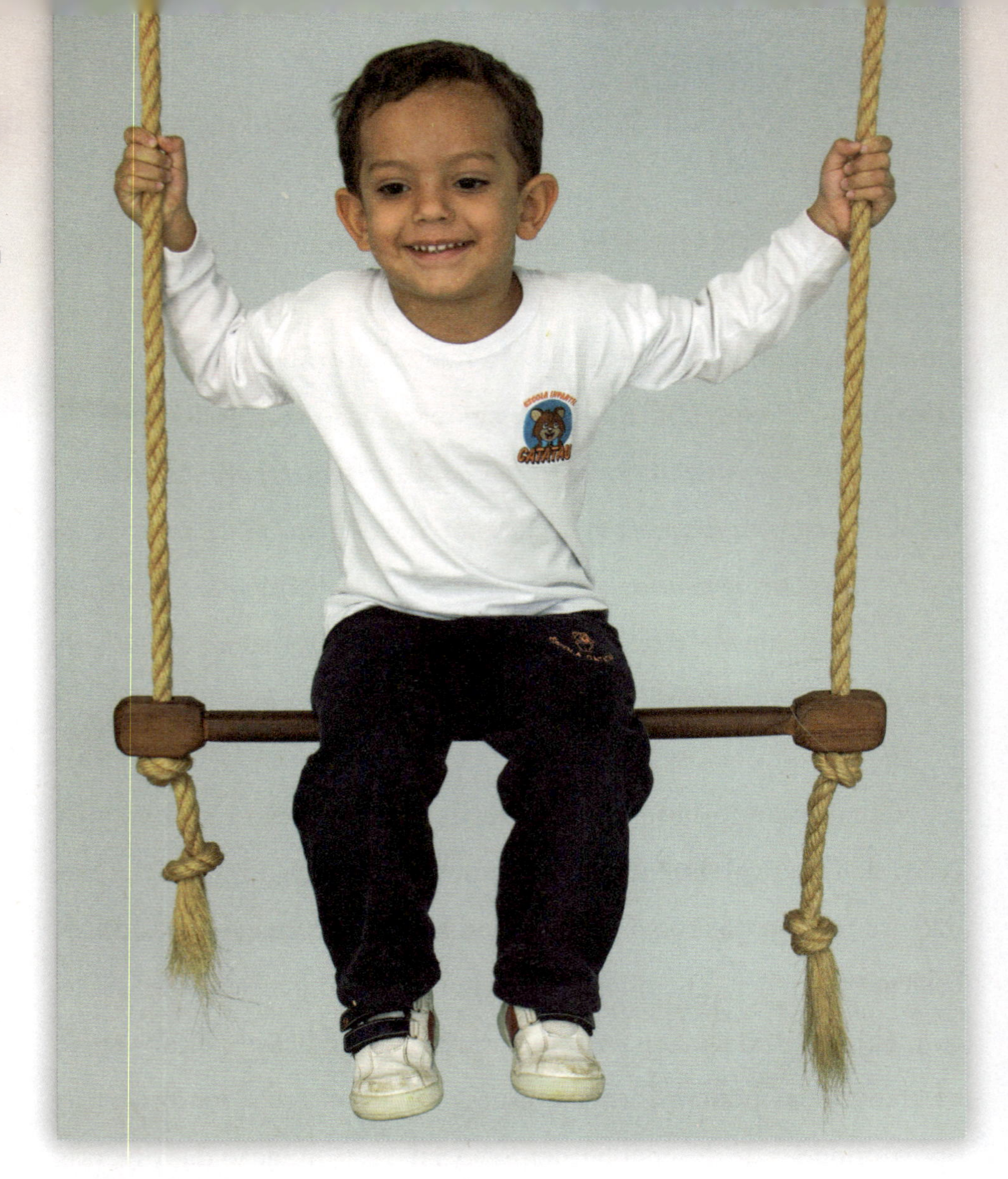

Criança experimenta o balançar sozinho na barra.

Na Educação Infantil, as atividades devem ser aplicadas com a única finalidade de promover o desenvolvimento global da criança, sem que o aspecto competitivo tenha espaço. Nesta fase, a criança quer explorar o espaço ao seu redor e precisa se movimentar; portanto, é muito importante que ela possa vivenciar diferentes sensações provocadas por experimentar novos movimentos. Por exemplo, a sensação que ela exprime ao se pendurar em uma barra fixa ou ao pular num trampolim acrobático, as variações que consegue descobrir brincando com um arco ou com uma bola nas mãos, a criatividade de movimentos que faz com uma fita, ou ainda, a superação da insegurança em andar pela primeira vez sobre uma trave de equilíbrio, são todas experiências inesquecíveis para a criança quando vivenciadas com prazer.

Os gestos de uma criança podem refletir o seu estado emocional. Quando os movimentos são acanhados, transmitem inibição; e, quando seus movimentos se mostram expansivos, podem ser traduzidos como euforia, conquista e satisfação. Assim, podemos dizer que o corpo é a via de acesso ao emocional. É por meio dele que se chega ao inconsciente. Os limites, as capacidades, as dificuldades podem ser demonstrados pelas expressões do próprio corpo.

A criança desenvolve suas inteligências exigindo certa organização perceptiva e estruturação do EU e do MUNDO. A partir daí, começa a ampliar seu espaço, explorando tudo que a cerca a partir de atividades perceptivo-motoras que são essenciais ao seu

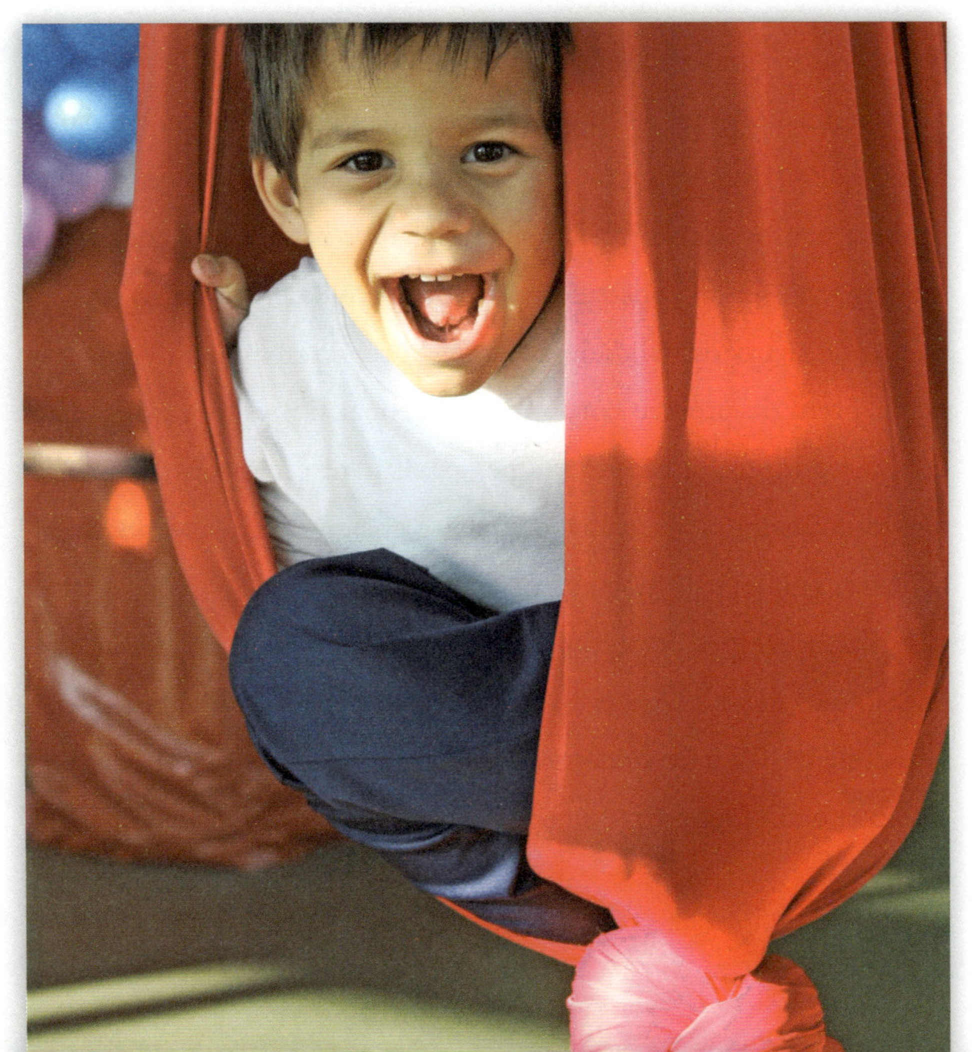

Criança experimentando sensação de movimento no tecido.

desenvolvimento. Podemos concluir que a relação da criança com seu meio e com o mundo das pessoas está intimamente ligada às suas atividades corporais e, ainda, enfatizar que a função motrícia no desenvolvimento humano é preponderante. A manifestação dessa relação se dá por meio de suas expressões.

As reações posturais que uma criança adota diante de sentimentos como ansiedade, angústia, agressividade e muitas outras emoções denominadas negativas podem se manter nesse padrão ou até evoluir, caso as experiências vividas a partir dessas manifestações sofram bloqueios. Torna-se evidente que o conhecimento do próprio corpo é fundamental como instrumento de auxílio à aprendizagem.

Geralmente, quando a criança aprende alguma coisa, seu interesse se volta para outra atividade e, depois de várias experiências posturais, sensoriais e interoceptivas, ela já possui uma soma de elementos suficientes para esboçar um esquema superficial de seu corpo. O esquema corporal é o núcleo central da personalidade, e a partir dele é que se organizam os comportamentos, as condutas e todos os conhecimentos. Conforme as experiências vividas pela criança, o seu esquema vai sendo construído e se torna o elemento básico da formação de sua personalidade. Significa a representação diferenciada que ela tem do próprio corpo. Ela percebe a si mesma e aos outros ao seu redor em função de sua pessoa. Quanto mais ela domina os movimentos do próprio corpo, mais se encanta com suas possibilidades de agir e se propõe a mais experiências.

Entendendo-se o corpo como instrumento de ação e relação, é preciso que ele seja bem trabalhado desde os primeiros anos de vida, pois deste trabalho dependem as futuras habilidades de movimento na ação corporal. Conhecer o seu corpo, ter domínio dos seus movimentos, pode ter influência direta na personalidade e no comportamento do indivíduo. O movimento participa biológica, cultural e socialmente da vida do ser humano, o que implica não poder ser relegado a um segundo plano, como acontece ainda em muitos currículos escolares. Segundo Sergio (1982, p. 16), é "pela atividade motora que o homem corporiza o sentido que imprime à sua vida".

Para tratarmos sobre as atividades de *Movimentos,* que representam as aulas de Educação Física desenvolvidas na Educação Infantil, precisamos compreender o significado do *Movimento* no crescimento e no desenvolvimento da criança. Os movimentos podem auxiliar na construção da expressividade, na capacidade reflexiva e no reconhecimento dos seus potenciais e dos seus limites.

SUGESTÃO DE LEITURA

MOREIRA, W. W. (Org.). *Educação física e esportes*: perspectivas para o século XXI. Campinas: Papirus, 2010.

PARA REFLETIR

Como posso contribuir para o desenvolvimento das inteligências dos meus alunos? Como aprimorar seu esquema e sua percepção corporal? Como atividades da Educação Física podem influenciar na formação da criança?

Criança experimentando possibilidades de ação corporal com arco.

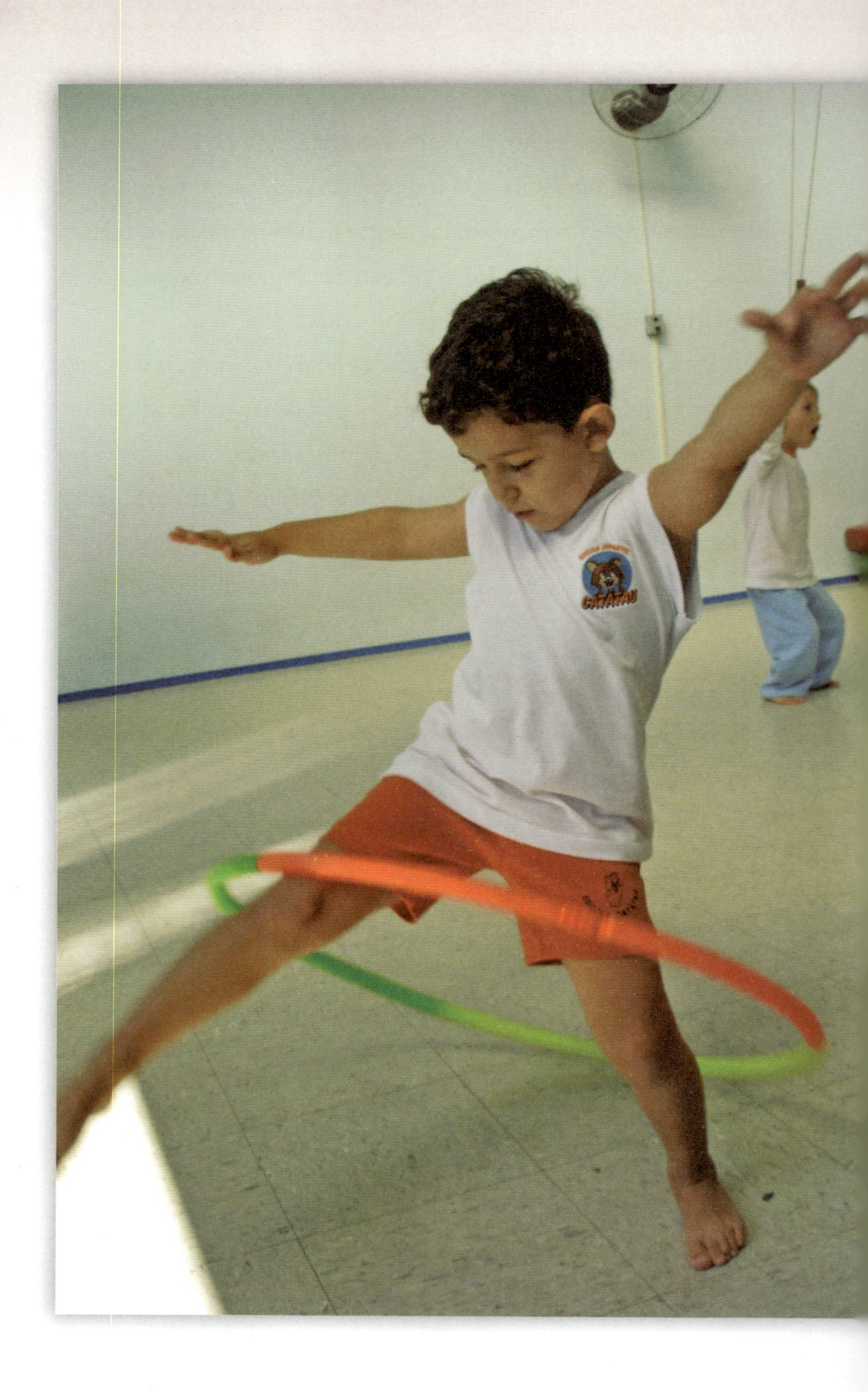

4.1 O crescimento e o desenvolvimento da criança

Ao pensarmos como se dá o desenvolvimento de uma criança, imediatamente nos vem a noção de uma evolução contínua ao longo de um ciclo vital, mas que acontece em diversas dimensões, tais como cognitiva, motora, afetiva e social. Mas essa evolução nem sempre se apresenta de forma linear, pois não se processa apenas pelos aspectos biológicos ou genéticos, mas também sofre influências do meio ambiente. Isso quer dizer que a cultura que permeia o contexto em que o sujeito vive pode se transformar no cenário da evolução do bebê ao idoso. O processo de desenvolvimento humano deve ser entendido como uma construção formada pelas relações que o indivíduo faz com o outro e com o mundo físico.

Isso nos permite expressar que a aprendizagem acontece por meio de uma interação social somada às oportunidades de experiências significativas que o indivíduo vivencia. Portanto, as características que uma pessoa apresenta são formadas histórica e socialmente e não apenas biologicamente herdadas.

O desenvolvimento do ser humano se dá por meio de processos de amadurecimento que se dividem em períodos, os quais, na Educação Infantil, correspondem às seguintes etapas: da vida intrauterina ao nascimento, do recém-nascido aos três anos, contemplando a primeira infância; e dos três aos seis anos, fase esta denominada de segunda infância.

A primeira infância consiste num crescimento físico, em que as habilidades motoras estão fortemente marcadas, além da aquisição da linguagem. Já a segunda infância se caracteriza pela aprendizagem dos cuidados próprios, da conquista de autonomia, com intensa criatividade e imaginação. Nessa fase há um aumento de força muscular e ganho de habilidades motoras tanto simples como complexas, mas a essência das atividades está nas brincadeiras.

O crescimento físico é favorecido quando a criança participa de contínuas e progressivas atividades motoras, desde que sejam compatíveis com sua idade. De acordo com Gallahue (1982), para a criança aprender a movimentar-se efetivamente, é importante que tenha possibilidade de "treinar" sua locomoção, vivenciando-a de muitas formas. O seu desempenho só se aprimora à medida que ela tem oportunidade de alterar sua locomoção diante dos ambientes diferentes e com diversos obstáculos. A cada exploração, o domínio de seus movimentos se amplia.

Na segunda infância, que é a fase pré-escolar, as crianças expressam movimentos corporais para se explicarem, para contarem histórias ou apenas como resultado de suas observações e imaginações. Para auxiliar seu crescimento, as atividades propostas devem envolver os grandes grupos musculares. Os movimentos exploratórios podem contribuir com aquisição de força, agilidade e flexibilidade. Essa é a melhor fase para aplicação das atividades ritmadas, principalmente aquelas que envolvem as percepções corporais e a memorização.

No aspecto social, a maturação na fase pré-escolar é mais lenta e depende muito de como são as relações da criança, tanto na escola como em casa com os pais. Mas aplicar propostas de atividades que envolvam expressões de sentimentos por meio de seus movimentos pode facilitar a compreensão da criança sobre determinadas questões afetivas.

É muito interessante que as brincadeiras possam contemplar elementos que requisitem a lealdade, a honestidade, mas desde que sejam muito bem esclarecidos às crianças. São propostas que auxiliam na identificação própria, promovendo a percepção de si mesma e satisfazendo as necessidades existentes. Com atividades lúdicas que impliquem cooperação, participação, responsabilidade, é possível ajudar a criança a diminuir o medo de errar e desenvolver seu autoconceito.

Na primeira infância, há intenso relacionamento do estado emocional com a atividade física; portanto, brincadeiras que

Crianças se auxiliam em propostas motoras lúdicas.

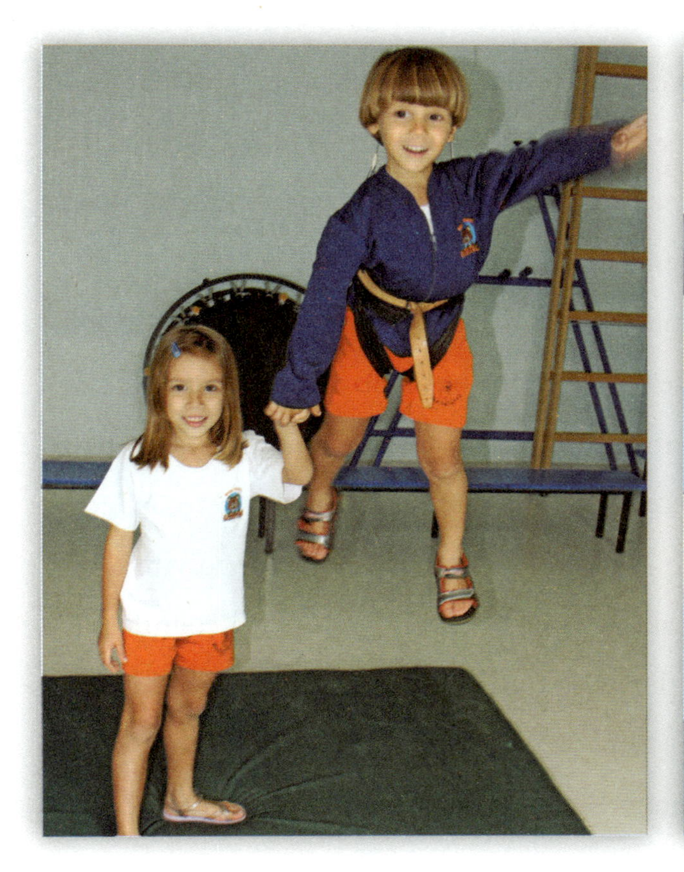

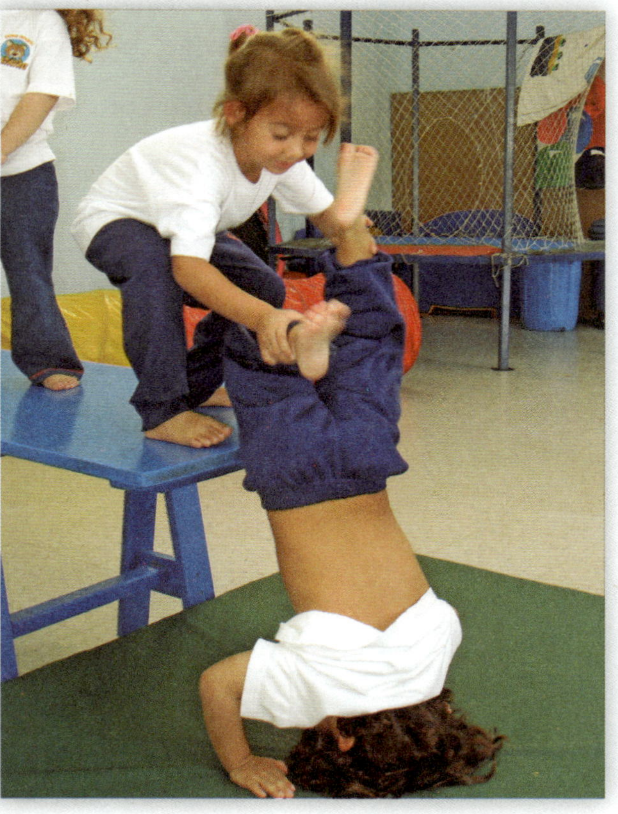

promovam a expressão de alegria, tristeza, raiva ou outras emoções são facilmente representadas pelo comportamento motor alterando o tônus muscular, assim como as atividades físicas excitantes influenciam o aspecto emocional. Com isso, podemos afirmar que a inclusão de movimentos para crianças de zero a três anos, além de ter como objetivo um fim em si mesmo, ou seja, a aquisição de habilidades motoras, pode ser um meio que promove o desenvolvimento afetivo-social.

Também podemos citar a estreita relação da dimensão motora com os aspectos cognitivos, que requerem capacidade de entender e pensar. Por meio de solução de tarefas motoras, a criança aprimora seu raciocínio e estimula sua criatividade. Há uma lista enorme de atividades motoras que também auxiliam no aperfeiçoamento da atenção, da concentração, da memória e da compreensão de regras. Mas, em todas as fases, fica perceptível que ao trabalhar com situações-problema estimulamos todas as inteligências da criança. São meios que proporcionam possibilidades de exploração de seus potenciais.

Embora sejam muitas as teorias que estudam as questões do crescimento e do desenvolvimento humano centradas na psicologia, as quais apresentam divisões diferenciadas das fases pelas quais passamos, há convergência de alguns pressupostos relacionados às dimensões que envolvem os aspectos desenvolvimentais. Um desses pressupostos é que a criança vai aperfeiçoando seus movimentos, seus reflexos, adquirindo mais e mais habilidades a partir de suas explorações, de suas descobertas corporais, de suas construções de esquemas de ação, estimulando suas inteligências.

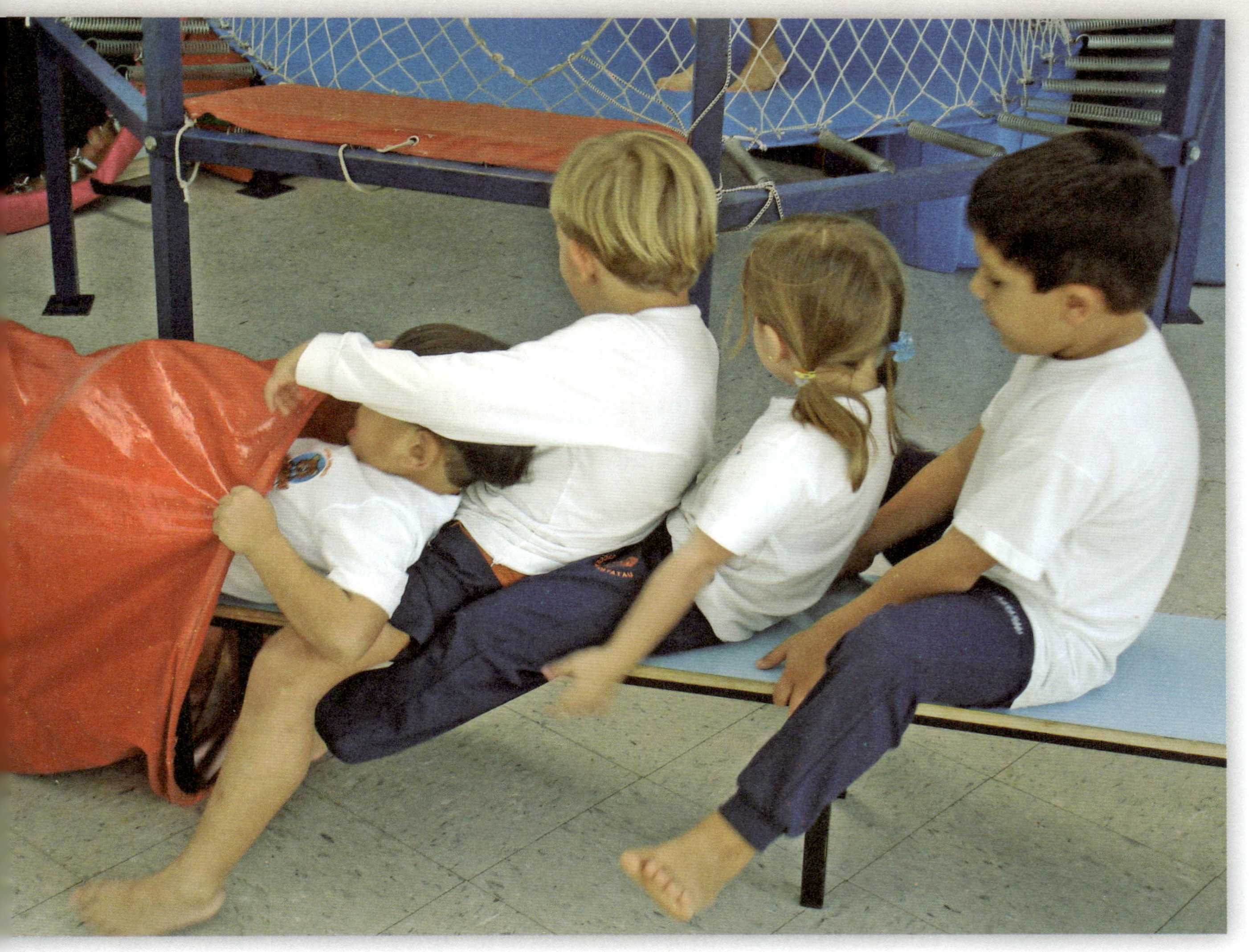

Crianças resolvendo corporalmente uma situação-problema.

É sabido que a linguagem, o desenho, a imitação fazem parte da estruturação de suas ações, no plano das representações, mas é por meio da expressão dos movimentos que essas estruturas se manifestam com maior facilidade de comunicação. O desenvolvimento humano é resultado de uma diversidade de acontecimentos ao longo da vida, sendo influenciado pela família, pelos amigos, pelo ambiente em que a criança vive e pela cultura da sociedade em geral. Assim, mesmo sendo interpretado por diferentes autores com diferentes estágios, sabemos que as experiências vividas nos primeiros anos da vida podem ser marcantes na determinação de várias características pessoais.

As oportunidades de manifestar diversas expressões de linguagem facilitam a compreensão de si mesmo, o acesso ao conhecimento, a possibilidade de se comunicar corporalmente e de criar. E, muito mais que isso, dessas oportunidades dependem as manifestações de comportamentos inteligentes demonstrados pelas crianças em diferentes situações-problema.

Piaget foi um pesquisador que muito contribuiu para a compreensão do desenvolvimento intelectual, auxiliando-nos a interpretar as fases que a criança passa. Mas, atualmente, vários estudos sobre a natureza do conhecimento humano, desenvolvidos em diversas áreas, avançaram as teorias piagetianas, as quais já declaravam os quatro amplos fatores de desenvolvimento: a maturação, a experiência ativa, a interação social e uma sucessão geral do equilíbrio, traduzida como equilibração, essencialmente voltados à cognição. Podemos dizer que há um consenso entre vários estudiosos no que diz respeito à necessidade de ampliarmos as análises do desenvolvimento da criança, observando não só os aspectos cognitivo e afetivo, mas, principalmente, as interações que ocorrem entre essas dimensões com as explorações de movimento que geram conhecimento.

É possível afirmarmos que o desenvolvimento humano praticamente depende das qualidades inatas do indivíduo somadas às interações realizadas durante o seu crescimento, com experiências vividas em sua trajetória oportunizadas pelas pessoas nela envolvidas, como os pais e os professores.

Todas as crianças devem ser estimuladas a explorar suas ideias e seus interesses, porque é a partir das experiências vivenciadas nas interações que ocorrem entre suas ações e observações que o conhecimento é construído, quando tais experiências são realizadas com atenção e percepção corporal.

SUGESTÃO DE LEITURA

GALLAHUE, D. L.; OZMUN, J. *Compreendendo o desenvolvimento motor*: bebês, crianças, adolescentes e adultos. 3. ed. São Paulo: Phorte Editora, 2005.

PARA REFLETIR

Quais seriam as atividades do meu planejamento diário que podem contribuir com as questões que envolvem o crescimento e o desenvolvimento dos meus alunos? Como criar propostas fundamentadas nas características específicas de cada fase?

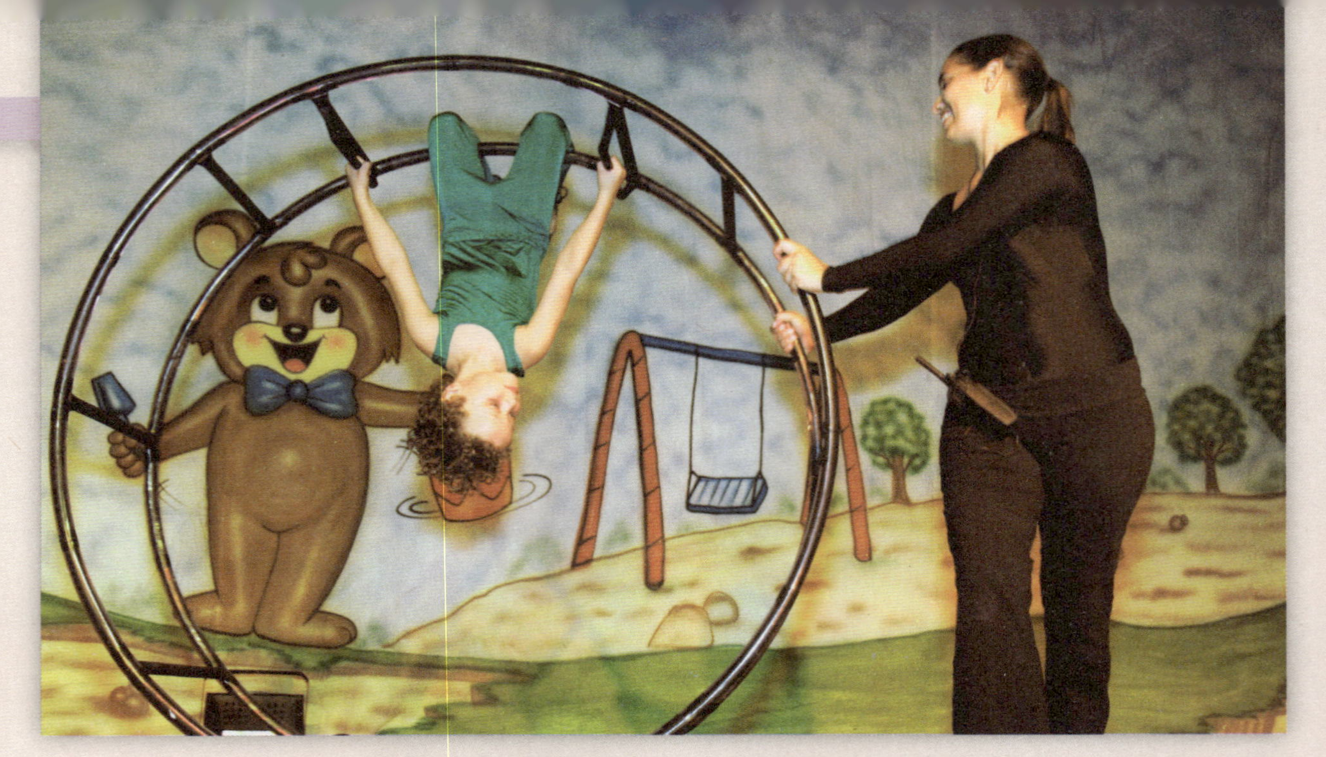

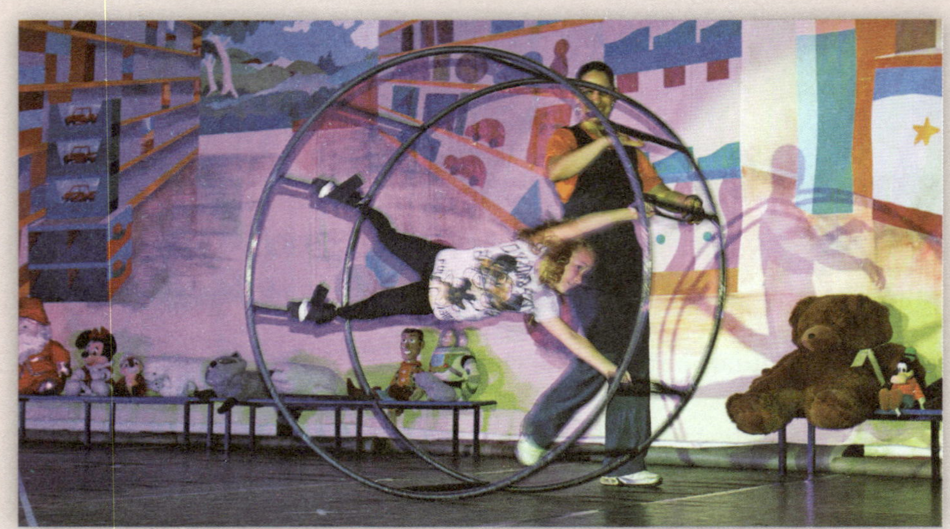

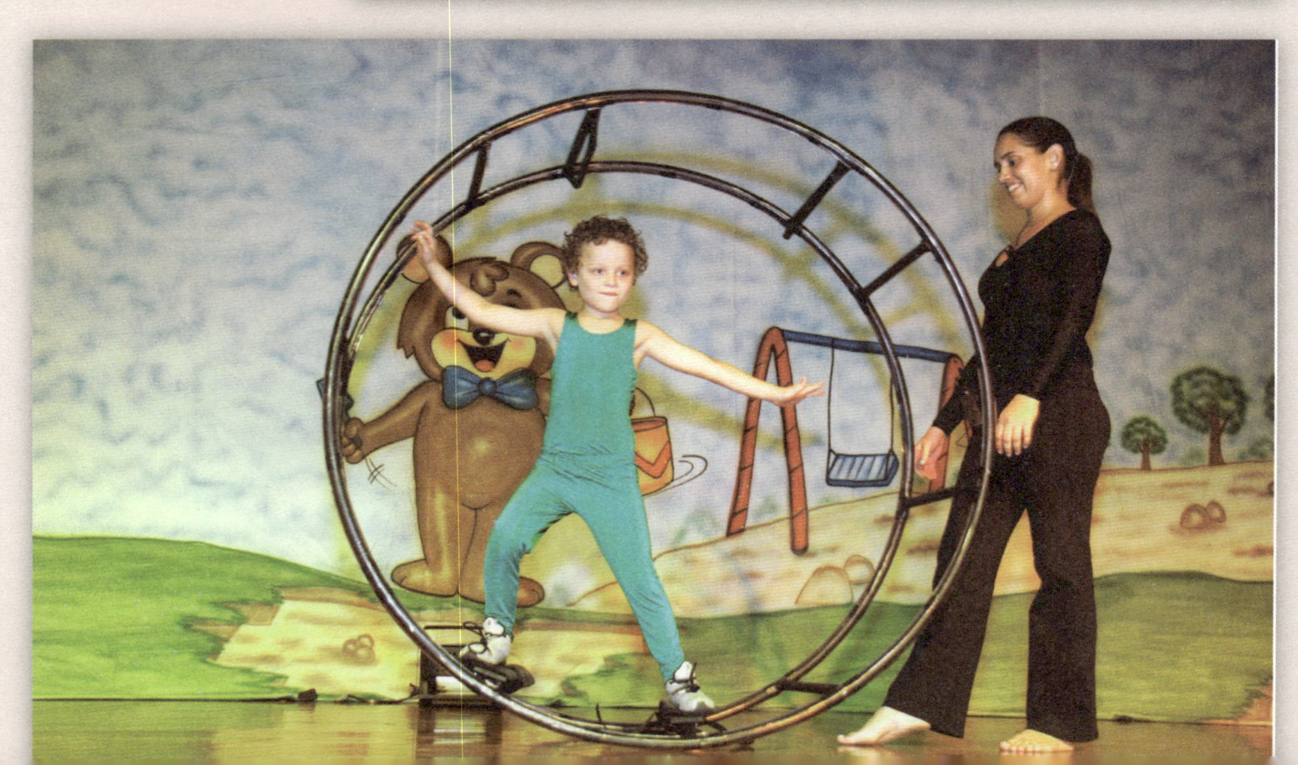

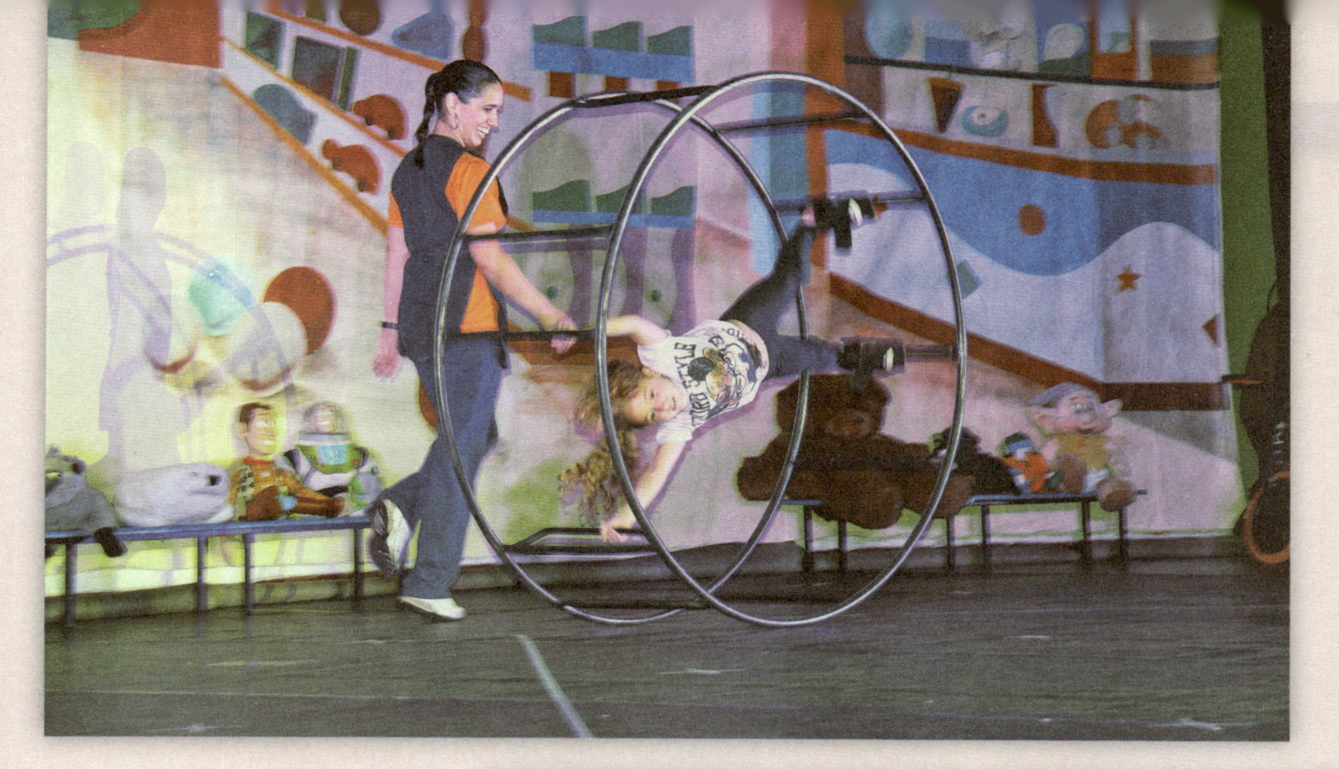

Crianças apresentam na festa da pré-escola os movimentos realizados numa roda ginástica (especialmente construída para as crianças), vivenciados nas aulas de *Movimento*.

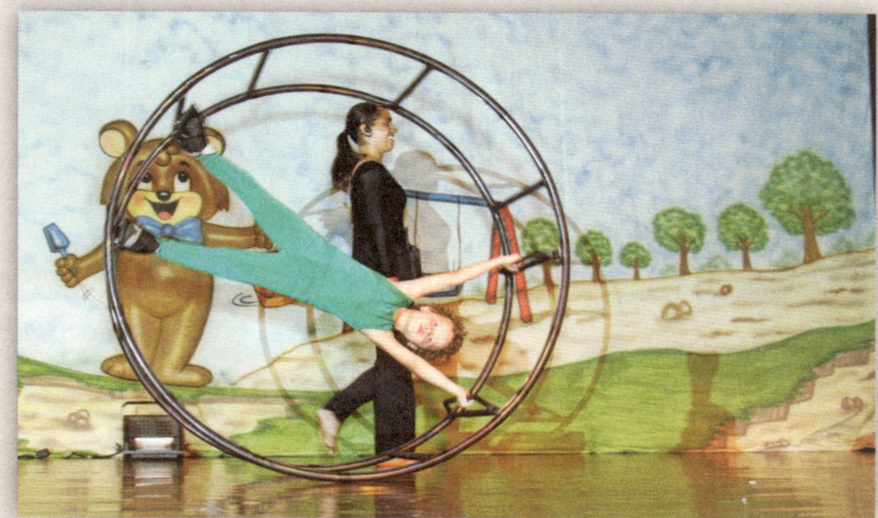

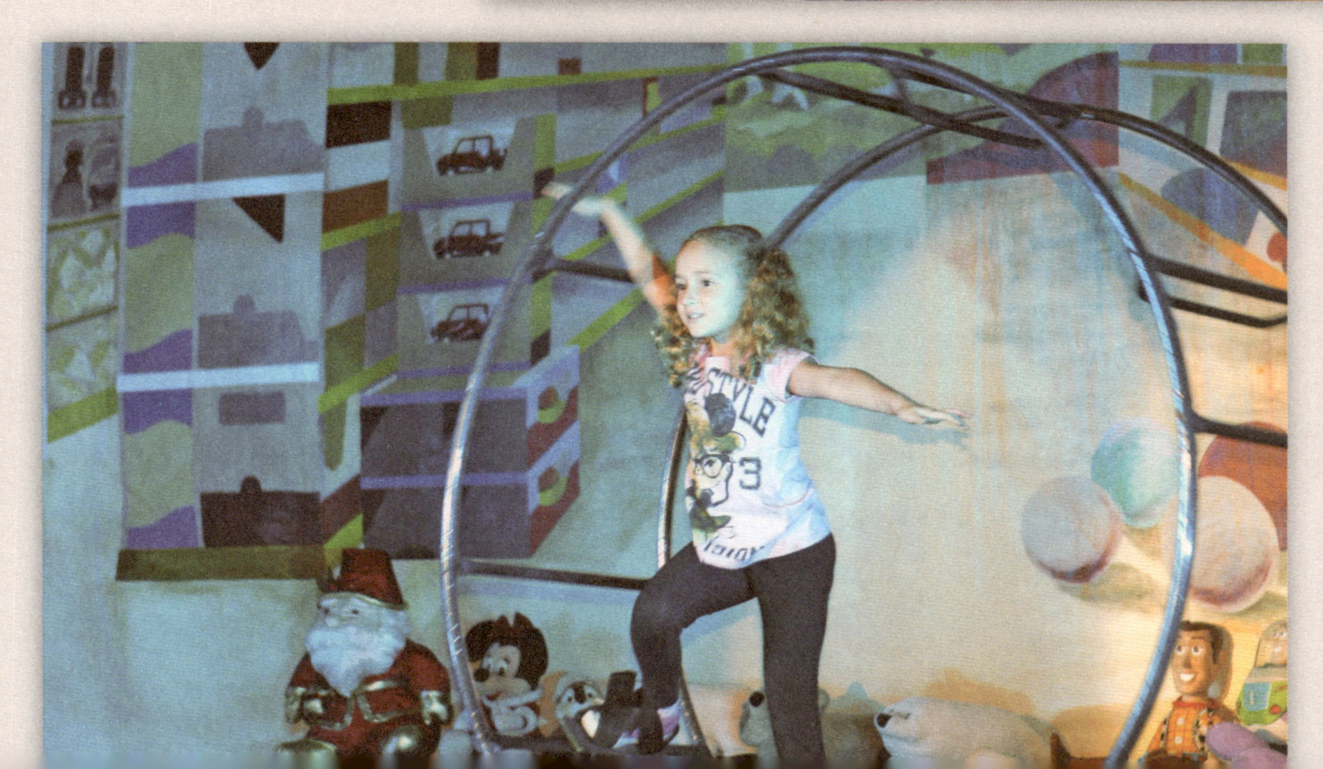

4.2 A corporeidade e a criatividade na Educação Infantil

Se a busca e a vivência de direitos devem consagrar todos os graus de escolarização e todas as disciplinas que compõem a ideia de currículo escolar, a corporeidade não foge a este fim, levando-nos a entendê-la como princípio básico que deve pautar a ação do professor de Educação Física na Educação Infantil.

A corporeidade pode ser entendida como corpo em movimento que busca a vida num determinado tempo histórico e cultural. Daí, eleger a corporeidade como um dos critérios para o conhecimento da área da Educação Física na educação institucionalizada nos predispõe a tentar superar a dicotomia histórica presente na educação entre conhecimento sensível e conhecimento racional. Nóbrega (2005, p. 80) já afirmava que:

> *A noção de corporeidade, abrangendo o corpo vivo e significante, fundado na facticidade e na cultura, supera a dicotomia biológico-cultural e expressa a unidade do ser no mundo. É, pois, o conceito mais coerente para estruturar o conhecimento do corpo na Educação Física.*

A leitura do corpo nada mais é do que um processo de conscientização, de afirmação da personalidade, da individualidade, do sentido de pertença à etnia humana. E isto deve ser já, de maneira adequada, um dos propósitos da Educação Infantil, mediante a presença da Educação Física, procurando evitar a utilização banal do conceito de corporeidade.

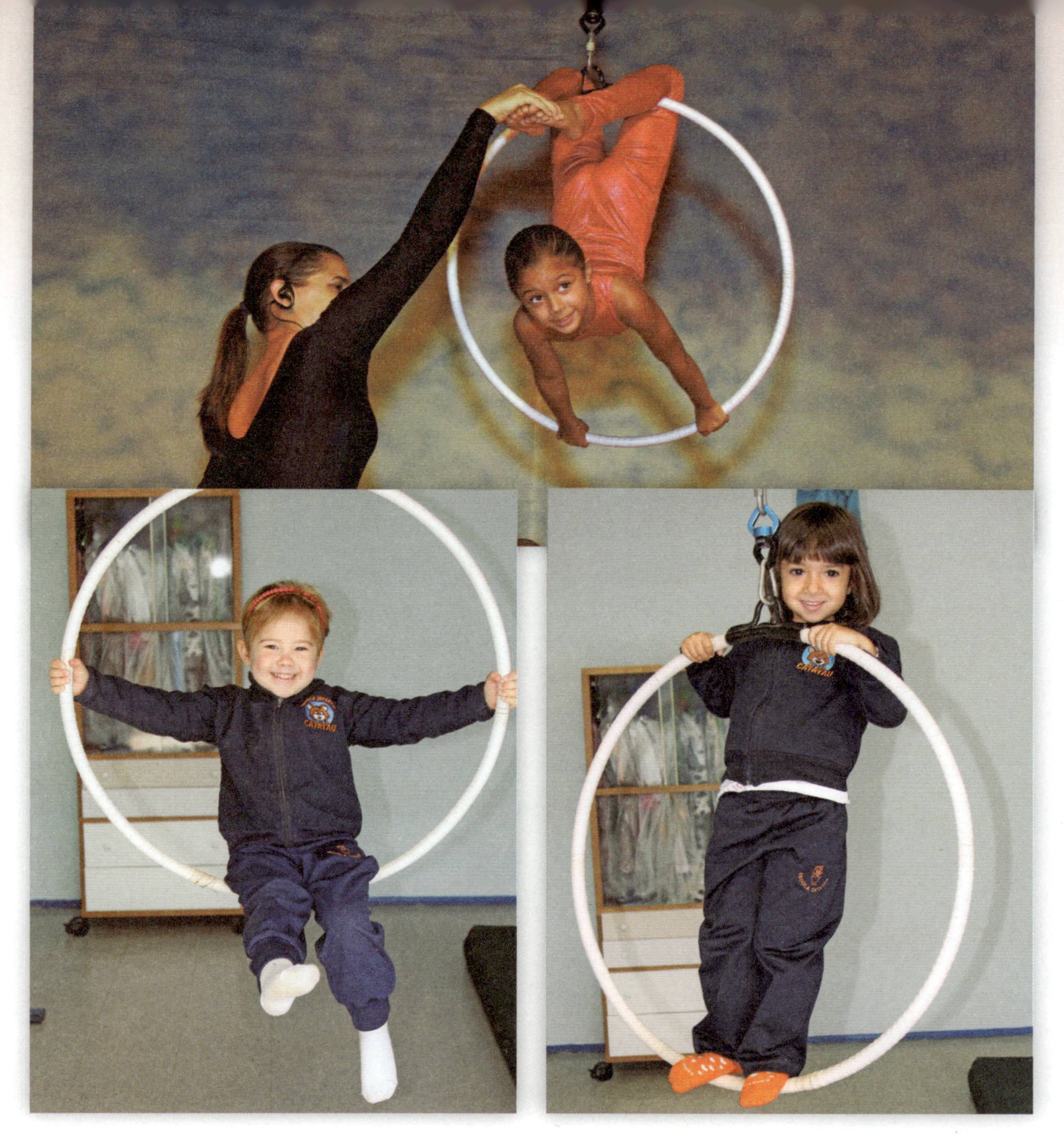

Crianças exploram movimentos em diferentes posições do corpo na Lira.

O entendimento de corporeidade leva-nos a considerar que a realidade do corpo vai muito além das dicotomias corpo e mente, natureza e cultura. A corporeidade mostra, segundo Merleau-Ponty (1992), o sentido de consciência como um processo encarnado, encontrando aí o sentido de percepção.

A criança, aluna da Educação Infantil, é corporeidade significante e não pode perder essa importante característica. Mas, ao analisarmos a vida humana nas mais variadas dimensões, vemos que isso se perde. Assmann (1994, p. 72) já nos alertava:

> *Não é verdade que, num sentido muito real, temos imensa dificuldade em ser nosso corpo, porque já nos inculcaram, de mil maneiras, que temos tal ou qual corpo? Ou seja, mais do que da sua verdade e real substância, nossos corpos são corpos que nos disseram que temos, corpos inculcados e ensinados, feitos de linguagens, símbolos e imagens. As culturas, as ideologias, as organizações sempre inventam um corpo humano adequado e conforme.*

Claro está que a Educação Física, ao intervir sobre o corpo e o movimento, deve buscar trabalhar com vivências de saúde, de bem-estar, de desenvolvimento de capacidades orgânicas, mas deve tornar mais amplo seu campo de referência, abordando questões de ética e estética do movimento, de beleza e harmonia de gestos, de possibilidades de identidade do ser humano com a sua cultura (Nóbrega, 2005).

Optar, por meio da Educação Física, pela introdução da arte de se movimentar, recorrendo ao jogo como elemento fundamental para a ação dessa área de conhecimento junto à Educação Infantil, é contribuir para que a corporeidade do aluno seja educada, em primeiro lugar, para o conhecimento da condição humana. Ou, como já evidenciado em Moreira *et al.* (2008, p. 140),

> *O entendimento da corporeidade deve nos levar a reconhecer que todo desenvolvimento humano significa o desenvolvimento conjunto das autonomias individuais, das participações comunitárias e do sentimento de pertencer à espécie humana. Daí a necessidade da essencialidade de uma ética do gênero humano.*

A corporeidade em movimento, propiciada na Educação Infantil por intermédio do jogo, traz prazer ao ato de conhecer, de conviver, de estar na presença de outros. Isto pode ser um dos critérios para definir, inclusive, a ação dos professores de Educação Física junto à Educação Infantil.

Recorrendo a Freire (2008), vemos que o autor afirma que a realização humana depende do reconhecimento de que nossa vida é uma vida de realização corporal. Para isso, a prática mais adequada para cumprir esse desígnio é a prática lúdica. Por exemplo, quando as crianças precisam realizar um jogo coletivo, cuja solução de problemas requer cooperação, isto demanda tentativas, diálogos entre todos os envolvidos, fatores estes que desenvolvem consciência sobre a habilidade de cooperar.

O ser humano deve se realizar buscando ser aquilo que ele é. Diz mais o autor que, infelizmente, nas escolas, as crianças não são tratadas como crianças (Freire, 2008).

Aqui também aparece a importância da Educação Física na Educação Infantil, quando propõe uma prática prazerosa respeitando as características do ser criança, tratando-a como tal, por meio da instrumentalização do lúdico.

Nunca é demais lembrar, e por isso a importância do trato com o tema corporeidade, que eu não existo porque penso ou porque elaboro imagens do que sou, mas eu existo porque vivo e essa vivência não se faz sem corpo. Assim, corporeidade é a expressão da minha existência no mundo, na cultura, na história e nada posso realizar ou conceber se não existir corporalmente.

Ter o sentido de corporeidade como princípio para o trabalho na Educação Infantil é recuperar o compromisso da elevação da

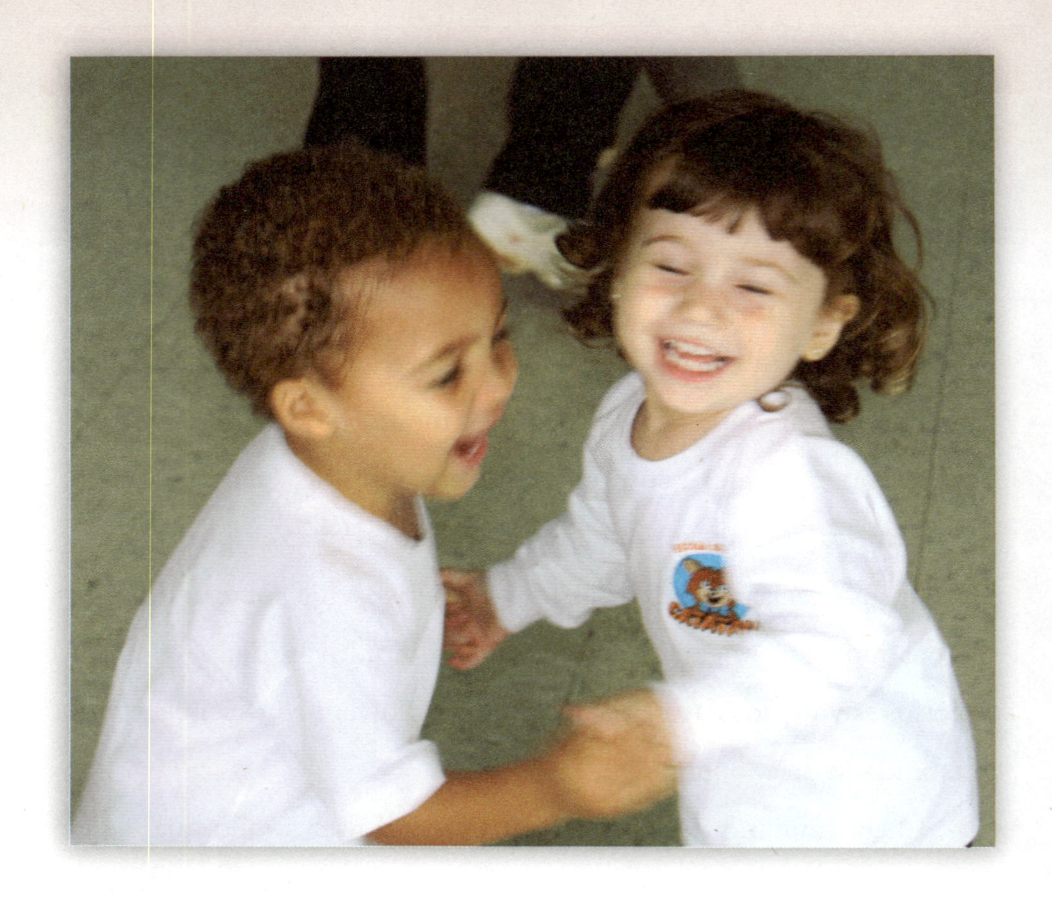

Crianças dançando em aula de *Movimento*.

concepção de humanidade já existente no mundo grego em sua era clássica e perdida ao longo do tempo. A criança grega era educada na Ágora (local de reunião e de reflexão dos filósofos na Grécia Clássica) e no Ginásio (local e momento em que se aprendia e vivenciava a Ginástica) com a mesma intensidade. A Educação Infantil pode ser o primeiro passo na direção da recuperação desse sentido de educação de um corpo unitário, indivisível, hominal em sua essência e humano em sua existência.

A Educação Infantil, por meio da ação da Educação Física, pode colaborar para a superação do racionalismo moderno, o qual criou métodos ginásticos visando adaptar corpos às exigências da sociedade industrial emergente, controlando energias corporais em função do aprendizado intelectual.

A Educação Infantil, permeada pela área da Educação Física, pode contribuir para a luta de deixar a criança ser criança por mais tempo, impedindo métodos educativos que se destinem a transformá-las em adultos precoces.

Educação como direito de todos os seres humanos, como vivência da corporeidade deve também nos propiciar a preocupação com a criatividade, elemento bem presente nas crianças na Educação Infantil. Uma aprendizagem focada mais nas fruições do que nas ferramentas ou nas utilidades deve ser completada com práticas pedagógicas criadoras, as quais desenvolvam um novo sentido de teoria e prática, ambas num sentido de unidade, de dependência mútua. A prática criadora possibilita a reflexão sobre o trabalho pedagógico, proporcionando a construção de novas práticas educativas, ocasionando o aparecimento de uma política para uma sociedade mais justa e democrática.

As práticas criadoras estruturam-se em quatro categorias: compromisso ético, político e democrático; postura reflexiva; competência técnica, e relação entre professor e aluno. Silva (2010, p. 76) ainda nos alerta:

> *Compreender essas características significa perceber que não estou referindo-me a um modelo ideal de professor, mas de sujeitos em formação, num processo que não esgota em um curso, mas se amplia a partir dele, considerando saberes constituídos historicamente por esses docentes, seus valores e experiências.*

Das práticas criadoras pode-se passar também para a importância da criatividade no ato educativo na Educação Infantil. Aqui também as práticas motrícias podem contribuir. A motricidade das crianças pode vir acompanhada da criatividade, que possibilitará: liberdade de ação; troca de regras nos jogos; busca de novas possibilidades de solução de problemas; flexibilidade ante os modelos determinados de ação; clima lúdico e descontraído; realização dos desejos; cooperação, aceitação e respeito.

Cao (s/d) indica que a criatividade pode contribuir para o desenvolvimento de algumas condutas que representam valores para a qualidade humana. Diz a autora que estes valores podem estar em diversas esferas como: no Âmbito Motor – ao explorar e vivenciar formas de expressão e possibilidades motrícias pouco usuais; otimizando e facilitando o desenvolvimento perceptivo-motor; ao explorar novos espaços, materiais e relacionamentos com os demais alunos; por meio da espontaneidade corpórea. No Âmbito Cognitivo – ao desenvolver a capacidade criativa e o pensamento divergente; melhorando a capacidade de processamento, ordenação e elaboração da informação; potencializando a flexibilidade, a fluidez, a originalidade, a espontaneidade, a sensibilidade e a adaptação; ao adquirir o hábito de prever possibilidades ou situações futuras. No Âmbito Afetivo – ao melhorar a autoestima; favorecendo a motivação; ao ser educado na liberdade, na autonomia, na responsabilidade e na tomada de decisões; ao criar situações de alegria, desinibição, prazer, amizade e bem-estar.

Importante salientar que já há algumas experiências sistematizadas que estão se preocupando com a criatividade na sua relação com a aprendizagem formal. Uma delas que aqui podemos mencionar é a desenvolvida pelo grupo Kon-traste, constituído por doutores, licenciados e estudantes de Ciências da Atividade Física e Esportes no Instituto Nacional de Educação Física da Galícia, os quais

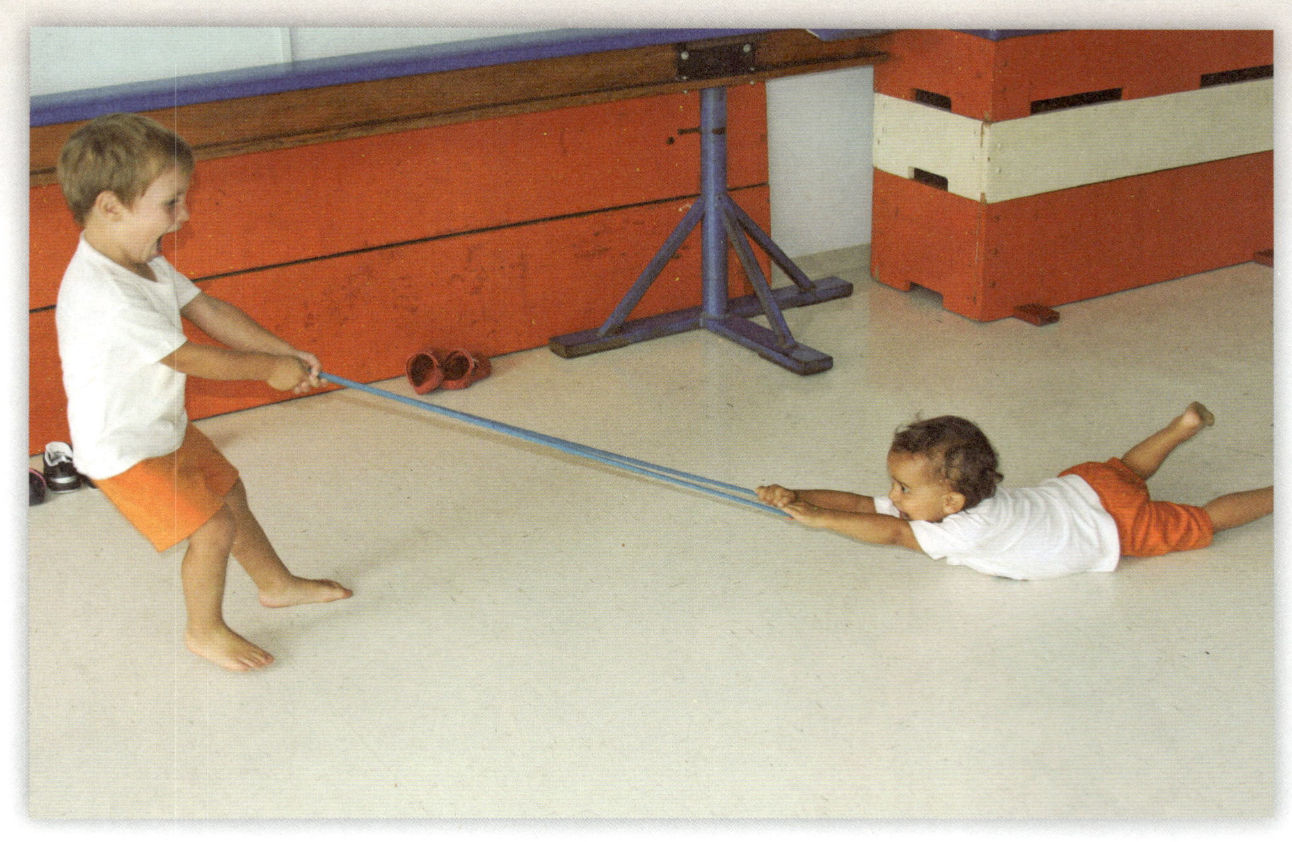

Crianças exploram possibilidades de movimento com a corda em dupla.

integram a equipe de investigação da Universidade de La Coruña, na Espanha. Esse grupo tem como missão apresentar técnicas criativas para estimular o pensamento divergente inovador e a imaginação plástico-transformadora. Identificam-se nessas técnicas: o caráter lúdico intuitivo das atividades criativas e imaginativas; o valor motivacional das técnicas; o valor da novidade dos produtos criativos perante a rotina monótona do já conhecido; o caráter da participação discente alegre e inovadora, ativa e dinâmica (Trigo, s/d).

Ainda apresentando argumentos da importância da criatividade como presença pedagógica na Educação Infantil, por meio da Educação Física, reiteramos, mais uma vez como reforço argumentativo, que ela propicia a liberdade de ação, a mudança das regras de determinado jogo, a busca de novas possibilidades de

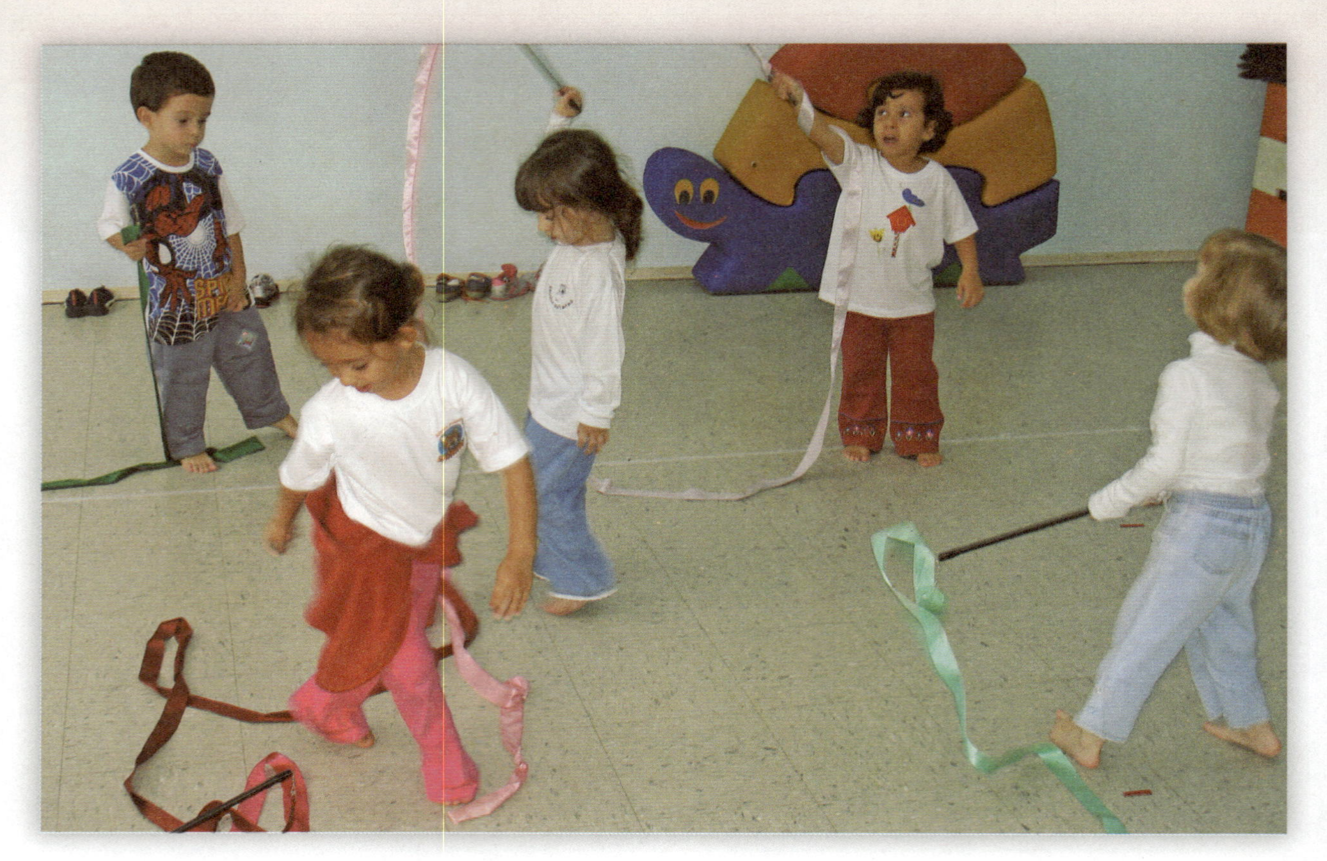

Crianças exploram as possibilidades de movimento com as fitas.

solução de problemas, a realização dos desejos, a cooperação, a aceitação e o respeito (Cao, s/d).

É com base nestes princípios, de direito, de prazer, de corporeidade, de prática pedagógica que estimule a criatividade, de jogo, que estruturamos a proposta para o desenvolvimento do conhecimento e prática da Motricidade na Educação Infantil.

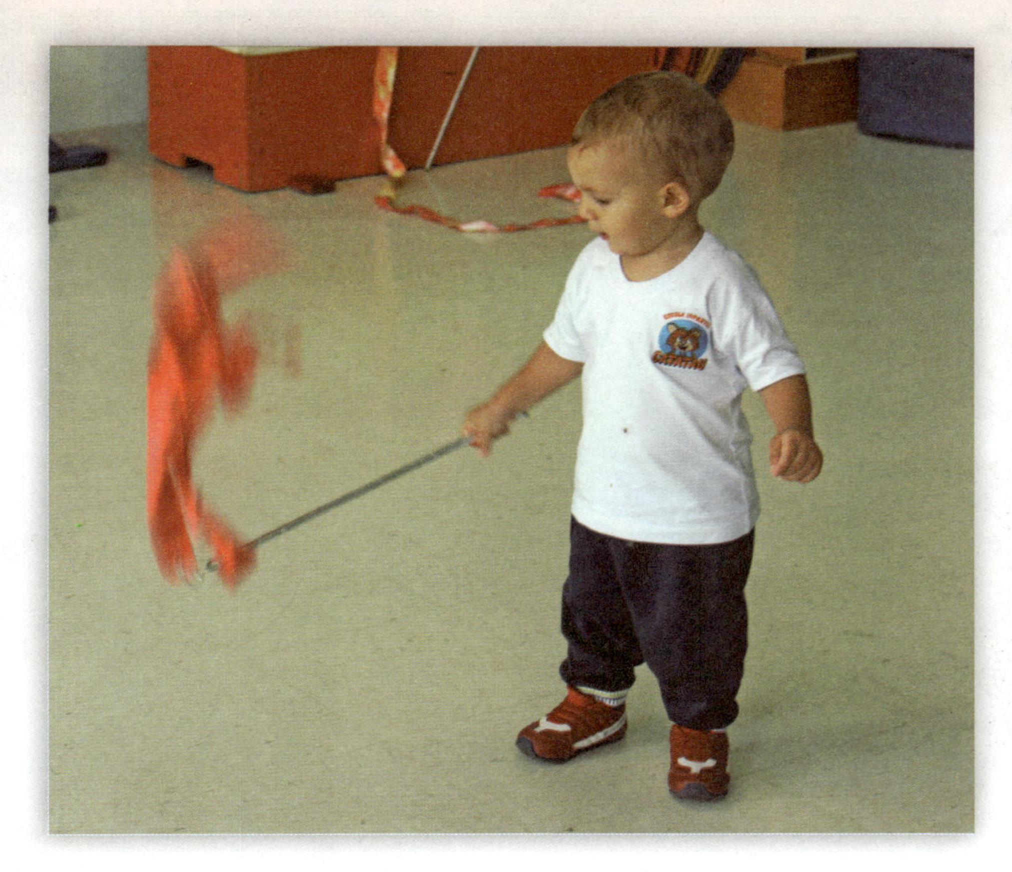

Criança explora os movimentos com uma fita.

SUGESTÃO DE LEITURA

NÓBREGA, T. P. *Corporeidade e educação física:* do corpo-objeto ao corpo-sujeito. 2. ed. Natal: Editora da UFRN, 2005.

PARA REFLETIR

Como proporcionar momentos em que a criança possa viver a sua corporeidade? Será que as atividades relacionadas ao conhecimento do próprio corpo têm respeitado a liberdade de ação das crianças? Como buscar novas possibilidades de situações-problema em que a corporeidade do aluno se expresse?

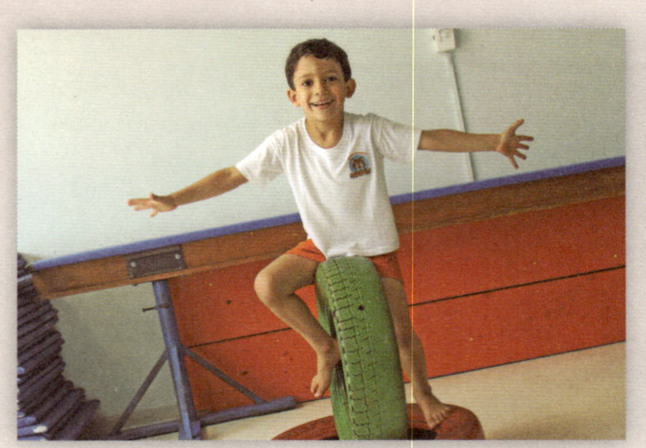

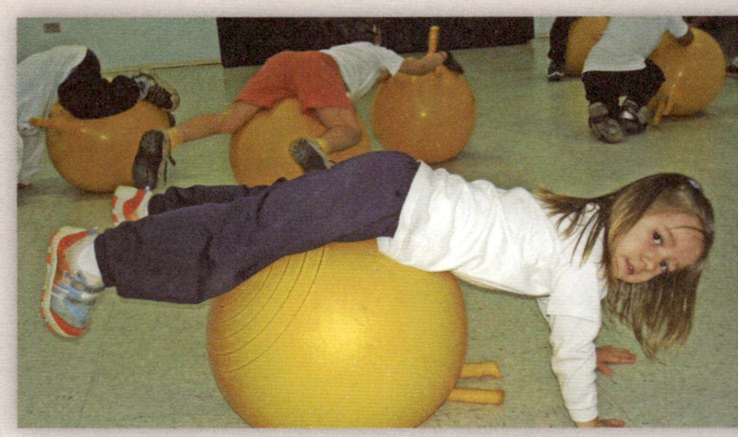

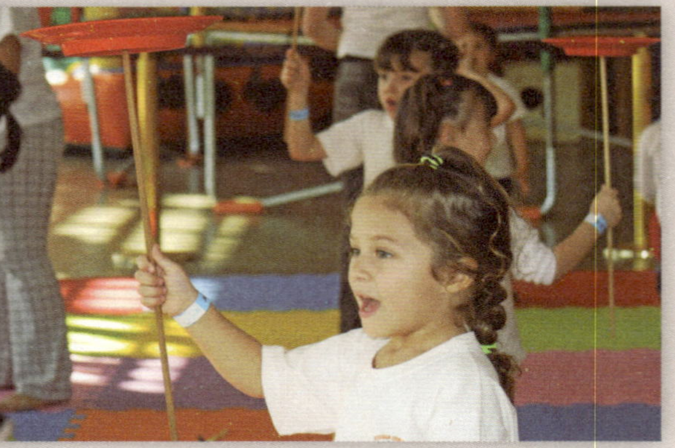

Crianças aprimorando o equilíbrio corporal em propostas diferenciadas, variando as posições do corpo e explorando novas possibilidades de movimento com diversos materiais.

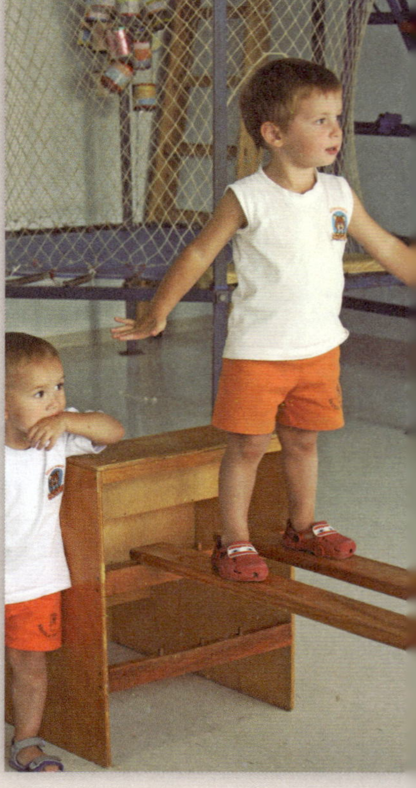

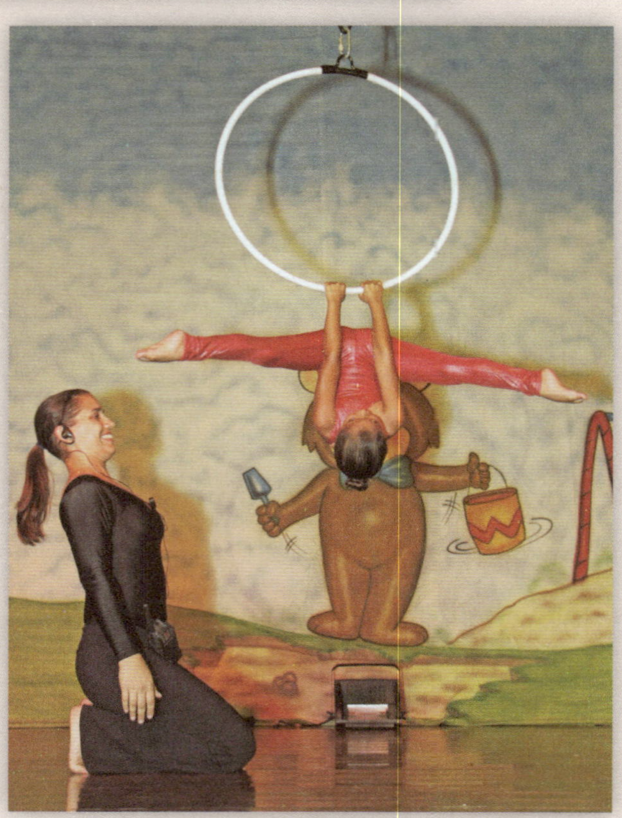

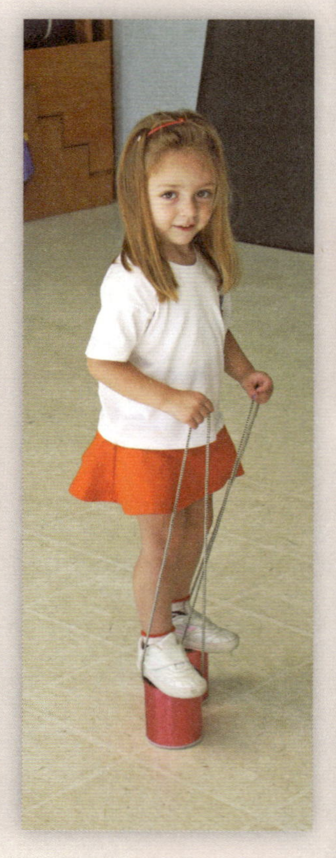

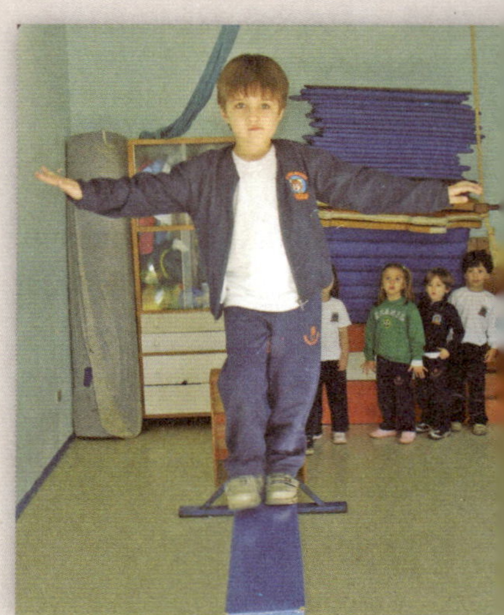

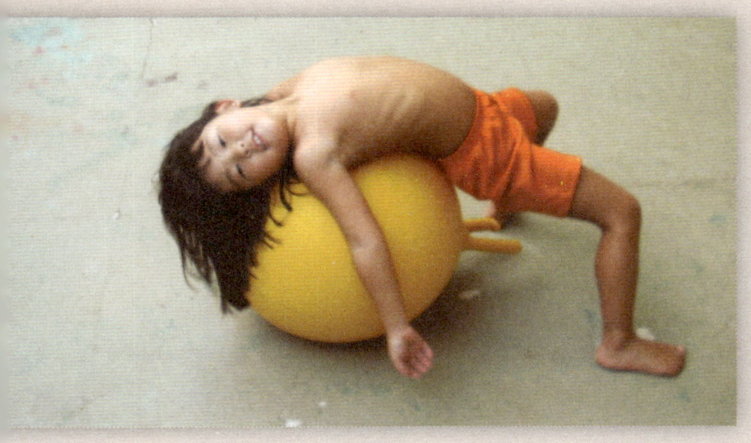

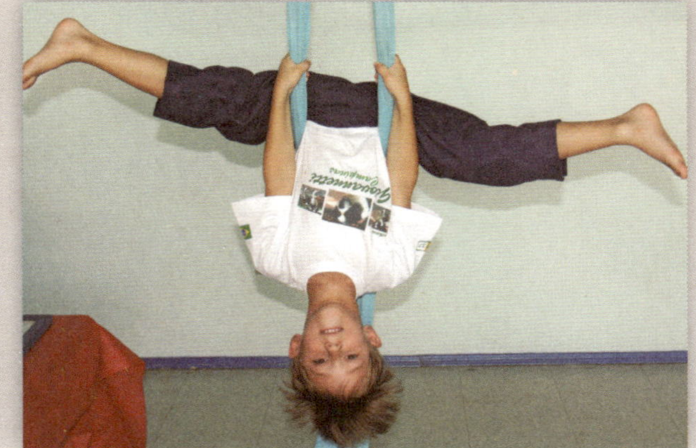

É importante que o professor atente para outras formas de a criança vivenciar o equilíbrio corporal, pois são movimentos que vão auxiliar no domínio que ela poderá adquirir de seu corpo executando qualquer movimento.

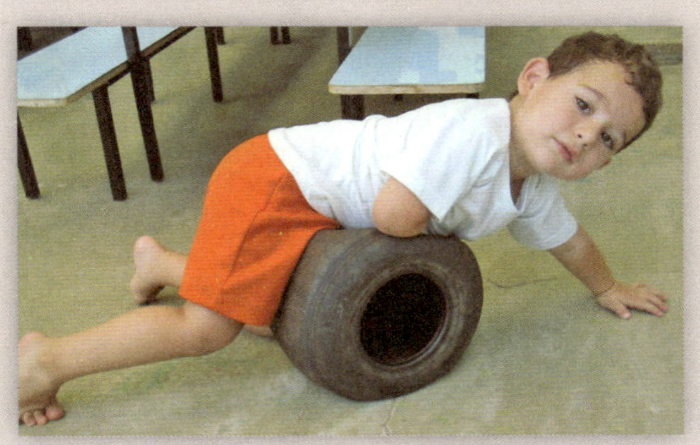

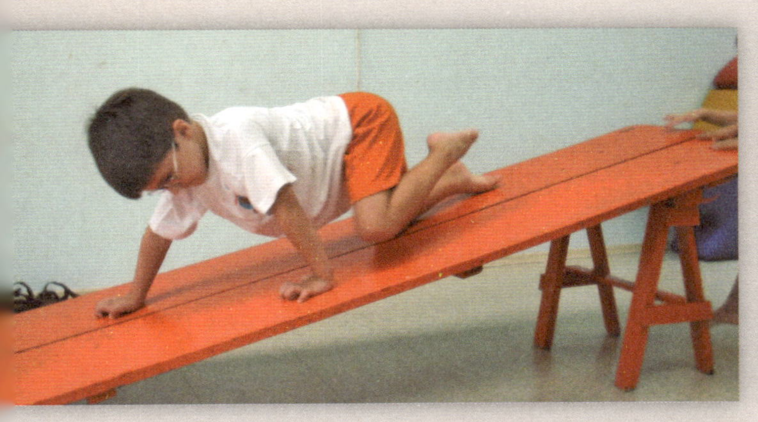

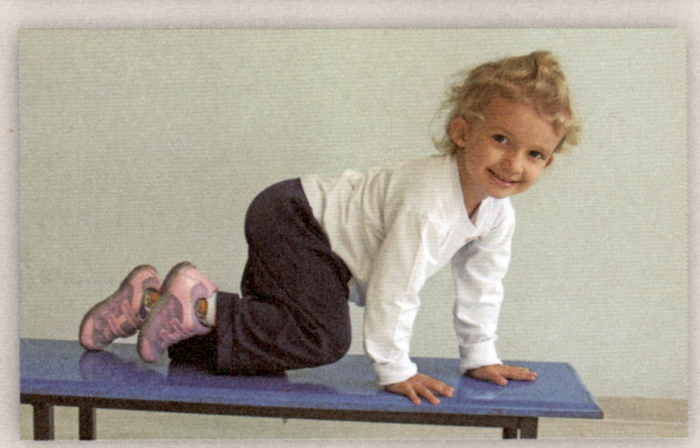

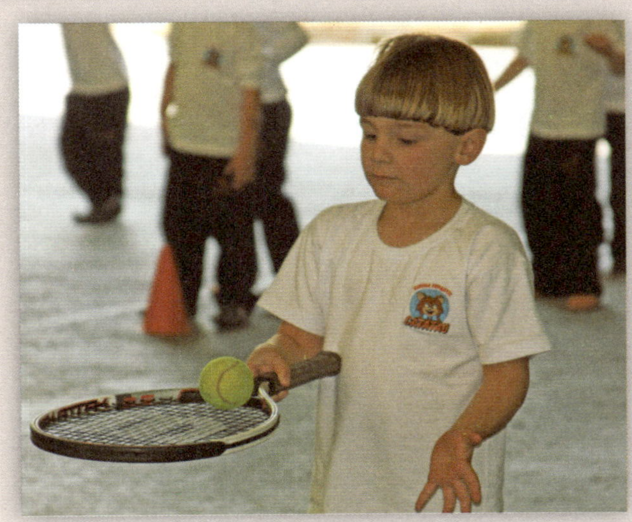

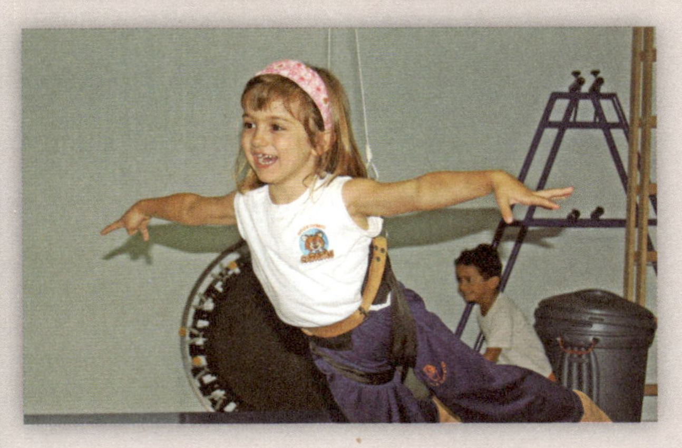

4.3 A importância da motricidade para a criança

Para elucidar as questões relacionadas à motricidade, vamos nos valer dos elementos centrais dos significados atribuídos ao termo construídos por Kolyniak Filho (2007).

Primeiro, a motricidade refere-se exclusivamente ao ser humano, diferentemente do movimento que é um conceito físico aplicado a qualquer corpo, bem como de motilidade, conceito da biologia aplicável a todo ser vivo que possui a capacidade de se mover. Assim, motricidade pode ser caracterizada como um conjunto de possibilidades que o ser humano tem para movimentar-se, considerando-o como indivíduo ou como espécie.

Segundo, a motricidade é resultante das heranças biológica e histórico-sociocultural. Isto significa que as capacidades e as habilidades motoras dos indivíduos são resultantes de: um processo de aprendizagem que ocorre em um tempo e um lugar determinado (histórico); um processo acontecido em determinado grupo social, processo esse portador/produtor de dada cultura.

Terceiro, a motricidade implica intencionalidade e, portanto, é produtora e portadora de significados. Movimentamo-nos para alcançarmos determinados objetivos. As intenções que estão por trás desse ato de se movimentar podem ser múltiplas, algumas claras e outras pouco definidas, mas estão sempre presentes. A intencionalidade dos movimentos associa-se sempre aos significados que estes têm para os sujeitos e para os grupos sociais a que eles pertencem.

Quarto, a motricidade representa a forma concreta de interação do ser humano com a natureza e com os semelhantes. A motricidade é a expressão das atividades humanas. As relações interpessoais ocorrem pelo movimento, da mesma forma que nenhum sentimento ou pensamento pode ser expresso sem a interferência do movimento.

Kolyniak Filho (2007) ainda justifica a necessidade da inclusão do conhecimento sobre motricidade na escola, por meio inclusive da disciplina curricular Educação Física, porque esse conhecimento poderia propiciar questionamentos do tipo: Qual a necessidade de exercícios motores sistemáticos para diferentes pessoas? De que tipo e em que quantidade as atividades motoras são adequadas para os seres humanos em suas mais variadas faixas etárias e situações sociais? Por que as pessoas não hábeis em determinadas atividades motoras se inibem em praticá-las junto a outras pessoas? Qual o fundamento dos padrões éticos e estéticos relativos ao corpo e à motricidade que estão presentes nos meios de comunicação social? Como se manifestam o respeito, a solidariedade, a amizade, o amor, ou ainda a violência, a opressão, o desrespeito, nas relações humanas intermediadas pelo corpo e pela motricidade?

Advogar a motricidade como possibilidade da Educação Física na Educação Infantil é denunciar os métodos de confinamento e engorda aludidos por Freire (2010), quando diz que a metodologia mais frequente nas escolas é a do traseiro, com crianças confinadas em salas e carteiras, mais imóveis que porcos e galinhas em seus *habitats* de engorda. Diz mais o autor, que essa metodologia propicia o controle corporal e quem tem o controle deste passa a controlar ideias e sentimentos. "Quem fica confinado em salas apertadas, sentado e imóvel em carteiras, milhares de horas durante boa parte da vida, aprende a ficar sentado nas cadeiras, de onde talvez nunca mais venha a se erguer" (Freire, 2010, p. 114).

Vemos que quando a Educação Infantil não leva em consideração a motricidade da criança, podemos ter uma educação que impeça a liberdade das ações corporais, propiciando uma educação voltada para crianças ideais, que devem ser transformadas o mais rápido possível em adultos produtivos, e não para crianças reais. Afinal, que criança pode se apresentar todo o tempo como: polida, imóvel, dócil, inteligente, bondosa, silenciosa, virtudes essas que se constituem no modelo ideal de aluno?

A criança real ri, corre, conversa, faz barulho, perturba, é bondosa e maldosa, é amorosa e perversa, enfim, é criança, e como tal exercita sua motricidade o tempo todo na descoberta do mundo. Esse é o protótipo de aluno na Educação Infantil.

O ser humano criança é um sujeito complexo, por essa razão não pode ser educado de forma simples, por meio de um padrão disjuntivo ou mesmo de partes e mais partes separadas que devem ser juntadas para entendê-la. A concepção de motricidade não permite isso. Por exemplo, na Educação Física, não podemos nos referir a pernas que correm, a braços que batem palmas, mas, sim, a crianças correndo e batendo palmas.

Imprimir uma noção de motricidade à Educação Infantil significa não adotar métodos de confinamento e engorda para crianças. Como

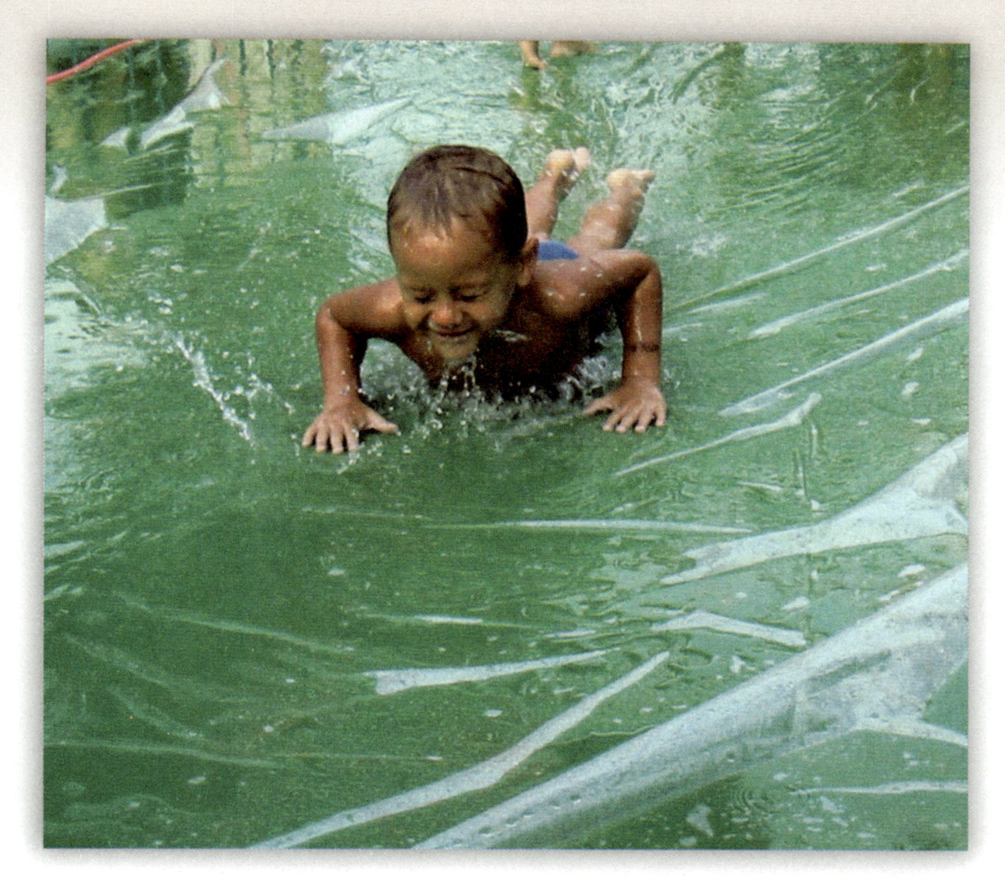

Criança deslizando na água.

afirma Freire (2010), é possível educar sem confinar, mas, infelizmente, estamos acostumados a métodos de confinamento e de imobilidade. Estes são a antítese do que propõe a motricidade.

É preciso sempre salientar que o ser humano não aprende somente com a sua inteligência, com sua cognição. Aprende, ou melhor, apreende com o corpo todo, com sua imaginação, sua sensibilidade, suas vísceras. Por essa razão não se pode propor apenas comportamentos para os alunos porque estes não se comportam, e sim existem (Moreira; Carbinatto; Simões, 2009). Quando falamos de Educação Infantil, centramos nossas atenções na criança, no seu desenvolvimento e na sua relação com os demais colegas de turma. Mas nos esquecemos de que ela também se relaciona com outras faixas etárias no interior da escola, como professores, atendentes, administradores, bem como fora da escola, ou seja, numa multiplicidade relacional. Daí destacarmos o lembrete de Moreira (2008, p. 88) para a formação profissional em motricidade:

> *Viver é conviver, e na convivência não nos relacionamos apenas com a mesma faixa etária ou com os mesmos grupos sociais. Nosso dia a dia é permeado de relações múltiplas, de gênero, de grupos de interesse, de localizações geográficas de moradia, de deslocamentos para o trabalho... assim, a área da Motricidade Humana, em sua formação profissional, deve propiciar uma aprendizagem que leve em consideração esta diversidade.*

Como vemos, se os professores de Educação Física exercitarem a reflexão sobre essas questões, provavelmente, estarão mais preparados para efetivar a aprendizagem significativa de seus alunos em todos os graus de escolarização e, em especial, na Educação Infantil. Essas reflexões contribuirão para o planejamento e a efetivação de uma Educação Física estruturada na corporeidade, no jogo e no movimento vivenciado por meio da ludicidade.

Educação Física, ludicidade, jogo, corporeidade, motricidade, mais do que conceitos, princípios para a construção de atitudes de autonomia, cooperação, participação e outras, constituem-se como elementos indispensáveis para a ação educativa de professores de Educação Física na fase da criança participante da Educação Infantil.

SUGESTÃO DE LEITURA

FREIRE, J. B. Métodos de confinamento e engorda: como fazer render mais porcos, galinhas, crianças... In: MOREIRA, W. W. (Org.). *Educação física e esportes:* perspectivas para o século XXI. Campinas: Papirus, 2010.

PARA REFLETIR

Como transformar a abordagem metodológica das nossas propostas para que não sejam pautadas na metodologia do traseiro?

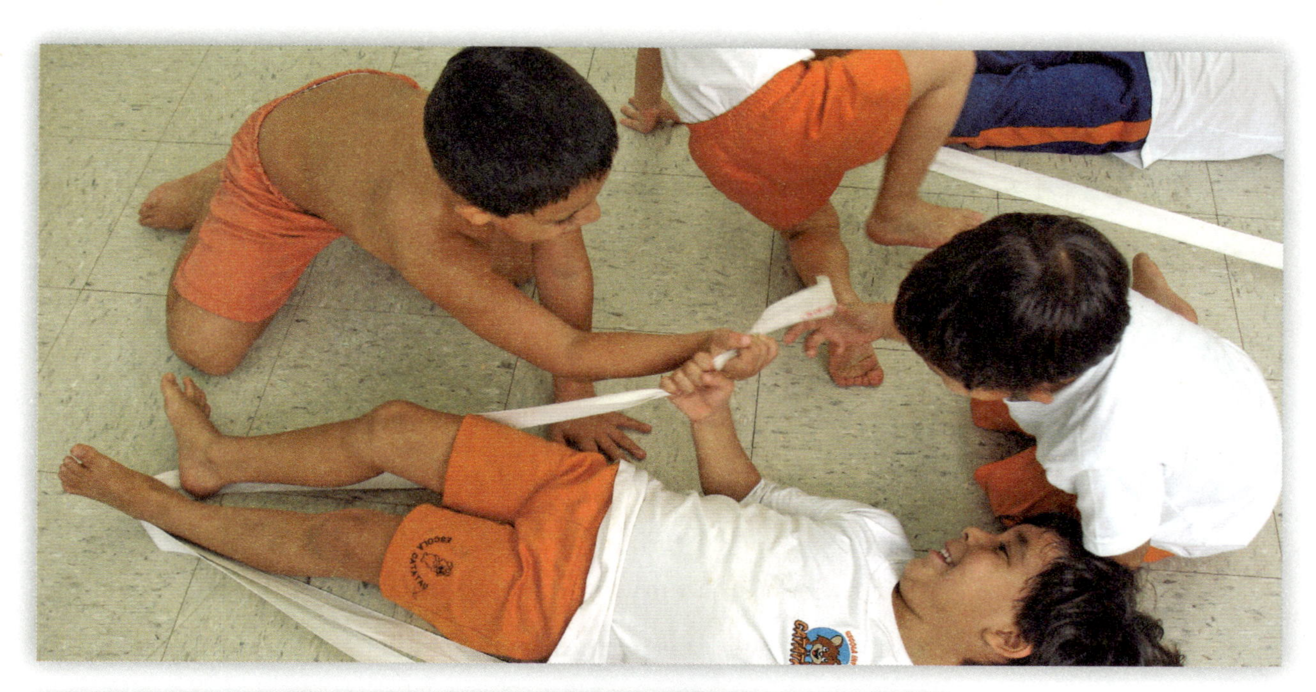

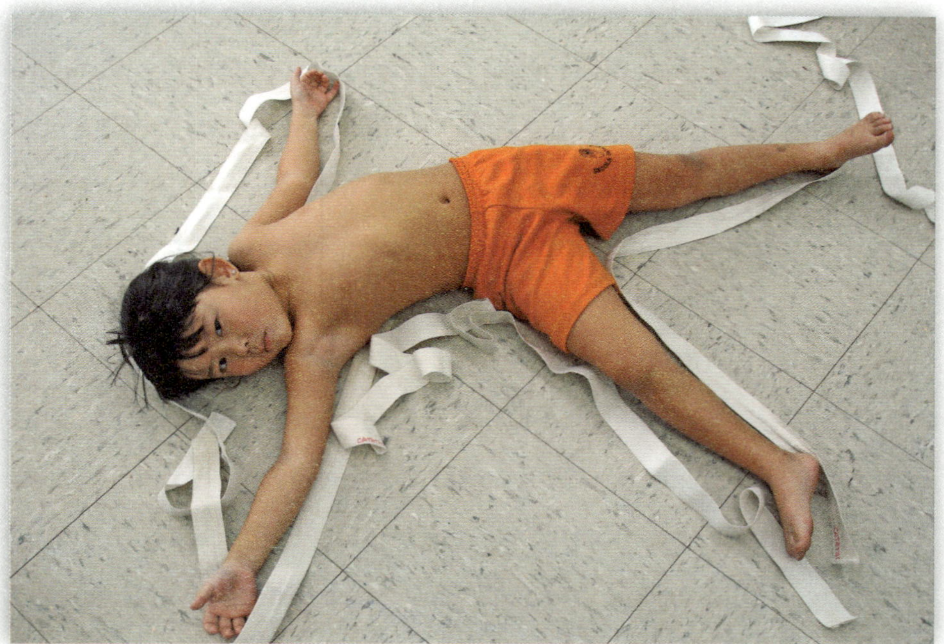

Crianças exploram elástico em propostas de reconhecimento do corpo.

4.4 A presença da ludicidade nas propostas motrícias

Muitas vezes as atividades oferecidas aos alunos na Educação Infantil possuem caráter puramente recreativo, deixando de ser estímulo ao seu potencial. É possível unirmos as intenções tanto de oferecer às crianças propostas lúdicas como de proporcionar o aprimoramento de suas possibilidades de ação motrícia. A ludicidade deve permear as propostas, alinhavando os conteúdos e até mesmo a mediação do professor.

O prazer, muitas vezes manifestado nas realizações das atividades, não deve estar vinculado ao que o aluno possa conseguir executar nem mesmo aos prêmios que possa receber por isso. O prazer está no ato da brincadeira e não no resultado de uma ação. Só assim é que desenvolvemos propostas permeadas pela ludicidade, ou seja, oferecemos às crianças atividades adequadas à sua compreensão, interesse e expectativas, e que ao mesmo tempo proporcionem prazer no momento em que são vivenciadas. Uma situação vivida em aula de forma prazerosa certamente poderá se transformar numa aprendizagem significativa e, cada vez que se retomar aquele conceito aprendido, virá junto uma sensação de alegria, de prazer e de satisfação (Toledo; Velardi; Nista-Piccolo, 2009).

A história da Educação Física escolar associa o brincar e o lúdico apenas à criança, enfatizando o movimento no brincar ou mesmo o brincar no movimento, deixando a exploração do ato de brincar como atividade humana para todas as faixas etárias para

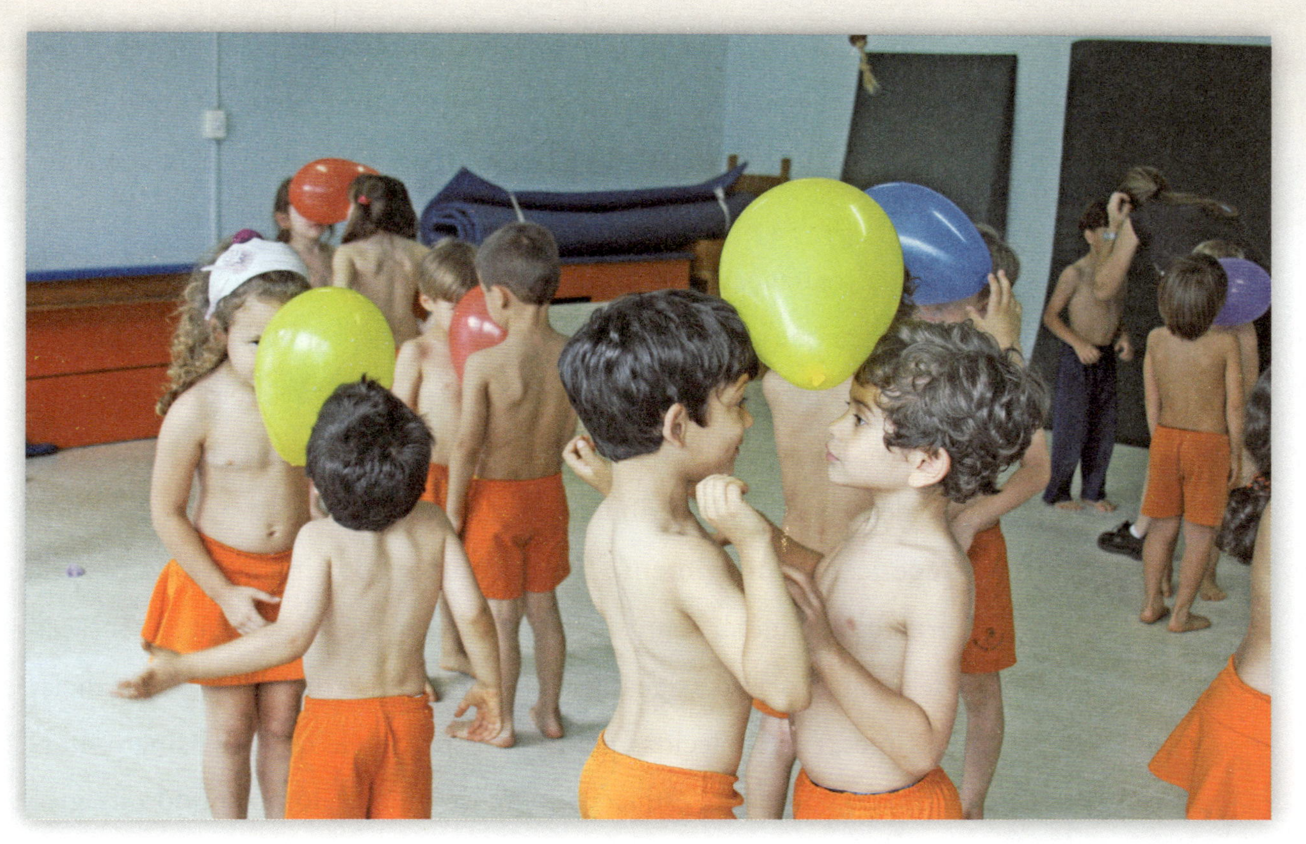

Crianças equilibram bexigas com várias parte do corpo, movimentando-se em duplas.

outras áreas de conhecimento, notadamente a Psicologia (Venâncio; Costa, 2005).

Winnicott (1975) apresenta, junto à Psicanálise, o entendimento de que brincar faz parte da essência do homem, o que pode ser chamado de "impulso lúdico". Tal característica é tão fundamental que Huizinga[1] definia o homem como *Homo ludens*, ou seja, dotado dessa estrutura intrínseca. Razão de Venâncio e Costa (2005, p. 28) afirmarem: "O impulso lúdico que está intrínseco no brincar garante que a capacidade de brincar se manifeste em toda a vida do ser humano".

Ainda pautados na teoria de Winnicott (1975), lembramos que, para a criança, o brincar é um modo de controlar o mundo externo. Mais ainda, brincar a coloca em contato com o próprio

[1] HUIZINGA, J. *Homo ludens: o jogo como elemento da cultura.* 6. ed. São Paulo: Perspectiva, 2010.

corpo, com o próprio movimento, auxiliando-a na vivência das relações espaço-tempo. Já para o ser humano de forma geral, o brincar, encarado com mais rigor, corresponde à satisfação das necessidades afetivas, as quais, contempladas, podem contribuir para a realização humana.

Para que as propostas sejam permeadas pela ludicidade, é preciso que o ambiente preparado seja um espaço de vivências alegres (inclusive se este ambiente for o interior de uma escola), de momentos de descobertas que permitam o prazer em fazer novamente. Mas essa repetição do movimento deve acontecer por iniciativa da própria criança, de querer sentir novamente a emoção da alegria, a sensação de satisfação. Isso exige que a proposta lúdica não possa se distanciar das metas estabelecidas pelo professor. Se ele quiser ensinar determinado conteúdo, esquecendo-se de oferecê-lo no mundo mágico que a criança vive, isto é, desconectado da ludicidade, isso poderá significar para ela que a atividade não é brincadeira, afastando o prazer de brincar daquela situação.

A brincadeira pode ser um meio para acionar a memória, a capacidade de se expressar em diferentes linguagens, de promover sensações de prazer e de emoções. O professor pode intermediar na organização do ambiente, transformando-o em espaços que propiciem o desenvolvimento das representações, nas quais a criança adota diferentes personagens, numa estrutura de jogos de papéis (Oliveira, 2010). Apenas um tema pode gerar uma história que pode ser contada por meio de expressões corporais, e a brincadeira associa a imaginação e a criatividade, traduzindo-se em processos psicológicos que dão significado à aprendizagem.

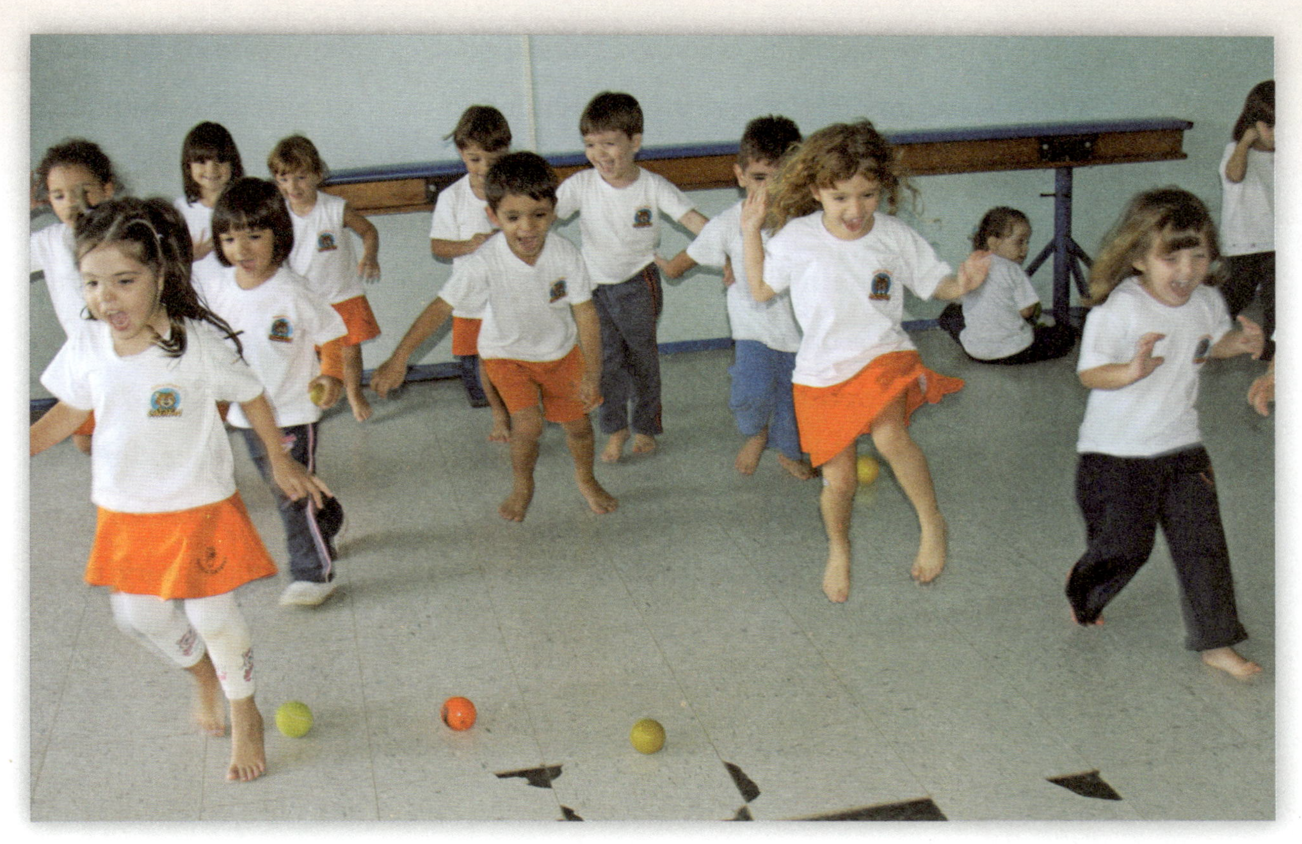

Crianças brincando com bolas numa aula de *Movimento*.

Com isso, enfatizamos que os conteúdos a serem desenvolvidos devam estar relacionados com a ludicidade, de modo que a mediação do professor aconteça na própria brincadeira, estimulando novas formas de brincar e aproveitando-se daquelas que os próprios alunos propõem. Se a brincadeira proposta pelo aluno não couber naquela situação de aprendizagem, é preciso que ele entenda as razões disso. Brincar durante a aula não se traduz em deixar a criança fazer o que quer.

Muitos professores, por não serem especialistas na área da Educação Física, imaginam que ao jogar uma bola às crianças ou ao colocar uma música para dançarem estão satisfazendo as propostas de *Movimento* sugeridas pelas Diretrizes Curriculares. Desconhecem os conteúdos que essa área possui para contribuir com a formação da criança. O aluno pode se envolver numa atividade de maneira prazerosa, aprendendo certos conteúdos enquanto brinca. Mas as brincadeiras devem ser contextualizadas, e para isso o professor tem de conhecer muito bem seus alunos, observando-os sempre em diferentes situações. "Ser um pesquisador de seu aluno é poder observar tudo o que ele sabe e não sabe fazer, oferecendo a ele oportunidades de se desenvolver" (Nista-Piccolo, 2009, p. 95). Assim, podemos dizer que o educador tem um papel imprescindível junto às crianças, por conta de poder propiciar um ambiente adequado, mediar suas interações e ainda intervir nas situações de aprendizagem.

O brincar, para Gardner (1997), representa uma operação indisciplinada de todo o sistema de execução da criança. Significa mais do que um simples exercício, pois se mostra como um componente crucial do desenvolvimento à medida que por meio das brincadeiras ela pode experimentar comportamentos, ações e percepções sem medo de represálias ou fracassos. Vygotsky (1994) interpreta o brincar como um meio pelo qual ocorre a aprendizagem de regras. A criança cria uma situação imaginária e, ao vivenciá-la, o faz com as regras observadas nas situações de vida real ou naquelas vividas nas brincadeiras.

A criança chega à escola já sabendo brincar, por ser algo que lhe dá prazer, e, muitas vezes, o professor transforma o conteúdo numa exigência de aprendizagem, apenas visando atingir seus objetivos traçados para aquela situação, sem permitir a fruição do prazer na realização daquela atividade proposta. Para Alves (1986), a imaginação é um pré-requisito do ato educativo, e o ato criativo consiste na mais alta expressão da vida humana: "A imaginação é a mão da Criatividade" (p. 83).

> *[...] o prazer é o princípio determinante da vida da criança: e mais, o brincar não produz objetivos, mas proporciona prazer. O brincar, enquanto atividade que tem o seu fim em si mesma, é nada menos que a expressão dessa busca fundamental do prazer* (p. 96).

O importante na Educação Infantil, tal qual na Educação Física, em especial no Atletismo ou na Natação, não é a partida nem a chegada, mas, sim, toda a travessia da experiência educativa.

Entendemos que a Educação Infantil, como todo ato educativo institucionalizado, trabalha com saberes de duas ordens: saberes que são ferramentas, a aprendizagem das utilidades, e saberes

Crianças brincando com bolas em aula de *Movimento*.

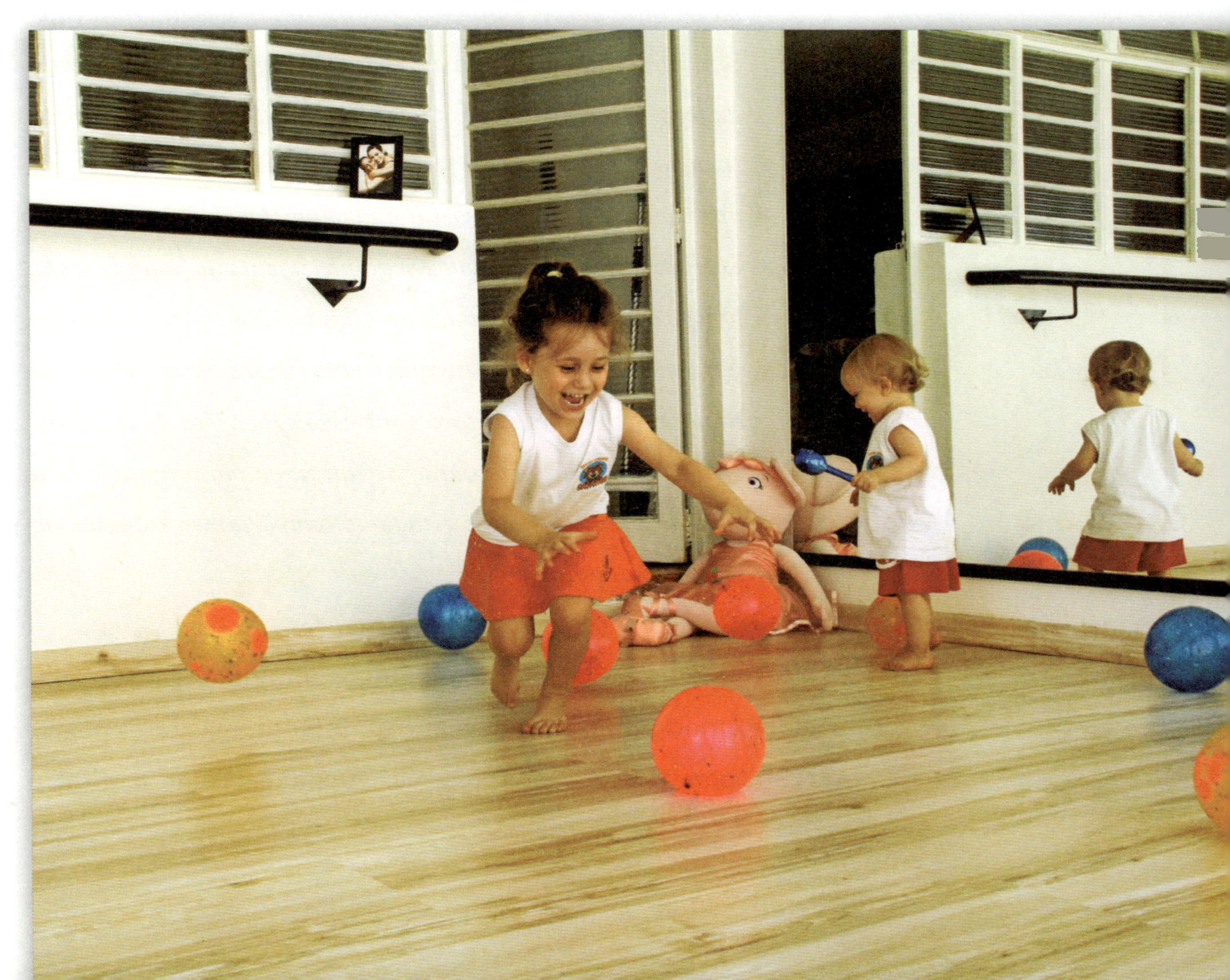

que nos dão razões para viver, a aprendizagem das fruições. Melhor dizendo: "Os saberes da primeira feira são ferramentas, instrumentos. Os saberes da segunda feira nos dão razões para viver" (Dimenstein; Alves, 2003, p. 114).

Claro está que o prazer pode ser alcançado, na escola e na Educação Infantil, por meio do desenvolvimento da cultura lúdica, mas isto não é tão simples, como nos revelam Neto e Marques (2004, p. 5):

> *O conhecimento disponível em psicologia e biologia do desenvolvimento (considerando diversas escolas de pensamento) sobre a evolução da cultura lúdica na infância é limitado e frágil quanto à fundamentação dos efeitos no desenvolvimento da criança, do envolvimento físico e social, socialização, educação ambiental e* design *de espaços, materiais e equipamentos de jogo. Algumas perspectivas de âmbito comportamentalista ou cognitivista sobre as relações criança-envolvimento apresentam-se como teorias reducionistas e com um nível explicativo pouco centrado em acontecimento do "mundo real". O jogo é uma das formas através das quais a criança se socorre para interiorizar o seu envolvimento físico e social. A ideia de explorar as relações e conexões entre ecologia e jogo de atividade física permite a formulação de um novo paradigma e uma dimensão conceptual no estudo do comportamento lúdico em termos evolutivos.*

Os mesmos autores afirmam que há um grande número de estudos enfocando o desenvolvimento infantil, mas estes pouco versam sobre relações interpessoais, entendidas como fruto das relações das crianças entre si e com seu meio, envolvendo as representações, os simbolismos e a ação transformadora pela qual nos tornamos capazes de sermos mais humanos.

SUGESTÃO DE LEITURA

DIMENSTEIN, G.; ALVES, R. *Fomos maus alunos.* Campinas: Papirus, 2003.

PARA REFLETIR

Será que meus alunos estão aprendendo enquanto brincam? Como posso ter certeza de que eles aprendem enquanto brincam? É possível relacionar as brincadeiras a serem oferecidas com o dia a dia da criança e, além disso, construir atividades que ofereçam possibilidades de formação?

4.5 O jogo nas propostas para Educação Infantil

Elegemos como conhecimento básico da área para essa fase de escolarização o jogo, uma das possíveis formas presentes no nosso conceito de esportes, porque conhecer e praticar o esporte, por meio do jogo, neste momento, pode nos levar a compreender melhor e vivenciar valores como cooperação, participação, corresponsabilidade. Todo esse conhecimento e a forma de promover atitudes podem ser desenvolvidos numa perspectiva lúdica, gerando uma prática prazerosa, o que propiciaria uma aprendizagem significativa.

A cultura brasileira está eivada dos significados de jogos e de esportes, fenômenos sociais de grande significância nos tempos modernos. Mostrando a inter-relação jogo e esporte, no caso de seu estudo, o futebol, Scaglia (2005, p. 121) nos mostra:

> *Se o futebol um dia foi jogo/brincadeira, e alguns jogos/brincadeiras de bola com os pés lembram o futebol, logo, querer analisar tal simbiose e complexidade deve justificar-se na cabal inferência de encontrar um no outro, ao mesmo tempo em que se possa distingui-los entre si, entrevendo profícuas características de complementaridade.*
>
> *Quero dizer que o futebol existe nos outros jogos/brincadeiras com bola e outros jogos/brincadeiras existem no futebol, porém, cada qual mantém a sua autonomia e irredutibilidade, ao mesmo tempo em que estabelecem vínculos de dependência mútua (não se excluem).*

Já nesse momento podemos ver a importância do jogo para a criança na Educação Infantil, considerando que o jogo, mesmo quando mais à frente atinge o *status* de esporte, nunca deixa de ser jogo. Mostrando melhor essa interdependência de jogo/esporte, Scaglia (2005) lembra que, no brincar de rebater bolas com os pés, pode ser encontrado o esporte futebol e que no futebol encontramos a brincadeira jogo de rebater bolas com os pés.

Por que a eleição do jogo como princípio educativo do movimento expressivo da criança? Freire (2002, p. 10) já nos alertava que a procura pelo jogo é tão grande como a procura pela comida e, dessa forma, ele deve constituir, como o alimento, uma necessidade básica. Lembra ainda o autor que o tempo de brincar nunca passa e cria uma metáfora interessante:

> *No começo de nossa vida o jogo nos guiava como uma divindade: absoluto, mas pouco percebido. Nem sabíamos que jogávamos. Por pouco não nos esquecíamos de voltar ao mundo real e ficávamos à mercê do Senhor do Jogo para sempre. Nem sei como lhe escapamos. Depois, veio o amadurecimento e o jogo acalmou-se, ficou um tanto morno, meio esquecido, porém, sempre à espreita. E agora, nessa última fase da vida, volta a ser arrebatador, como se não houvesse mais motivos disponíveis para se esquivar de jogar ou de ser jogado.*

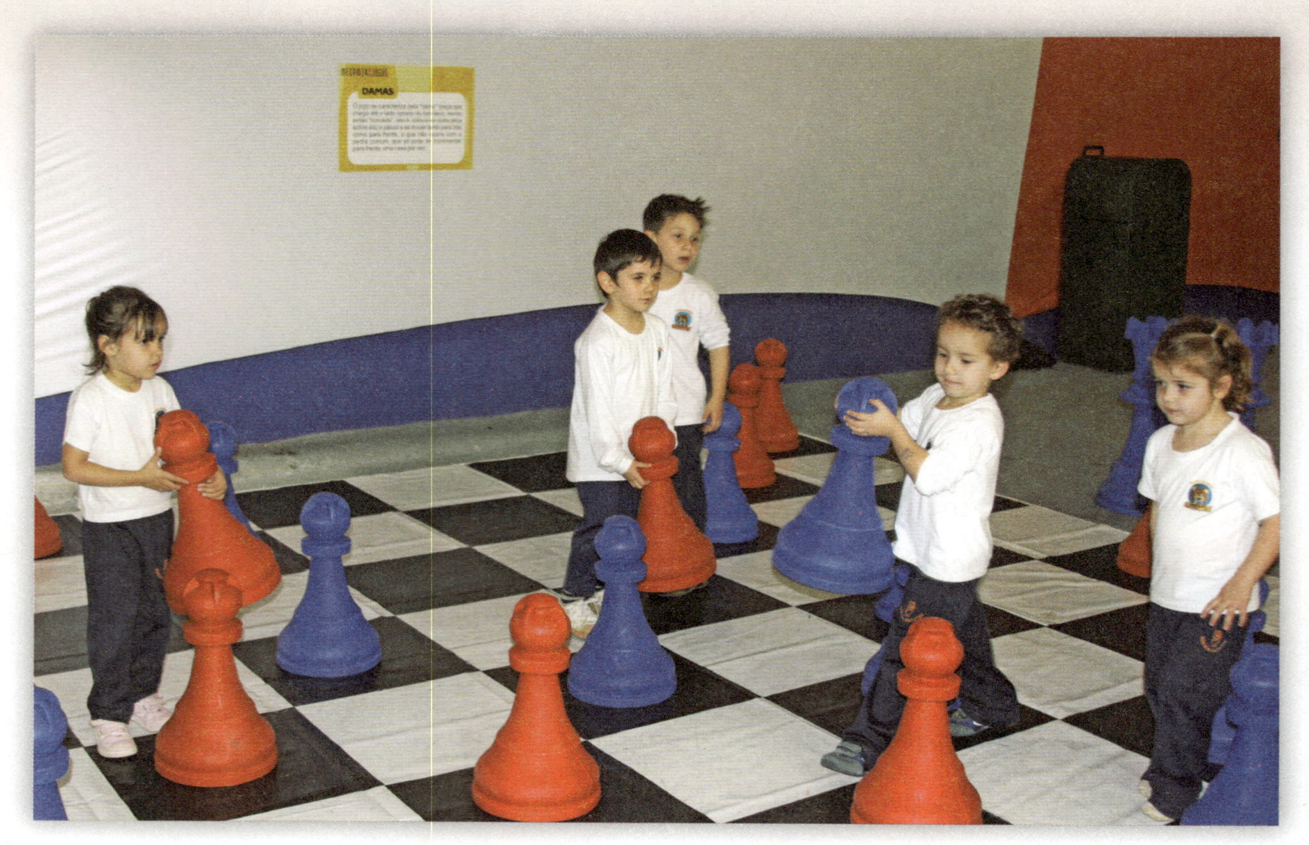

Crianças jogando xadrez gigante.

Diz mais o autor, que no jogo há a fantasia e o risco, propiciando o prazer de jogar. O que uma criança mais gosta de fazer, se isto lhe for permitido? Provavelmente jogar, das mais variadas formas possíveis e imagináveis.

Utilizar o jogo como instrumento do ato educativo é oferecer à criança uma forma de aprendizado sem cansaço. Por sinal, o cansaço e o desinteresse são os principais inimigos da aprendizagem. Vemos isto quando nos dedicamos a nos aproximar das crianças que estão fazendo suas lições de casa. Elas não veem a hora de sair daquela tarefa enfadonha e ir brincar, correr, jogar. A aparente contradição, cansaço para estudar e não cansaço para jogar, mostra a energia a mais que leva o infante a jogar, energia essa que transborda em seu corpo porque está livre de um momento de privação.

Ainda nos referindo a Freire (2002, p. 28):

> *No jogo gasta-se energia sem finalidade aparente, pois não há um compromisso a cumprir com a realidade. O jogador, entregando-se ao jogo, escapa à realidade e aos seus compromissos imediatos, rompe com o tempo cronometrado e participa do eterno. A privação move o trabalho: o jogo é movido pela satisfação. No trabalho há privação; no jogo, há sobra.*

Chamamos a atenção dos responsáveis pela Educação Infantil para observarem a participação das crianças em momentos de jogo. Aprender pela satisfação é, sem dúvida, um caminho mais eficiente do que aprender pela privação. As atividades de *Movimento* deveriam, cada vez mais, exercitar o jogo como instrumento da aprendizagem das crianças.

E como é grande a variedade dos jogos: jogos rítmicos em que as crianças, desde muito pequenas, imitam sons; jogos de nomeação quando os professores perguntam: "O que é isso?", ou ainda, quando os alunos imitam animais e objetos ao responderem à pergunta do professor: "Como é que faz o...?", estimulando a atenção ao indagar às crianças: "Onde está tal coisa?"; jogos corporais nos quais os alunos respondem com movimentos aos questionamentos relacionados ao seu mundo/vida, às situações presentes em seu dia a dia. A representação de algo usando o corpo pode ampliar suas capacidades, pois exige uma nova habilidade (Oliveira, 2010).

Muitos são os autores que pesquisam sobre o jogo e nestas tentativas de investigação apresentam como pontos convergentes as seguintes características do jogo: implica prazer e perigo, é livre, voluntário, fonte de alegria e divertimento; desenvolve noções de totalidade, de regra, é vivenciado em um momento fora do "mundo normal", em um mundo à parte; é um fenômeno cultural e apresenta valores éticos, é espaço de criatividade e de ousadia.

O jogo infantil é apresentado por Oliveira (2010, p. 235) como um recurso privilegiado no desenvolvimento da criança pequena. A autora defende a ideia de se ensinarem conteúdos por meio de jogos, porque eles facilitam a aprendizagem, e de se proporem atividades que permitam aos alunos se tornarem mais hábeis, ressaltando que "o jogo é, precisamente, uma atividade que tem que ver com conteúdos e habilidades trabalhados pela criança em seu desenvolvimento interior de uma cultura concreta".

Os jogos de manipulação desenvolvidos com as crianças da creche podem representar estimulação sensorial, enquanto para os maiores, que participam da pré-escola, eles podem aperfeiçoar suas habilidades motoras.

Carrear essas características via professor de Educação Física, na Educação Infantil, é colaborar para o ato educativo significante para a criança.

Sartre (1997, p. 710) informa que a atividade jogo parece mostrar-se inteiramente gratuita, inclusive porque o jogo libera a subjetividade. Afirma ainda que o esporte, tal qual a arte, é criador, qualidade esta que aqui transportamos para o jogo na fase infantil.

Diz mais o autor:

> *Que é o jogo, de fato, senão uma atividade cuja origem primordial é o homem, cujos princípios são estabelecidos pelo homem e que não pode ter consequência a não ser conforme tais princípios? A partir do momento em que o homem se capta*

como livre e quer usar sua liberdade, qualquer que possa ser, além disso sua angústia, sua atividade é de jogo: ele mesmo constitui, com efeito, o primeiro princípio, escapa à natureza naturada, estabelece o valor e as regras de seus atos e só admite pagar de acordo com as regras que colocou e definiu.

O jogo é uma das atividades educativas com maior característica humana. Ele colabora na educação dos seres humanos não para que saibamos mais conhecimentos específicos como os da Matemática, do Português ou do voleibol, por exemplo. Ele nos educa para sermos mais humanos, o que, no quadro atual de nossa civilização, pode ser considerado muito.

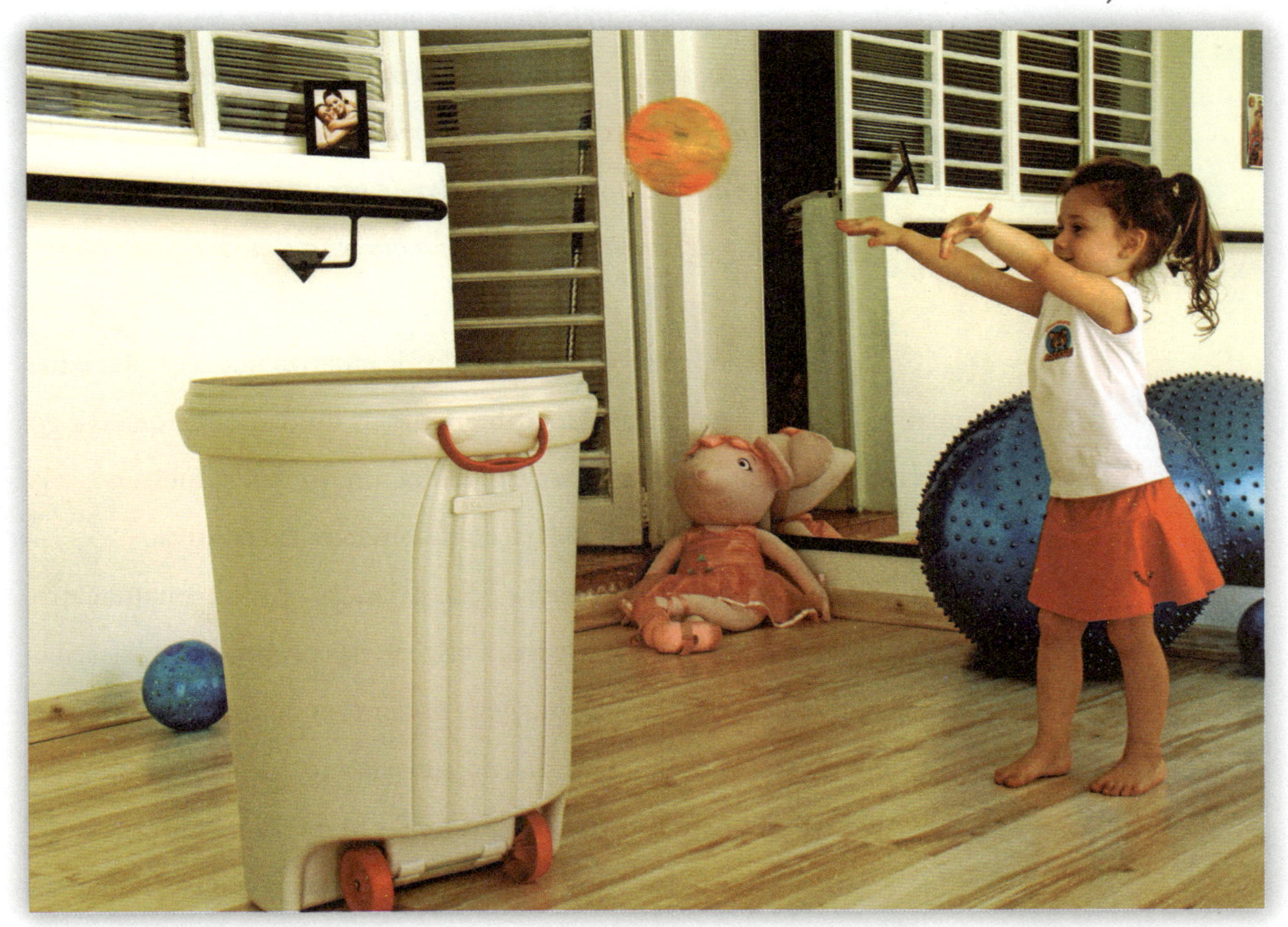

Criança brinca num jogo de arremessar a bola no cesto com objetivo de coordenação motora.

Enfim, Freire (2002, p. 88) arremata:

> *Ora, se o jogo é assim tão importante é, certamente, porque cumpre uma função vital entre os humanos. O jogo tem a propriedade de trazer as experiências do mundo exterior para o espírito humano, de maneira que, jogando com elas, a cultura possa ser recriada, revista, corrigida, ampliada, garantindo o ambiente de nossa existência. Ora, todos sabemos que no nosso espírito as experiências viram imagens, viram ações internas, imaginação. E essa imaginação subverte a realidade, tornando-a frágil perante nossos desejos. A matéria da experiência, tornada representação mental, especialmente na atividade jogo, ganha uma plasticidade que se distancia muito do real. E é com essa plasticidade que jogamos para criar um outro mundo, aquele ao qual podemos nos ajustar. Claro que há um caminho de volta em que essa criação conflita-se com a realidade (natureza, sociedade), donde surgirão os acordos, as regras que definem o que pode e o que não pode ser realizado.*

Concordamos com o autor quando ele enfatiza que o caráter educativo do jogo deve ir além do utilitarismo. É fundamental que o jogo seja tematizador de aprendizagens, tenha um fim em si mesmo e seja um espaço fecundo para a formação da inteligência criativa.

As dramatizações realizadas pelas crianças proporcionam a ampliação da construção de enredos, a criação das próprias histórias, nas quais caracterizações de personagens podem ser discutidas quanto ao aspecto da voz, da indumentária, do cenário criado e de outros.

De Marco (2006) também reforça a ideia da importância do jogo e das atividades motrícias para a educação da criança na

Educação Infantil, quando lembra que são essas atividades e as habilidades esportivas que podem vir a ser reprodutoras das situações sociais que a criança vivenciará, como os sentidos de cooperação e de competição. As condições sociais nos propiciam relações de conquistas e também de derrotas, nas quais se explicitam momentos de cooperação e de competição.

Segundo Oliveira (2010, p. 238):

> *A cada etapa do desenvolvimento, certos jogos existentes em nossa cultura são particularmente interessantes. Jogos expressivos e corporais são muito apropriados para os bebês, ao passo que os de manipulação e de faz de conta constituem grandes desafios às crianças de 2 a 6 anos. Já as brincadeiras tradicionais são apreciadas e vantajosas à aprendizagem para as diferentes idades, mesmo que os bebês apenas as observem e imitem os movimentos por meio de gestos corporais.*

Como defendemos que o jogo é parte integrante desse grande e mágico mundo do fenômeno esportivo, parafraseando Bento e Bento (2010), podemos afirmar que o jogo é uma das expressões da cultura humana que servem para arrancar o ser humano do estado animal, dos instintos e impulsos primitivos.

O jogo propicia o salto qualitativo do homem da categoria hominal para a categoria humana, exercendo sua facticidade na forma relacional, portanto, cultural e histórica.

Não vivenciar e não oportunizar situações para o desenvolvimento do jogo e do ato de brincar por meio da exercitação corporal pode nos juntar às preocupações de Bento e Bento (2010, p. 20) quando mencionam:

Mudanças na vida das crianças e jovens, geradoras de uma redução de oportunidades de exercitação corporal.

Diminuição das condições de satisfação positiva das pulsões lúdicas, com o concomitante défice de socialização em muitos papéis implícitos nos jogos e brincadeiras.

"Betonização" dos espaços e intensificação do trânsito, da violência e insegurança nas cidades e nas suas periferias, reduzindo cada vez mais as oportunidades da brincadeira e das práticas corporais e desportivas espontâneas.

Aumento crescente do consumo de meios audiovisuais, com sobrecarga da visão e audição e redundando numa geração de cegos e surdos, a par da depreciação e do défice de estimulação dos outros sentidos.

Acréscimo das deficiências da postura e dos riscos coronários precoces.

Crescimento dos índices de corpulência e diminuição da valia das capacidades motoras e da aptidão desportivo-corporal.

Decréscimo alarmante da capacidade de rendimento escolar e reconhecimento dos efeitos de compensação da actividade desportiva para ajudar a reverter aquela pecha.

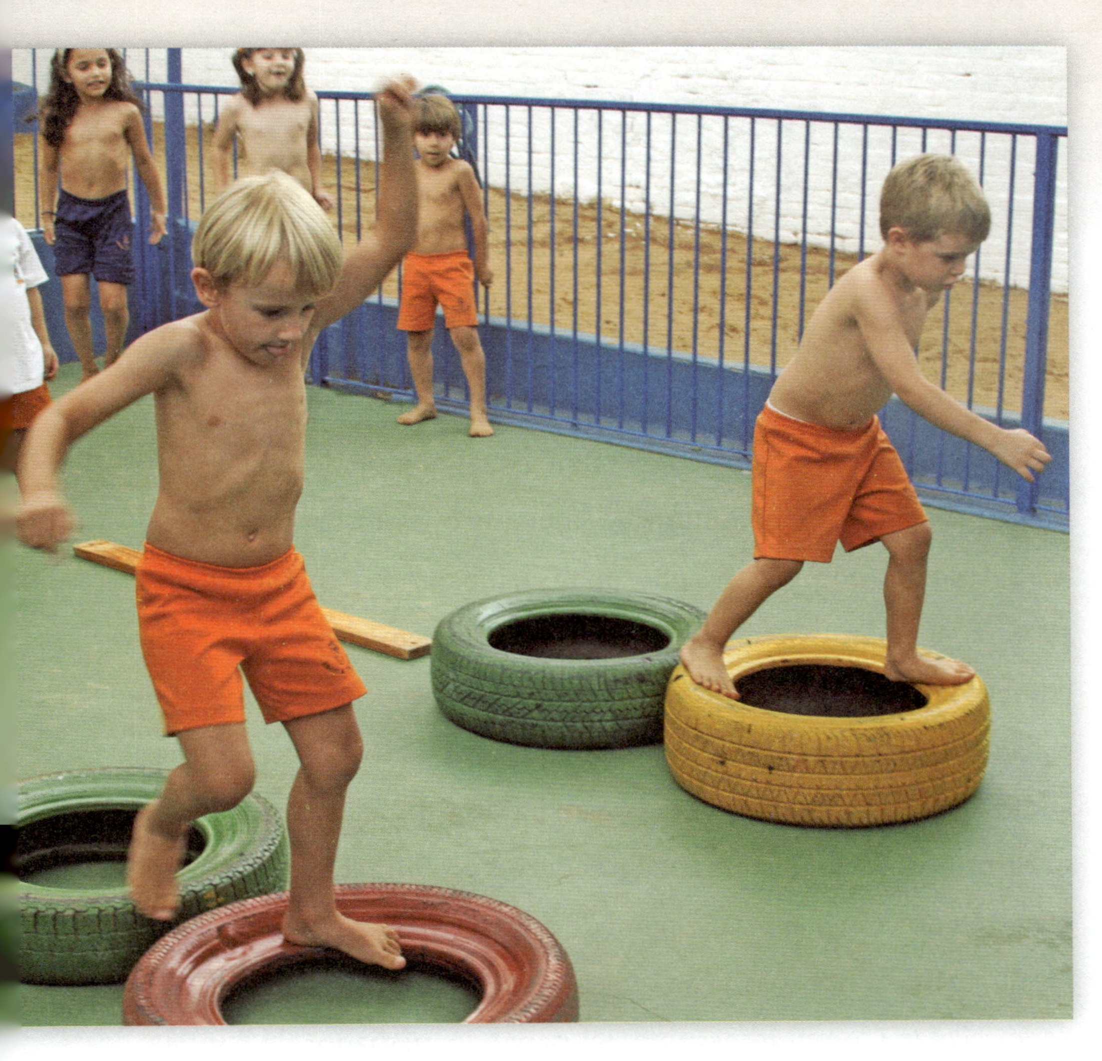

Crianças em competição num jogo de obstáculos.

SUGESTÕES DE LEITURA

FREIRE, J. B. *O jogo*: entre o riso e o choro. Campinas: Autores Associados, 2002.

MASSARINI, L. *Bola no pé*: a incrível história do futebol. São Paulo: Cortez, 2004.

PARA REFLETIR

Por que jogar é tão prazeroso para a criança? Como criar jogos adequados aos interesses dos meus alunos? Quais são as funções do jogo na aprendizagem?

5 O papel do professor como mediador

As reformas educacionais que têm acontecido em nosso país, nos últimos anos, visam adequar o sistema educacional às evoluções tecnológicas da globalização, e um dos aspectos a ser repensado é o papel que o professor assume na modernidade competitiva. Se analisarmos como se forma um professor, podemos verificar que sua formação não possui um começo e um fim definidos. Inicia com a trajetória vivida por cada um desde sua fase de estudante que, somando às experiências adquiridas ao longo de sua vida, vai dando forma à sua profissão. O futuro professor sistematiza um corpo de conhecimento que é completado com a aprendizagem de seu cotidiano, o que, de certo modo, incidirá nas suas intervenções a serem praticadas na realidade escolar. Com isso, assume um papel de mediador do conhecimento, responsável pelas transformações dos seus alunos (Nista-Piccolo, 2010; Manoel, 2011).

Mas essa função tem sido muito questionada ultimamente ante a enormidade de novas teorias e métodos de ensino. A exigência de uma formação continuada mostra-se como um fator imprescindível aos educadores. E o professor de Educação Infantil não foge a essa situação. Diante das mudanças na composição das famílias brasileiras, dos novos meios de comunicação e das infinitas estimulações que a criança recebe em diferentes ambientes fora da escola, o professor que atende a essa faixa etária não pode acreditar que as abordagens desenvolvidas no passado ainda funcionem atualmente. É preciso renovar suas propostas de ensino, buscando dar significado a todas as atividades que a criança realiza, oferecendo diversas oportunidades de estimulação em múltiplas dimensões.

Mas quais seriam os saberes necessários a um professor que atua na Educação Infantil?

Tardif (2002), que é um estudioso da formação de professores, ressalta que os saberes docentes são estruturados a partir dos conhecimentos aprendidos na formação inicial e que somados às experiências vividas em futuras atuações podem ser sistematizados, dando embasamento quando incorporados a uma prática aplicada.

Pensar nas práticas educativas voltadas para essa fase do desenvolvimento humano implica reflexões sobre a formação docente desse profissional. Mesmo sabendo que essa não é uma tarefa fácil.

Para Nista-Piccolo (2011, p. 127),

> *Formar professores é um processo complexo que se dá numa teia de múltiplas relações, gerada por diferentes dimensões, como a social, a política, a ética, a econômica e a humana. Formar é dar a forma..., é conceber... e preparar..., é educar... para ser professor, que terá como ação a educação.*

A complexidade que existe nessa formação implica a participação de diversos atores que dinamizam as diferentes dimensões dessa teia. Encontrar profissionais devidamente preparados para atuarem com a educação não é tão simples assim, pois é importante que eles tenham, além das informações sobre as novas tecnologias educacionais, a compreensão do ser humano na sua totalidade e na sua historicidade.

Os conteúdos da Educação Física não devem ser oferecidos às crianças unicamente como um espaço de aceleração do desenvolvimento motor, mas, sim, como oportunidade de estimulação das suas habilidades motoras fundamentais. E, para isso, é preciso que o professor responsável por essa tarefa conceba o aluno com a própria construção histórica, considerando todas as experiências vividas por ele, dentro e fora da escola. Dessa forma, um professor precisa conhecer as fases de desenvolvimento da criança em todas as suas dimensões, para que consiga compreender o comportamento infantil. Suas interações com a criança podem ser mais eficientes à medida que o professor reconhece o que ela sabe e como ela compreende o que está sendo ensinado (Moreira; Pereira; Lopes, 2009).

O professor não deve estabelecer os elementos a serem ensinados sem antes conhecer bem cada aluno, para que possa atentar para os potenciais que ele expressa, além de detectar quais são as diferenças que caracterizam cada um deles. Ao compreender o comportamento de seus alunos, ele conseguirá identificar suas facilidades e dificuldades de aprendizagem. Com isso, será possível encontrar as rotas de acesso ao conhecimento para ensinar algo que ele não sabe fazer. Definir as rotas de acesso é abrir caminhos que possam conduzir o aluno a aprimorar suas capacidades, até mesmo aquelas camufladas pelas dificuldades.

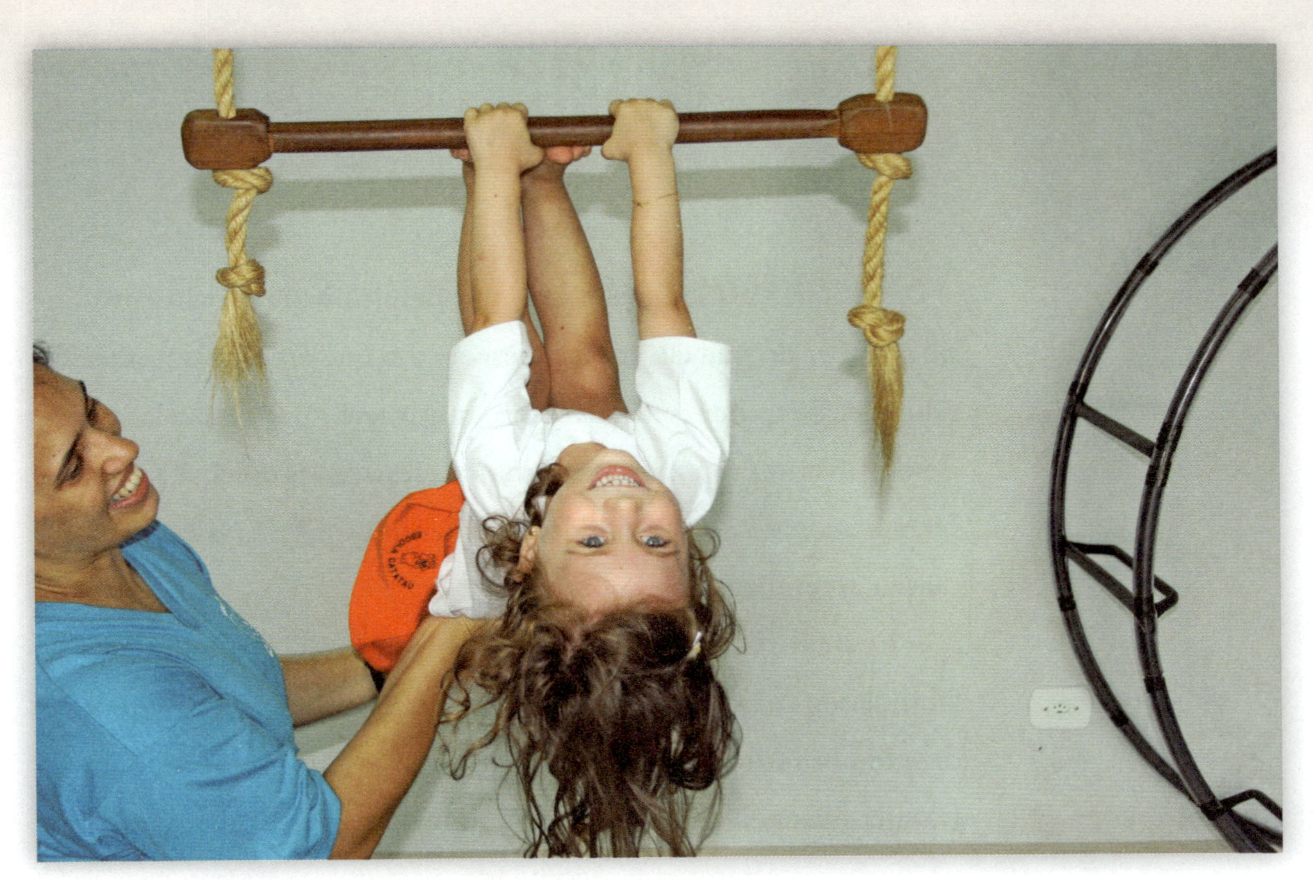

Professora segurando criança na barra.

Segundo Gardner (1999, p. 220), "[...] os educadores precisam levar em conta as diferenças entre as mentes de estudantes e, tanto quanto possível, moldar uma educação que possa atingir a infinita variedade de estudantes".

Se o professor identificar os potenciais que a criança expressa nos momentos de exploração de movimentos, conseguirá traçar um meio mais fácil para ela aprender, e é por esse caminho que deverá ensinar.

> *Encontrar meios que se traduzam em conhecimento eficaz para a vida dos alunos é essencial para um profissional preocupado com o desenvolvimento adequado às necessidades deles, e, por essa razão, desenhar métodos que possam estimular a participação de todos é tão importante como desvelar o nível de*

compreensão do que foi ensinado. E esse aspecto depende em grande parte da atuação desse professor frente aos seus alunos (Vecchi; Nista-Piccolo, 2006, p. 150).

Ensinar uma criança a executar determinado movimento implica partir do que ela já sabe, descobrir o que ela faz com mais facilidade, perceber seu nível de motivação para aquela tarefa, desenvolver a proposta em forma de situação-problema num ambiente favorável à sua estimulação e identificar os meios facilitadores de sua aprendizagem.

Ensinar movimentos na Educação Infantil é ampliar as possibilidades de as crianças explorarem seus potenciais de habilidades, lembrando sempre que nem todos os alunos aprendem da mesma forma. Não há uma regra única para se ensinar, mas é importante ressaltar como recomendação que o professor deve criar diferentes maneiras para ensinar o mesmo conteúdo, mudando sempre as rotas de ensino, para que todas as crianças consigam compreender o que está sendo ensinado, atribuindo significado àquilo que aprende e não apenas repetindo um movimento de forma adestrada. “O desafio pedagógico com o qual o professor se depara é exatamente descobrir qual o ponto de entrada mais promissor para seus alunos chegarem a determinada compreensão” (Nista-Piccolo, 2009, p. 33).

Quando o professor propõe uma atividade desafiante à capacidade do seu aluno, ou seja, uma atividade dada em forma de situação-problema, permeada pela ludicidade, com certeza ele será estimulado a buscar sua superação, pois demonstra maior interesse em participar toda vez que seu potencial é desafiado.

Um professor criativo é aquele que busca variar seus encontros com as crianças, proporcionando sempre situações diferenciadas para elas vivenciarem. Variando o ambiente, os materiais, as músicas, os ritmos, as indumentárias e as combinações tanto de movimentos como de aparelhos. Além disso, propondo atividades a que as crianças possam atribuir significado, ou seja, atividades vinculadas ao mundo-vida de seus alunos.

Um mesmo tema de aula pode ser experimentado por diferentes caminhos, podendo ser analisado, discutido, narrado, desenhado, explicado, representado e outras formas que o professor encontrar, permitindo que a criança vivencie o conhecimento por meio de várias manifestações de suas expressões.

Portanto, independentemente das exigências de titulação que novas leis possam determinar aos professores, dos estímulos de

Professora segurando criança equilibrando-se na trave.

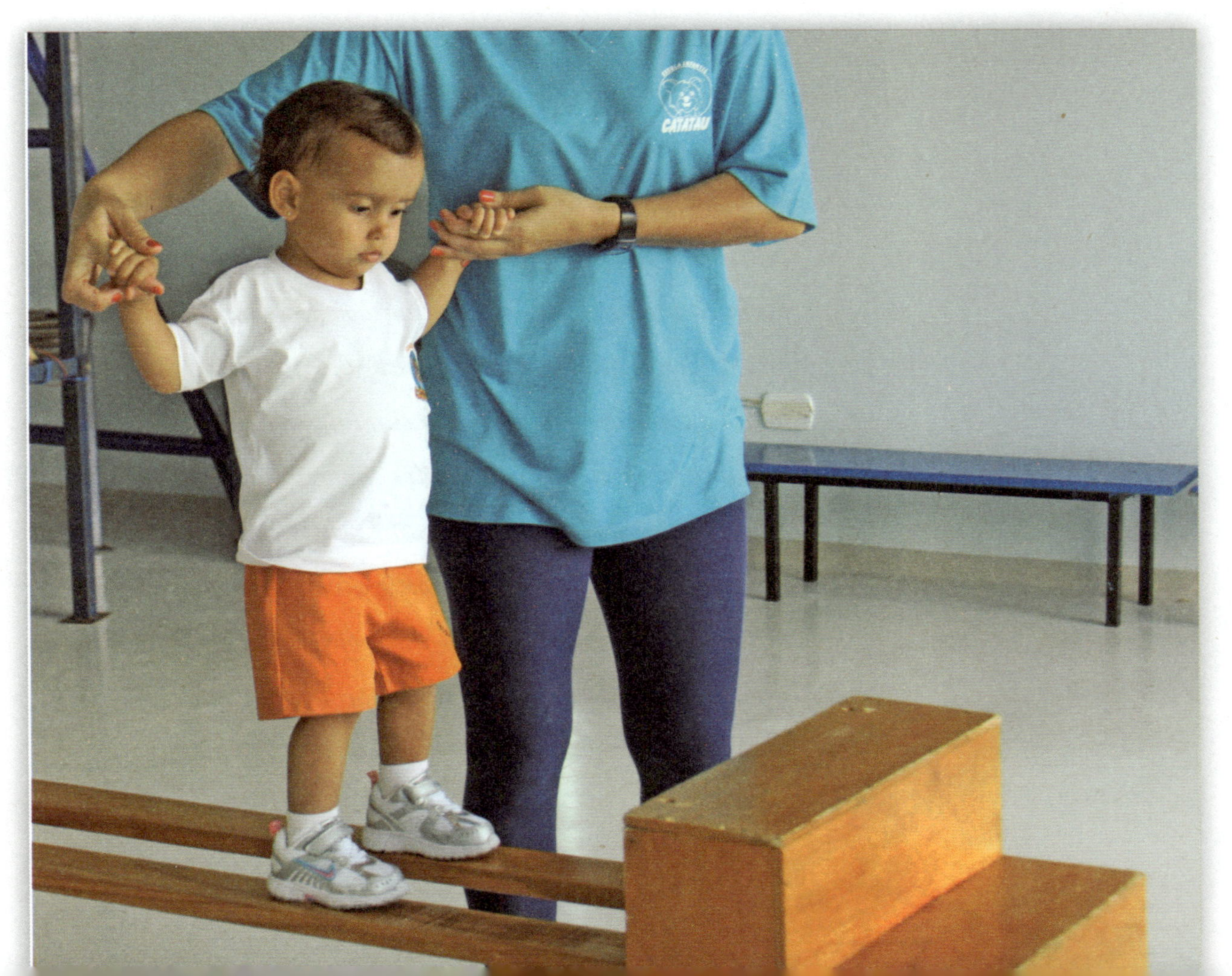

uma formação continuada que o governo possa oferecer a eles, o mais importante é que eles reconheçam a relevância de seus papéis no momento presente em que vivem diante de seus alunos e que estejam cientes das influências que suas ações docentes podem exercer no futuro deles.

Além da tomada de consciência sobre a eficiência diante dos desafios da docência, é consenso entre todos que atuam nas escolas que os professores são os protagonistas de uma educação melhor. Não basta superarem seus obstáculos, é preciso ser mais criativos em suas propostas e ter um novo olhar aos seus alunos, enxergando-os em suas possibilidades e não em suas limitações.

> *Os docentes alicerçam suas virtudes e esforços na jornada da vida a partir da inexorabilidade de sua precariedade como Ser. Portanto, necessitamos de uma* ***Pedagogia do não saber docente****. Pedagogia que possibilite resgatar o que é sabido, porém, foi esquecido. Precisamos dialogar melhor com a nossa ignorância impertinente. Esse "diálogo" e "acordo" com as sombras pessoais nos permitem uma jornada docente um pouco mais iluminada. Um investimento dessa natureza, quiçá, permita uma melhor "individuação" desse corpo denominado escola. Sendo assim, com a "lente" da rigorosidade epistemológica e com tempero da sapiência, talvez pudéssemos resgatar alguma força ou inspiração dos saberes "contidos" e "ocultos" das rodas cantadas de nossos ancestrais em seus processos de comunhão. Celebremos e reconheçamos um pouco melhor as mitologias que nos habitam em corpo e alma! O mistério da vida é a raiz de toda e qualquer pedagogia* (Correia, 2011, p. 58, grifo do autor).

Como mediador, esse professor deve ter uma formação adequada, razão pela qual defendemos uma formação calcada em valores humanos. Aqui nos apropriamos dos escritos de Veiga e Viana (2010) quando apontam:

- a formação de professores é uma ação contínua e progressiva, envolvendo várias instâncias e atribuindo um valor significativo para a prática pedagógica;
- a formação do professor deve prepará-lo para a atualidade, inclusive para entender as contradições da sociedade em que está inserido. Necessita esse docente de: habilidade de trabalhar coletivamente e de identificar seu espaço nesse trabalho coletivo; habilidade de abraçar organizadamente as tarefas a ele destinadas; capacidade para a criatividade organizativa;
- a formação humana exige que o professor faça da escola um tempo de vida, permitindo aos discentes a construção da vida escolar. Daí a necessidade de integrar a formação docente em processos de inovação e de desenvolvimento organizacional da escola;
- a formação humana de professores deve ser compreendida em seu contexto histórico, e o professor deve estar ciente de que a escola é um espaço fundamental para o exercício docente.

Formação para o desenvolvimento humano é um processo relacional, em que devem ser fortalecidas atitudes de cooperação e solidariedade pela descoberta do outro, visando a consolidação de um coletivo profissional autônomo e construtor de saberes e valores próprios. Formação para o desenvolvimento humano é garantir a comunhão com o circundante e essa construção é constitutivamente social (Veiga; Viana, 2010).

O papel do professor como mediador! Sujeito individual, coletivo, histórico, cultural, complexo, autor e ator de suas ideias e crenças, exercendo sua atividade docente muitas vezes entre a imitação e a criação, sendo conservador ou progressista, em permanente conflito entre o feito e o desejado, que às vezes ousa e cria, mas tem dúvidas, e, o que é mais importante, certo da necessidade de superar modelos cristalizados e perpetuados para oferecer práticas criadoras. Difícil, mas não impossível, o papel do professor.

SUGESTÃO DE LEITURA

VEIGA, I. P. A.; SILVA, E. F. (Orgs.). *A escola mudou:* que mude a formação de professores! Campinas: Papirus, 2010.

PARA REFLETIR

É importante analisar se hoje sou melhor professor do que ontem... É relevante identificar se consigo olhar meu aluno na perspectiva de seus potenciais... É interessante perceber se consigo mediar as tarefas dadas sem apontar soluções aos problemas e sem esperar resultado determinado... Sou apenas um professor ou tenho atitudes de educador que busca transformar?

---

6 Aulas de movimento para o Ensino Infantil

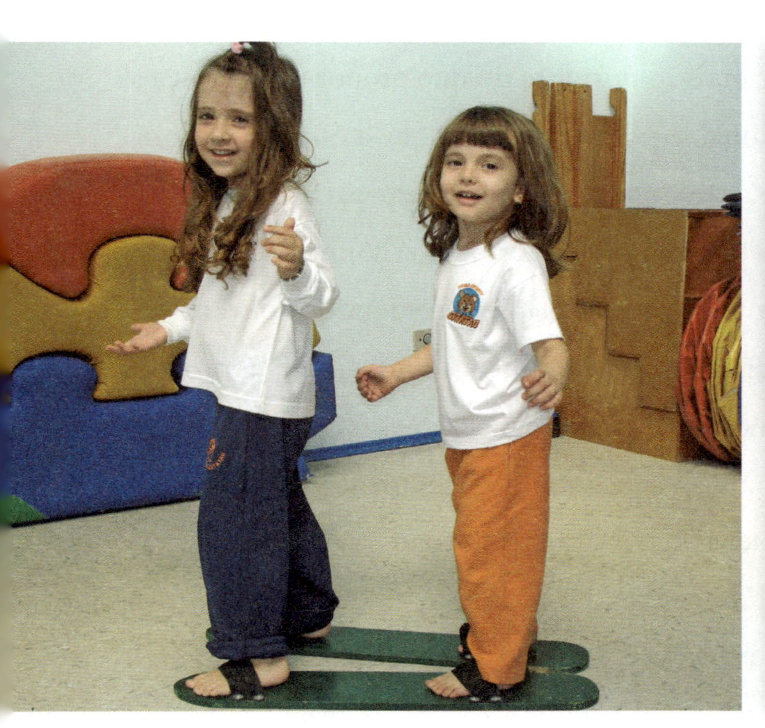

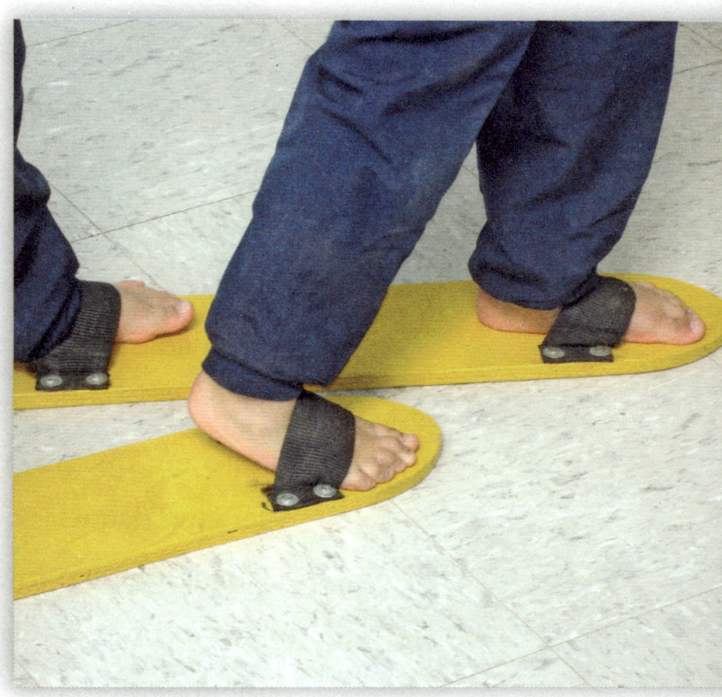

Crianças brincando com chinelão em aulas de *Movimento* na pré-escola.

As atividades propostas para Educação Infantil perpassam temas pertinentes à área da Educação Física, quais sejam: jogos e brincadeiras, atividades gímnicas e exploração de materiais, atividades rítmicas e conhecimento sobre o corpo.

São muitas as temáticas que podem ser aplicadas nos momentos dedicados às práticas corporais nas quais o foco é a motricidade da criança. Para definir quais os melhores temas a serem escolhidos, é importante que o professor analise o contexto em que as aulas acontecem, pedindo sugestões às próprias crianças sobre o que elas gostam de brincar e observando práticas de atividades com as quais elas mais se identificam.

Nas atividades apresentadas neste livro voltadas para o tema de jogos e brincadeiras, a proposta é estimular que a criança brinque com o simbolismo, representando outras funções, realize jogos de sorte e azar, reorganize jogos populares e pense em estratégias e caminhos para alcançar o êxito nas atividades.

Acreditamos que, mais importante do que propor uma brincadeira na forma tradicional, é preciso permitir que a criança explore suas possibilidades de ação e consiga se organizar para desenvolver a atividade, buscando se aproximar do formato já conhecido por ela.

Variações dos temas e das propostas aqui sugeridos devem ser estimuladas, já que variar o jogo ou a brincadeira significa provocar um desequilíbrio no conhecimento da criança. A partir do momento em que as crianças são desafiadas com novas situações, diferentes daquelas que já vivenciaram, nas quais são usados outros recursos, um material diversificado, ou ainda, propostas de outras músicas compondo a atividade, há uma desestabilização para novamente voltarem a um estado de equilíbrio. As crianças terão, dessa forma, maiores oportunidades para resolverem os problemas que forem apresentados naquela situação, adquirindo novos conhecimentos ao assimilarem o conteúdo proposto.

Trabalhar com a temática das atividades gímnicas, visando uma exploração de materiais, consiste em proporcionar às crianças vivências com elementos acrobáticos e ginásticos, usando aparelhos oficiais e adaptados das modalidades gímnicas, que são: ginástica artística, ginástica rítmica, ginástica acrobática, ginástica de trampolins, ginástica aeróbica e ginástica geral.

As crianças serão estimuladas a pensar nos movimentos que estão realizando, bem como a criar propostas e alternativas para

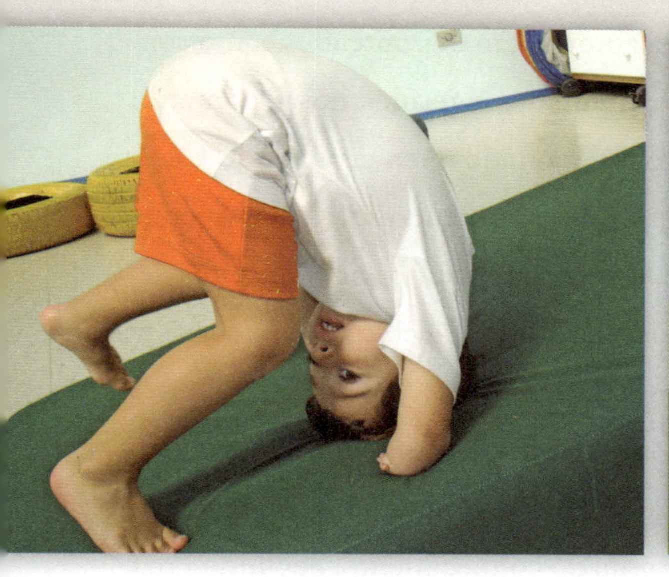

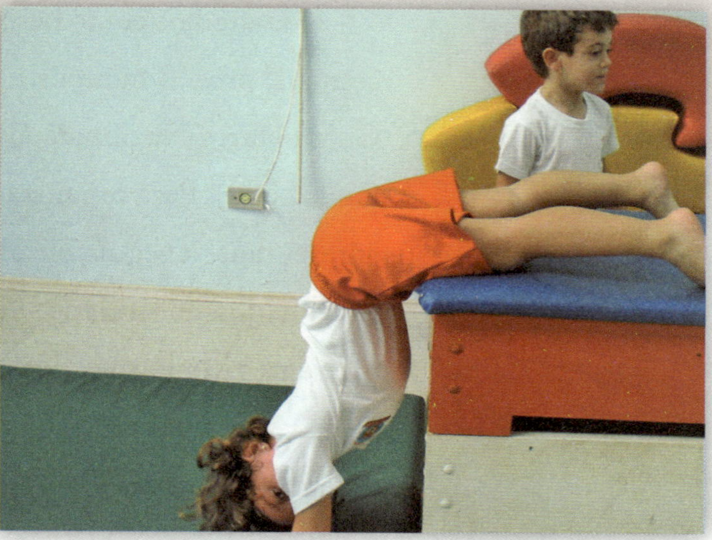

Crianças experimentando o rolar em diferentes situações.

superar obstáculos e desafios ora propostos. A exploração de materiais permitirá que pensem em alternativas e visualizem os objetos de forma diferente das suas funções tradicionalmente conceituadas pela sociedade.

As atividades rítmicas e expressivas consistem em ampliar as possibilidades de percepção do som, da música e da dança, respeitando o repertório artístico-estético das crianças. Elas serão incentivadas a vivenciar, reconhecer e propor trabalhos relativos à linguagem corporal e gestual, em atividades de sincronização do ritmo com o movimento, bem como a desenvolver sua criticidade ao senso de estética.

Neste capítulo serão apresentados conteúdos como sugestão, os quais, segundo Libâneo (1994, p. 128), "são o conjunto de conhecimento, habilidades, hábitos, modos valorativos e atitudinais de atuação social, organizados pedagógica e didaticamente, tendo em vista a assimilação ativa e aplicação pelos alunos na sua prática de vida", servindo de orientação para o trabalho com aulas focadas no *Movimento* que o professor de Educação Infantil deve desenvolver.

Tomaremos como base a apropriação de conteúdos como conceituais, procedimentais e atitudinais, sugeridos nos Parâmetros Curriculares Nacionais (PCN), pautados nos estudos de César Coll (2000). Para organização desses conteúdos nas aulas a serem apresentadas a seguir, buscamos esclarecimentos nos conceitos desenvolvidos por Toledo, Velardi e Nista-Piccolo (2009) sobre as diferentes dimensões dos conteúdos.

De acordo com as autoras citadas, os conteúdos conceituais dizem respeito ao "conceito que o aluno possui e/ou é capaz de ter ou modificar sobre determinado conhecimento. Segundo Pozo (1998, p. 125), "uma pessoa adquire um conceito quando é capaz de dotar de significado um material ou uma informação que lhe é apresentada, ou seja, quando 'compreende' esse material, em suas próprias palavras" (Toledo; Velardi; Nista-Piccolo, 2009, p. 38). Por parecer a essência de um conhecimento, a compreensão de conceitos facilita o entendimento dos fatos e, portanto, deve ser significativa.

Os conteúdos procedimentais dizem respeito às estratégias metodológicas, caracterizando-se por uma lógica interna do conteúdo, pois tratam de ações ordenadas, tendo uma meta comum e específica daquele conhecimento:

> *Trata-se sempre de formas determinadas e concretas de agir, cuja principal característica é que não são realizadas de forma arbitrária ou desordenada, mas de maneira sistemática e ordenada, uma etapa após a outra e que essa atuação é orientada para a consecução de uma meta [...]. Saber fazer, possuir, de maneira significativa, formas de atuar, usar e aplicar correta e eficazmente os conhecimentos adquiridos;*

aprende-se e ensina-se na escola com a intenção de ajudar a chegar corretamente e com facilidade aos objetivos propostos (Coll; Valls, 1998, p. 78).

Resumidamente, os conteúdos procedimentais "referem-se aos passos pedagógicos para o aprendizado de determinado conteúdo conceitual, que podem caracterizar sua técnica" (Toledo; Velardi; Nista-Piccolo, 2009, p. 47).

Como um traço próprio de cada indivíduo, os conteúdos atitudinais são influenciados por fatores sociais, normas, papéis, valores ou crenças e possuem três componentes básicos: cognitivo, afetivo e conativo ou de conduta, os quais estão interligados, apesar de atuarem de forma diferenciada nas manifestações de atitudes.

Crianças explorando as possibilidades de ação da corda.

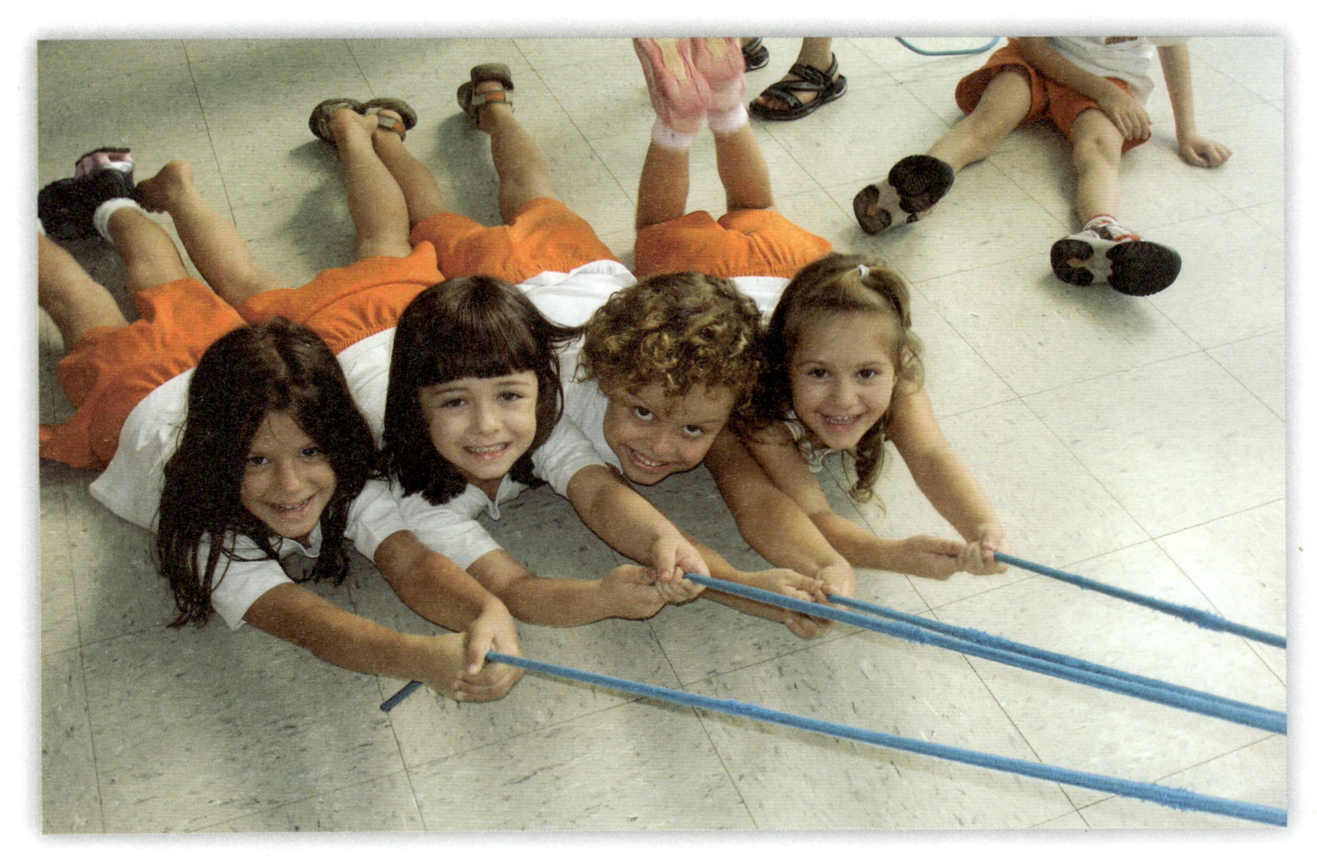

Pelos estudos de Toledo, Velardi e Nista-Piccolo (2009, p. 53), o componente cognitivo diz respeito

> *[...] à adequação do planejamento das aulas e ao desenvolvimento cognitivo do aluno [...]. Esta adequação relaciona-se aos aspectos biológicos (neurológicos) de cada faixa etária, assim como, às experiências motoras prévias do aluno somadas ao potencial que ele pode apresentar.*

As manifestações de respeito, cooperação, carinho, cuidado são preocupações presentes nas aulas, tanto entre o professor e o aluno quanto entre alunos, e referem-se aos componentes afetivos. Já os componentes de conduta referem-se às solicitações, dúvidas, sugestões e opiniões dos alunos durante a aula de Educação Física.

Ressalta-se ainda que o conteúdo atitudinal

> *é um ótimo "termômetro" para a aula, fornecendo um* feedback *para o professor acerca do planejamento executado e futuro, aumentando as possibilidades de sucesso da aula e a integração entre professores e alunos, a partir do conhecimento individualizado* (Toledo; Velardi; Nista-Piccolo, 2009, p. 55).

Esses quatro componentes estão presentes numa situação de aula e cabe ao professor saber lidar com cada um deles.

Mas, para otimizar o processo ensino-aprendizagem, falta esclarecer sobre o método, ou seja, esboçar "como" os conteúdos são transmitidos nessas atividades. Definimos nos pautar no "Método de ensino dos três momentos", apresentado pelas autoras Toledo, Velardi e Nista-Piccolo (2009). Vale destacar que não estamos propondo um método rígido, mas, sim, mostrando caminhos que ofereçam ambientes pedagógicos em que os valores sociais e pessoais sejam respeitados e os conteúdos possam, significativamente, ser aprendidos.

Nesse método geralmente são incluídos três momentos que, durante cada aula, são considerados essenciais para o processo ensino-aprendizagem. Esses momentos se mesclam e são partes de uma mesma aula, portanto devem ser trabalhados de forma integrada. Atendendo às necessidades dos alunos e professores, eles não possuem duração fechada, apresentam-se em sequência, e o professor deve estimular os alunos a descobrirem mais do que a ação, a necessidade dela.

O que chamamos de primeiro momento refere-se ao contato inicial da criança com o tema, sem que uma proposta seja efetivamente dirigida.

> *É o tempo da exploração dos possíveis movimentos que a criança é capaz de criar e executar [...]. Esse é o momento em que o professor não interfere, apenas estimula a ação perguntando o que é possível fazer, outras maneiras de fazer, observando sempre seus alunos* (Nista-Piccolo, 1995, p. 117).

Ao professor cabe a função de observar os potenciais de execução e as experiências anteriores de seus alunos para refletir sobre quais informações ou intervenções são mais adequadas. Para melhor compreensão desse primeiro momento, corrobora o estudo de Solé (1996, *apud* Toledo; Velardi; Nista-Piccolo, 2009, p. 74), quando afirma que

> *[...] partir daquilo que o aluno já possui, potencializar e dar conotação positiva a este conhecimento é sinal de respeito e valorização pela sua contribuição, e isto pode aumentar sua*

autoestima, favorecendo possíveis motivações para práticas subsequentes.

Um cuidado: este não é o momento do *laissez-faire*, mas o de permitir que explorem o ambiente, anteriormente já preparado, que induza à vivência interessada para atender o objetivo da aula.

O segundo momento é aquele em que as pistas e as dicas são colocadas como desafios a serem propostos, com o intuito de que as crianças criem possibilidades de trabalho e solucionem os problemas apresentados para atingirem com êxito uma tarefa. Nista-Piccolo (1995, p. 117) acrescenta que "não há nessa fase direcionamento da atividade em si, apenas um direcionamento da proposta da atividade; é dizer 'o quê' sem determinar 'como'".

Nesse momento o professor deve instigar o aluno para a resolução dos problemas diante dos desafios que estão propostos, relacionados diretamente com o objetivo da aula, promovendo a reflexão sobre o que é feito, como e por que, e analisando o que pode ser executado e modificado. As informações ofertadas devem ser suficientes para que os alunos tenham a capacidade de avançar na "reconstrução" dos conteúdos sobre os quais trabalham.

A intenção é capacitar os alunos a pensarem e não apenas detectar se eles sabem a resposta correta, privilegiando as ideias interessantes em vez do estar "correto". Neste sentido,

> *o professor não deverá observar a execução dos alunos medindo se eles as completam bem ou mal, mas buscando avaliar qual auxílio ou pista necessitam para a consecução da tarefa. O que o aluno faz torna-se ponto de apoio para a intervenção do professor, determina o tipo mais adequado de*

mediação, que pode conduzir à construção de novos entendimentos e aprendizagens para os alunos (Toledo; Velardi; Nista-Piccolo, 2009, p. 80).

Os movimentos que deixaram de ser contemplados nos dois primeiros momentos são propiciados de forma adequada no terceiro momento, buscando atingir o objetivo traçado para aquela aula. O professor deve conduzir o seu aluno sem perder a perspectiva lúdica e finalizar a aula trocando comentários com as crianças sobre o conteúdo abordado.

É possível que o processo de imitação seja utilizado como referencial, pois, segundo Vygotsky (1994), longe de pensá-lo meramente como reprodutivo, as pessoas são capazes de imitar apenas aquilo que se encontra próximo ao seu conhecimento; além disso, para imitar, observa-se uma profunda elaboração conceitual, já que é preciso passar de algo que se sabe àquilo que ainda não é conhecido.

No terceiro momento, levamos os alunos à novidade, que possui relação direta com aquilo que experimentavam e exploravam no primeiro e segundo momentos.

Há de se considerar que pode ocorrer em uma aula apenas o primeiro momento, desde que tenha sido suficiente para atingir os objetivos que foram propostos. É também fundamental que as crianças compreendam a lógica e a relação entre as atividades para que os conteúdos façam sentido, além disso, "a aula deve ser encerrada não com a resposta única sobre o que foi feito (conceito cotidiano), mas como e por que foi executado (conceito científico)" (Toledo; Velardi; Nista-Piccolo, 2009, p. 88).

O processo de avaliação busca ser coerente com a época da democratização do ensino e da socialização do saber, na qual não

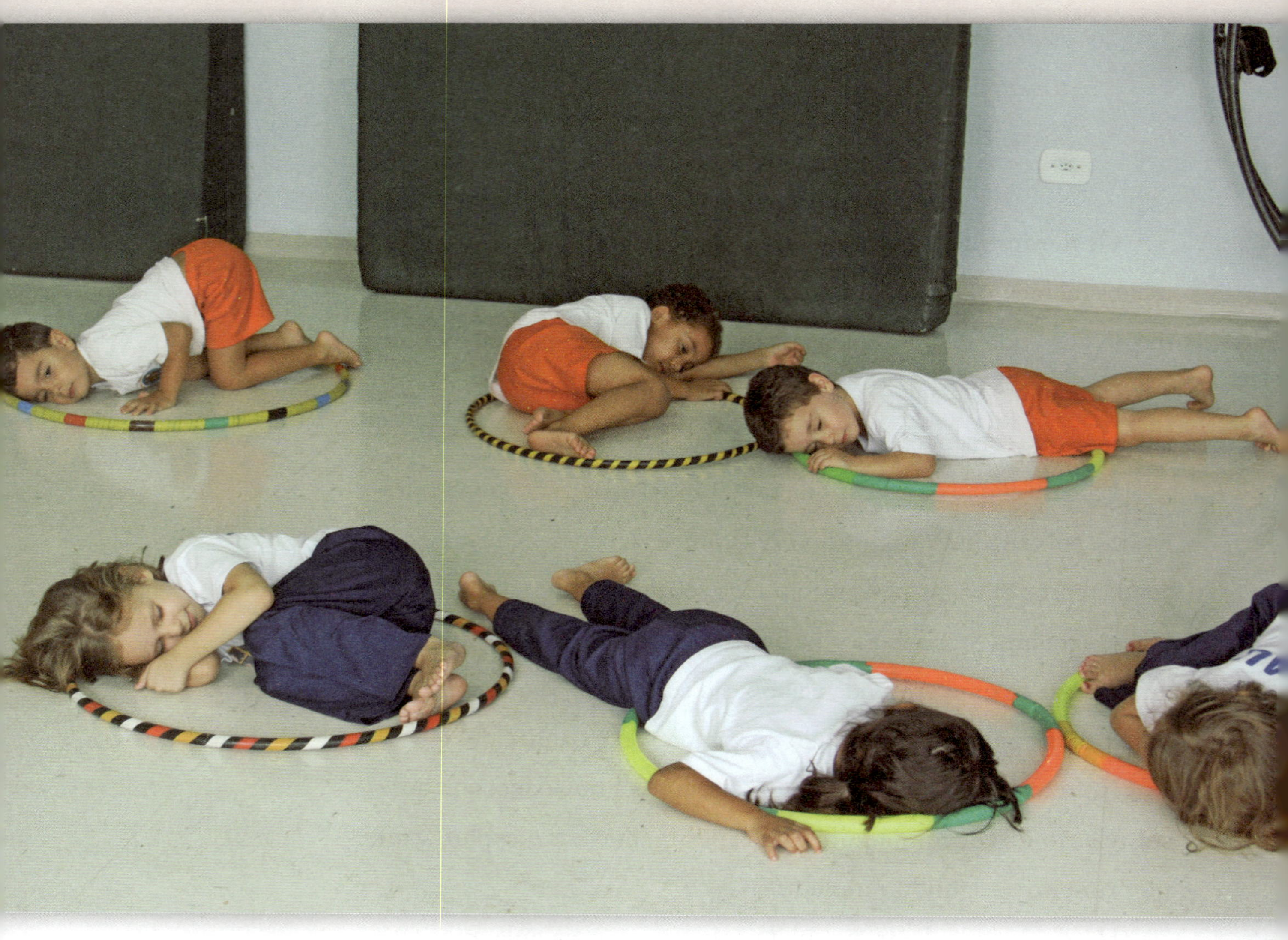

Crianças em relaxamento após aula de movimento com arcos.

há mais espaço para uma avaliação arbitrária, controladora e de medição. Intrinsecamente relacionada ao processo pedagógico, ela deve ser apresentada de tal modo que insira e valorize cada educando em seu nível de maturidade e compreensão.

A LDB, sancionada em dezembro de 1996, estabelece, na Seção II (referente à Educação Infantil), Artigo 31, que "... a avaliação far-se-á mediante o acompanhamento e registro do seu desenvolvimento, sem o objetivo de promoção, mesmo para o acesso ao ensino fundamental" (Brasil, 1996, p. 12).

Em nossas atividades, a avaliação focaliza o aluno em seus avanços e necessidades, integrando o processo de trabalho no dia a dia da sala de aula: nas atividades de grupo, nas discussões de trabalho, na realização das tarefas, de forma a perceber se o aluno se aproxima de conceitos e habilidades propostos, identificando as dificuldades e ajudando-o a superá-las, na possibilidade de encontrar novos caminhos.

Nesse sentido, são objetivos da avaliação: identificar avanços, dificuldades, conquistas e tensões; compreender a potencialidade expressa pelos alunos e sistematizar os avanços apresentados; estabelecer novos caminhos, rever trilhas; situar o aluno no processo de ensino/aprendizagem; construir formas de comunicação claras, densas e objetivas. O aluno deve ser monitorado e observado o tempo todo pelo professor, que será responsável por detectar os procedimentos para ajudar o aluno no sentido de superar os obstáculos e adquirir novos conhecimentos.

Por fim, concordamos com Toledo, Velardi e Nista-Piccolo (2009, p. 43) quando apresentam que

> *[...] o papel do professor, como mediador, é criar vínculos entre o conhecimento que os alunos já possuem com o conteúdo que deseja desenvolver; promover a socialização dos saberes trazidos e/ou vividos pelos alunos, facilitando assim o processo de aprendizagem.*

7 Repertório de atividades

1 FORMAS

Objetivo da Proposta: Trabalhar com a expressão corporal e o simbolismo infantil, solicitando às crianças para se transformarem em objetos e/ou animais.

Conteúdo Conceitual: Demonstrar com o corpo outras possibilidades de expressão.

Conteúdo Procedimental: Expressar corporalmente diferentes objetos e animais.

Conteúdo Atitudinal: Interagir com os colegas na busca de solução ao problema.

Método e Estratégias:

Iniciar uma conversa com as crianças sobre os animais e alguns objetos escolhidos, por exemplo: elefante, cachorro-quente, batedeira, foto em família e galinha. Solicitar às crianças que, em trios, representem esses animais e objetos com seus corpos e de forma integrada, ou seja, formando nos trios apenas um animal, ou um objeto; todos devem participar da imagem. Escolher aleatoriamente três alunos para representarem uma dessas imagens e solicitar que os outros colegas da classe deem sugestões sobre como formá-los. É importante que a classe toda defina uma forma que será utilizada na aula para identificar essas imagens. Escolher outros trios de alunos até que todas as imagens sejam

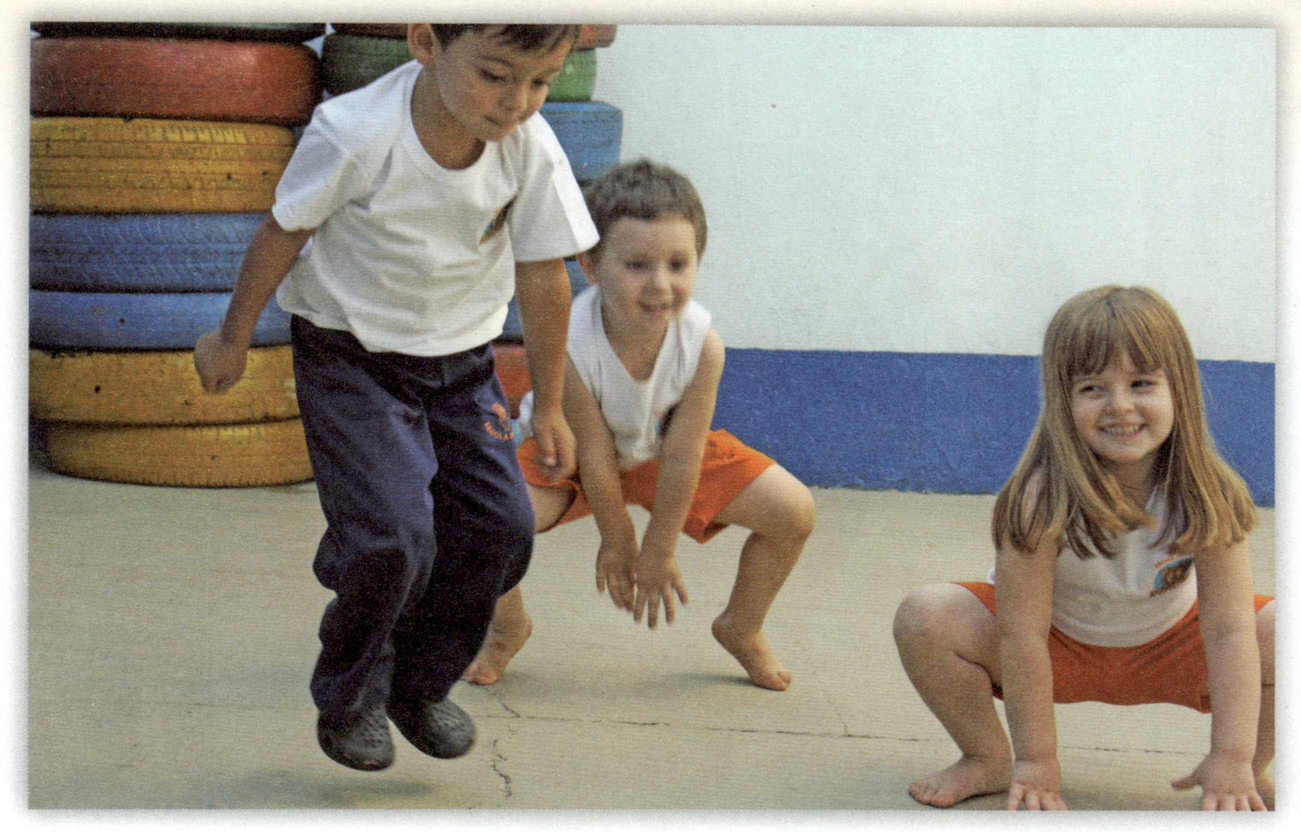

Crianças imitando animais escolhidos por elas, em aula de *Movimento*.

definidas e vivenciadas. Após essas vivências, questionar os alunos como poderiam realizar a atividade com todos juntos, oferecendo dicas e espaço para realizarem as imagens que forem sugeridas. Quando não acontecerem sugestões dadas pelos alunos, o professor pode propor uma atividade, oferecendo pistas, por exemplo, dizendo que é preciso realizá-la em círculo e observando como elas fariam isso. É importante que ele possa apenas dar dicas, mas não dizer como fazer até que se chegue ao objetivo proposto na atividade. Por exemplo, em trios, representar o elefante. Sugestão: uma criança no meio, de frente à classe, faz a tromba colocando os braços estendidos em frente ao nariz, os outros dois estarão ao lado, lateralmente à classe, com os braços abertos em formato de meia-lua, representando as orelhas. Com todas em círculo, uma criança escolhida aleatoriamente deverá apontar para alguém

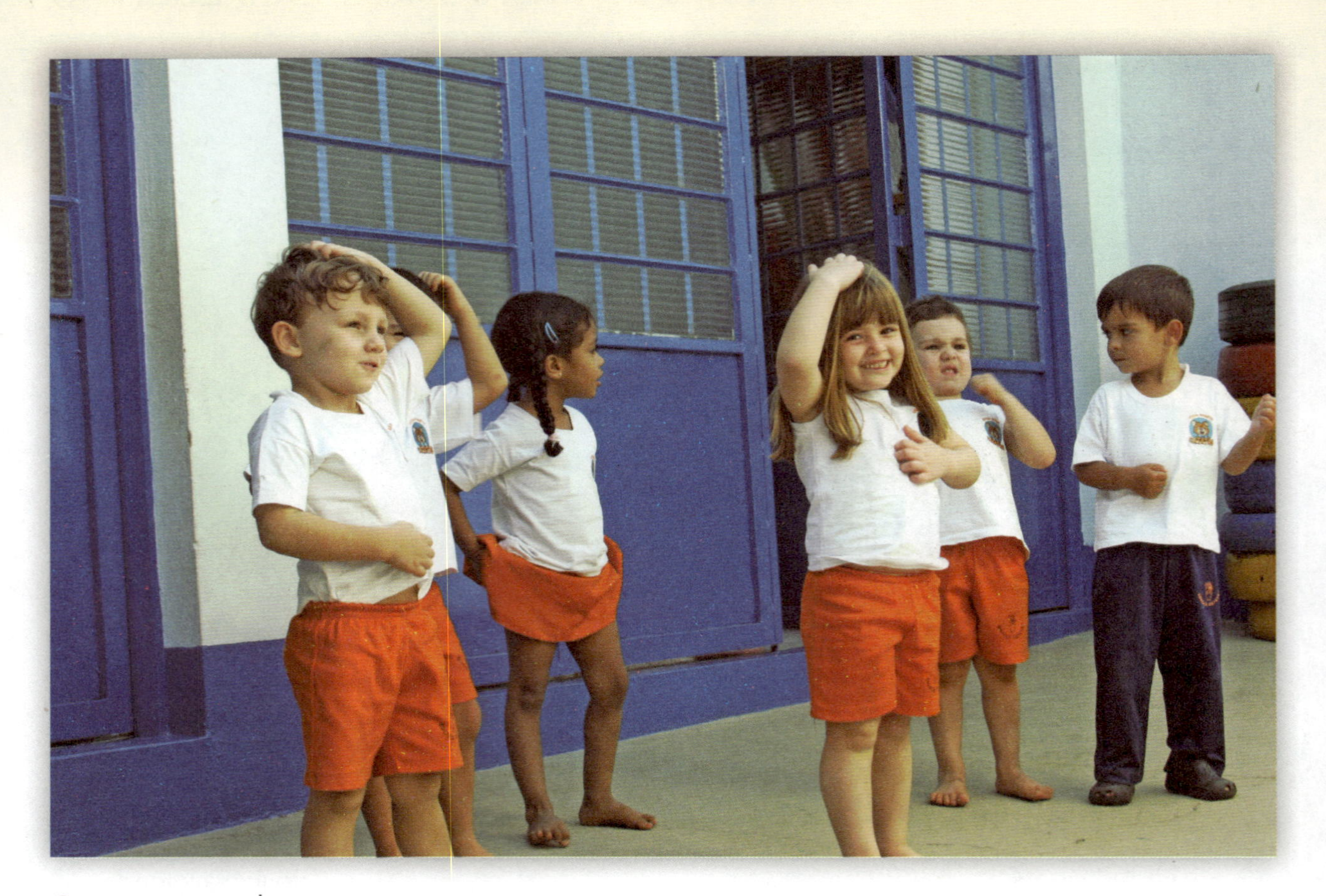

Crianças imitando animais escolhidos por elas, em aula de *Movimento*.

da roda e dizer rapidamente uma das palavras (por exemplo, elefante, cachorro-quente, batedeira, foto em família e galinha). Imediatamente o aluno apontado será o centro da formação de um objeto ou animal escolhido, e as crianças que estão ao lado dele completarão a figura. E assim sucessivamente, até que todas as propostas sejam realizadas. O professor deverá constantemente trocar as crianças de seus lugares, para que elas interajam com o maior número de pessoas da classe.

Avaliação: O professor deverá observar quais as crianças que conseguem propor novas formas, bem como aqueles que deixam ser abraçados e tocados por diferentes colegas, nas brincadeiras propostas. É um bom momento para observar quem são os mais tímidos, que precisam ser estimulados a participar.

2 SENTIMENTOS E EMOÇÕES

Objetivo da Proposta: Compreender o corpo como forma de linguagem, como possibilidade de expressão.

Conteúdo Conceitual: Identificar as principais emoções e sentimentos através da linguagem corporal.

Conteúdo Procedimental: Expressar corporalmente, sem emissão de som, os sentimentos e as emoções.

Conteúdo Atitudinal: Incentivo à conscientização, visando tornar-se mais empático em relação aos sentimentos vividos pelas pessoas.

Método e Estratégias:

Perguntar aos alunos se eles conhecem alguma emoção, ou se sabem definir algum sentimento, e solicitar que expressem corporalmente essas emoções e sentimentos diversos.

O objetivo da aula é que as crianças aprendam a expressar os sentimentos que conhecem por meio da linguagem corporal; assim, o professor poderá oferecer alguns desafios em forma de perguntas, para que o objetivo seja atingido, por exemplo: Quem consegue expressar a raiva sem emitir nenhum som? Quem consegue descobrir o sentimento que um colega está expressando com ele utilizando uma máscara? Será que seu amigo consegue adivinhar qual a expressão que você está demonstrando com e sem a máscara? Com a utilização de máscaras, situação na qual a expressão facial não poderá ser facilmente visualizada, solicitar que os alunos pensem numa expressão para ser trabalhada em duplas (em que um realizará uma expressão e o outro tentará adivinhar o significado dela).

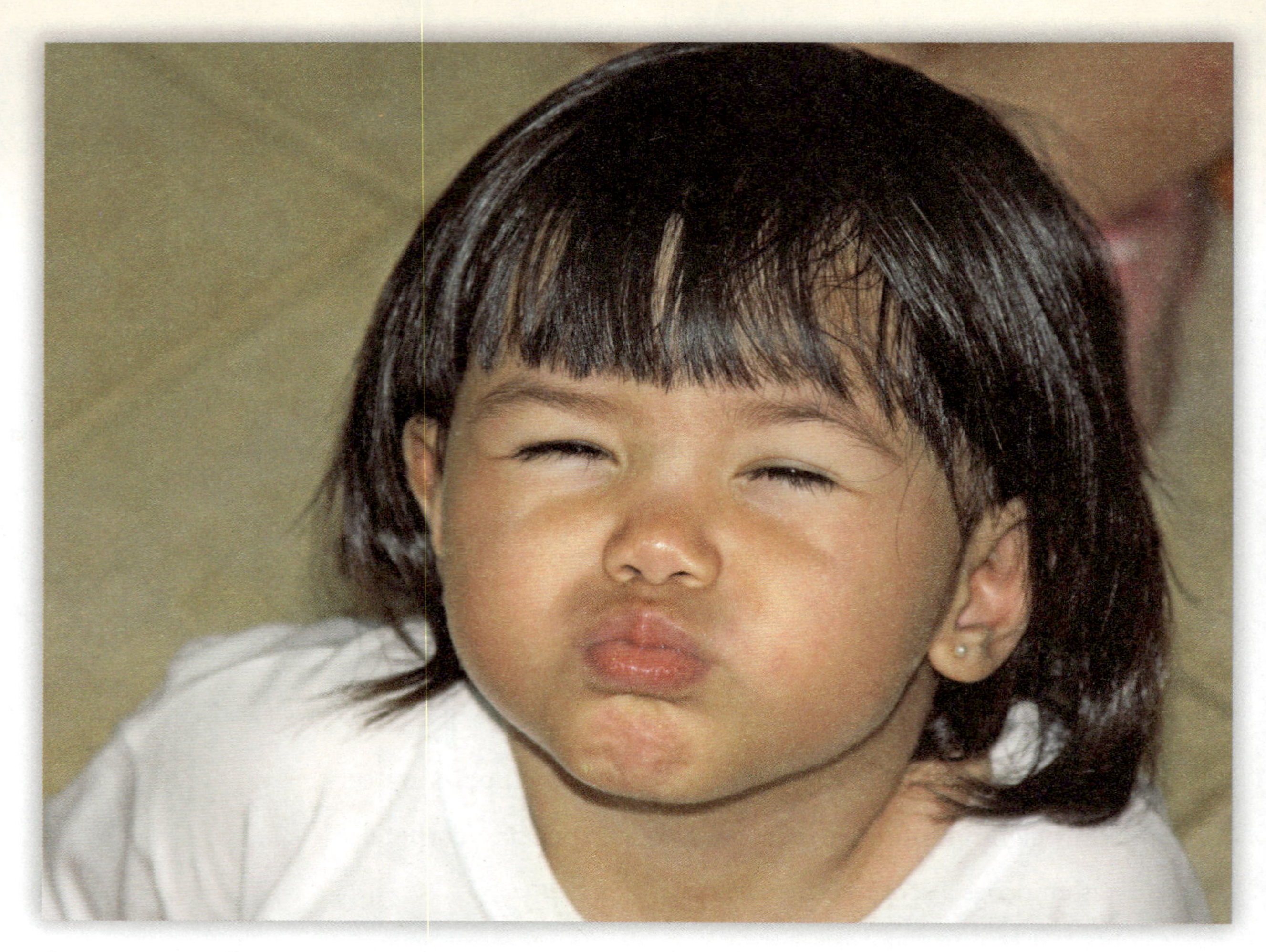

Criança tentando expressar um sentimento para seu colega adivinhar.

O professor pode sugerir a atividade em duplas, sendo um na posição de "plateia" e o outro como "ator", solicitando que um aluno expresse um sentimento ou emoção com máscara e, posteriormente, sem máscara, e a "plateia" deve adivinhar qual sentimento ou emoção foi expressa. Esta atividade também pode ser realizada com todos da turma, e o aluno que vai representar uma emoção sai de dentro de um tubo, expressando com o rosto ou com todo seu corpo um sentimento e todos da classe devem tentar adivinhar. É importante conversar com os alunos sobre a linguagem corporal: saber se foi possível compreender o que o corpo dizia; identificar se foi mais fácil com a face exposta ou não, e por quê.

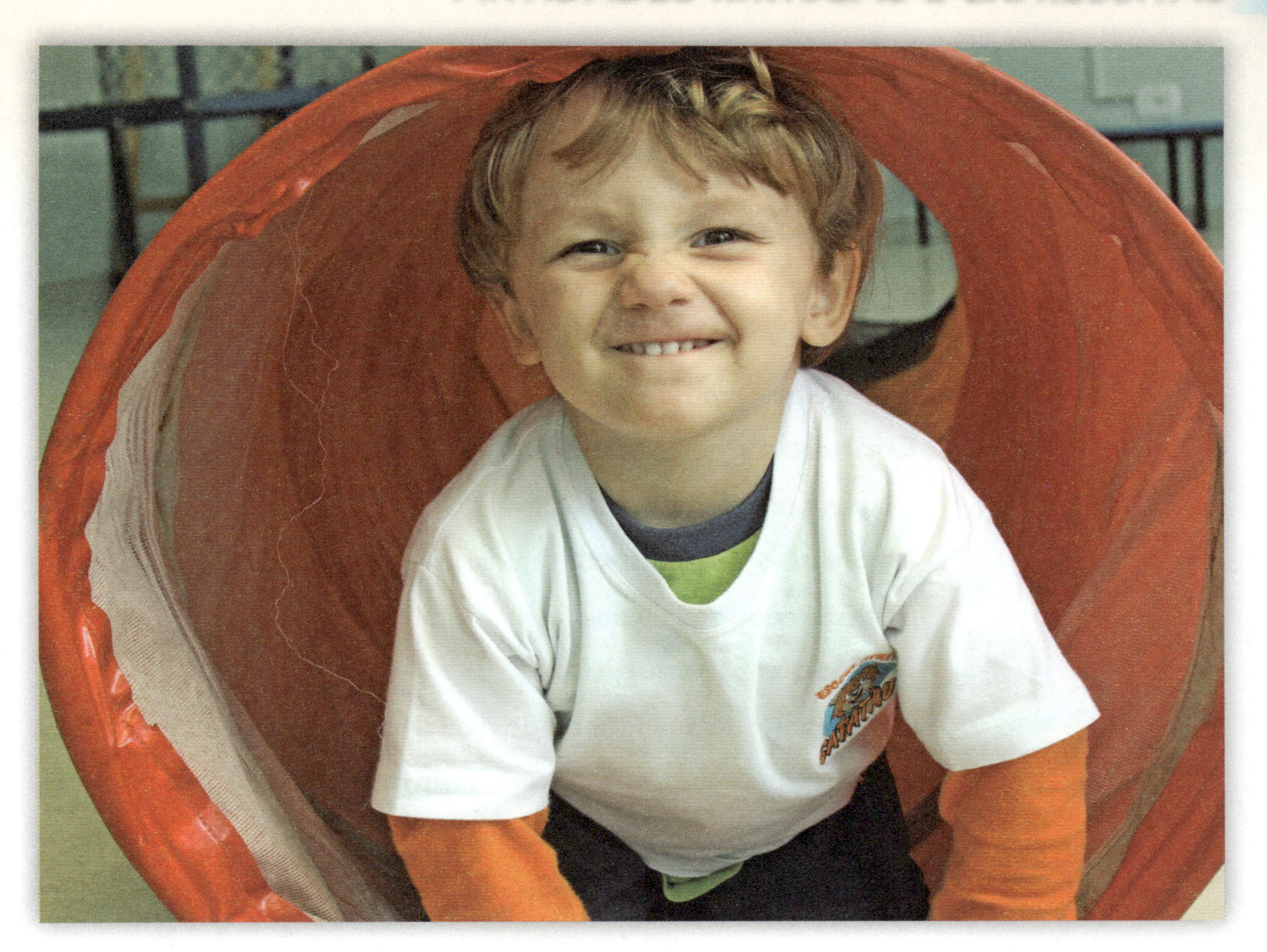

Criança brincando de fazer "careta" ao sair do tubo para expressar um sentimento e seus colegas precisam adivinhá-lo.

Material: Sugerimos o uso de máscaras que podem ser adquiridas ou confeccionadas pelos próprios alunos, em outro momento, por exemplo, nas aulas de Artes Plásticas; o professor pode desenvolver essa proposta integrando com o objetivo do professor de Educação Física. Há possibilidade de uso de tubos nos quais as crianças entram de um lado, atravessam e saem do outro lado.

Avaliação: Identificar as facilidades e as dificuldades de alunos tanto para expressarem sentimentos como para adivinharem o que estava sendo representado.

3 QUAL A MINHA PROFISSÃO?

Objetivo da Proposta: Saber expressar e identificar as diferentes profissões por meio da linguagem corporal (atividade de mímica).

Conteúdo Conceitual: Compreender a linguagem dos corpos e conceituar as profissões.

Conteúdo Procedimental: Realizar movimentos corporais que representem as profissões.

Conteúdo Atitudinal: Ajudar os colegas com dicas para que a profissão fique explicitamente mais expressa.

Método e Estratégias:

Iniciar a aula perguntando quais profissões eles conhecem. O professor pode incentivar o conhecimento que eles trazem sobre as profissões, lembrando-lhes quais são aquelas que eles reconhecem dentro da escola, dos pais das crianças, dentre outras. Os alunos devem expressá-las livremente. Solicita-se que as crianças representem as profissões, porém, sem o auxílio da linguagem falada e da emissão de som. Por exemplo, a profissão cozinheira/o ou

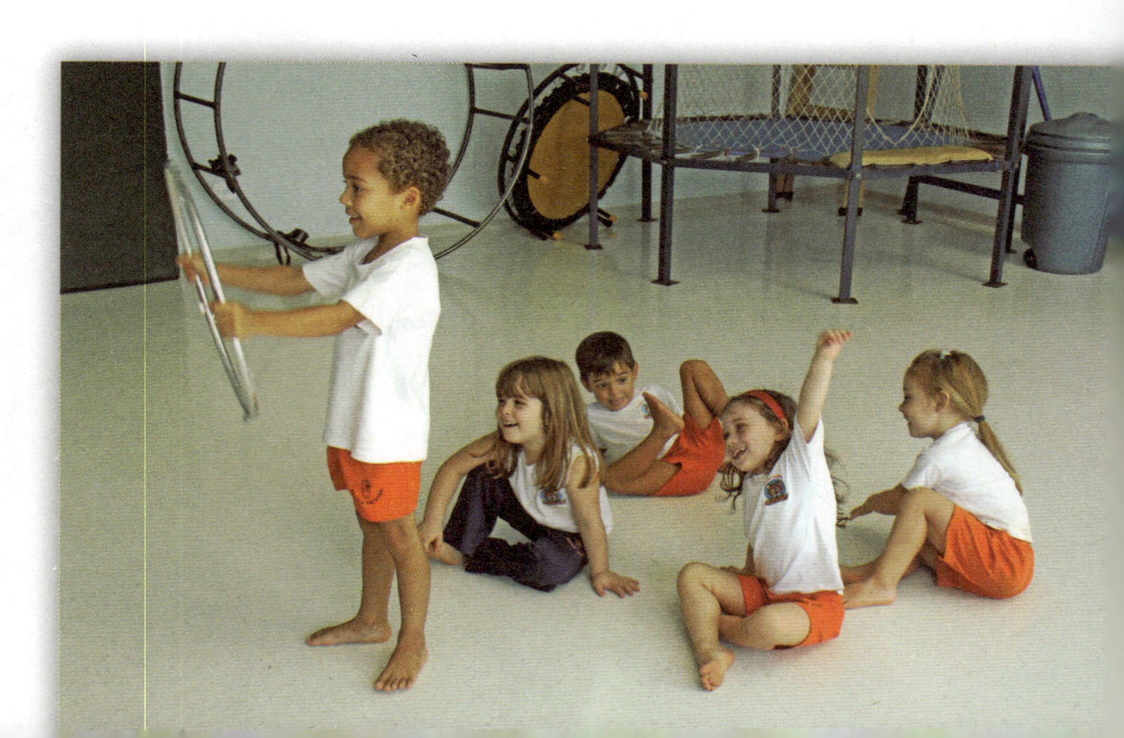

chef de cozinha: fazer movimento com um dos braços como se estivesse segurando uma tigela e com o outro, uma colher de pau, executando rotações com o braço como que a mexer algum ingrediente na tigela. Chamar um a um em frente ao grupo de alunos e sugerir uma das profissões anteriormente abordadas, que deverá ser adivinhada pelos colegas. Por exemplo: um motorista de caminhão, em que um aluno faz o movimento que representa essa profissão e todos da classe o imitam. Depois de revelada a profissão, perguntar se alguém teria mais alguma dica de movimento para a mesma. Identificar outras formas sugeridas pelas crianças para representarem as mesmas profissões.

Retomar as profissões que foram expressas de forma menos eficiente e demonstrar novas possibilidades. Comentar sobre as profissões abordadas, verificando: qual foi mais fácil imitar; qual foi mais difícil, e por quê.

Avaliação: Identificar as facilidades e dificuldades dos alunos para expressarem as profissões, assim como para adivinharem aquelas que estavam sendo representadas; observar também quais alunos dão mais dicas para os demais.

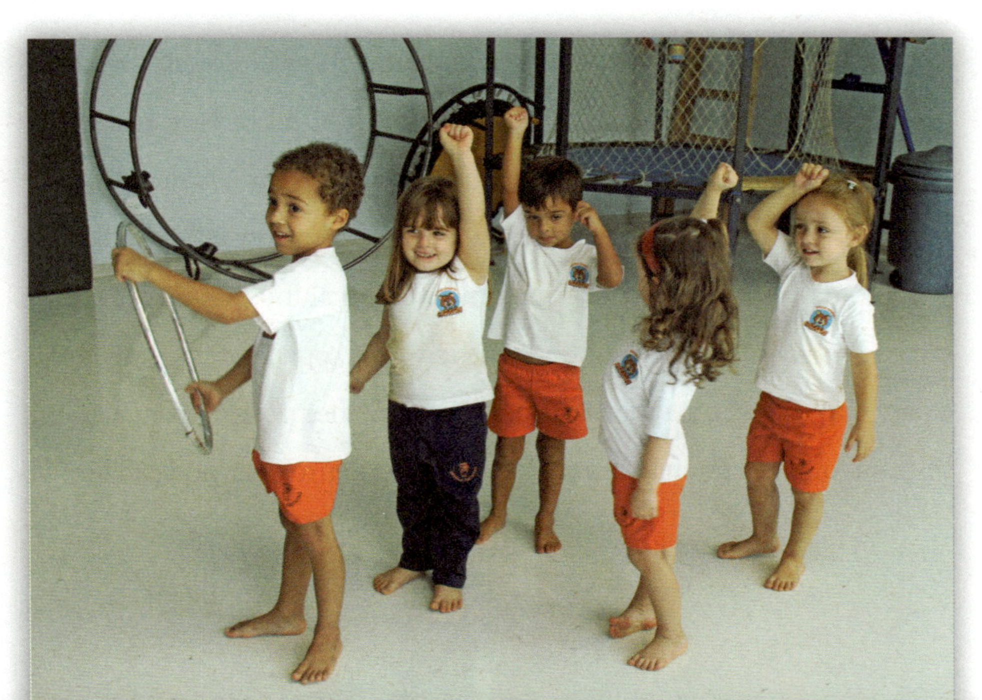

Crianças imitando o colega que escolheu uma profissão para representar.

4 SOMBRA

Objetivo da Proposta: Conseguir imitar os movimentos do colega simultaneamente, realizar um movimento corporal em sincronia com o colega que está à sua frente.

Conteúdo Conceitual: Compreender o que é uma sombra e um exercício em sincronia.

Conteúdo Procedimental: Interpretar o movimento do colega para realizá-lo em sincronia com ele.

Conteúdo Atitudinal: Aceitar e respeitar a escolha feita pelo amigo.

Método e Estratégias:

A partir de uma conversa inicial com os alunos, o professor deve identificar se eles sabem o que é uma sombra, indagando: Vamos achar nossa sombra? Vocês conseguem pegar a sua sombra? Por quê? Como podemos brincar de sombra? É importante que o professor deixe os alunos explorarem o que imaginam, para depois demonstrarem; o professor só conduz a brincadeira quando os alunos apresentarem o que sabem sobre sombra.

Por meio das sugestões dadas pelos alunos, o professor esquematiza uma brincadeira utilizando-se do conceito de sombra para realizá-la. O professor poderá dar dicas para que possam chegar à brincadeira de sombra tradicional – que é realizada em duplas, dispostas em colunas, sendo o da frente o autor dos movimentos e o aluno de trás o "repetidor" dele. Assim, o professor pode instigá-los a organizarem a atividade a partir dos questionamentos: Qual seria a melhor posição para alguém se transformar em sua sombra? Que movimentos ela pode fazer? É

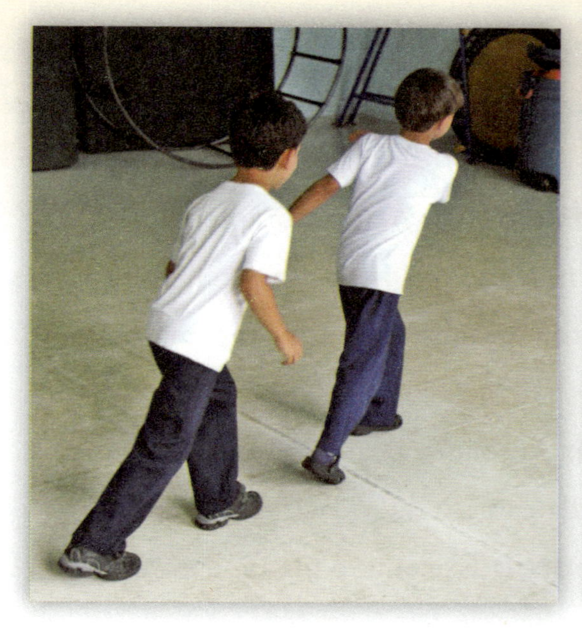

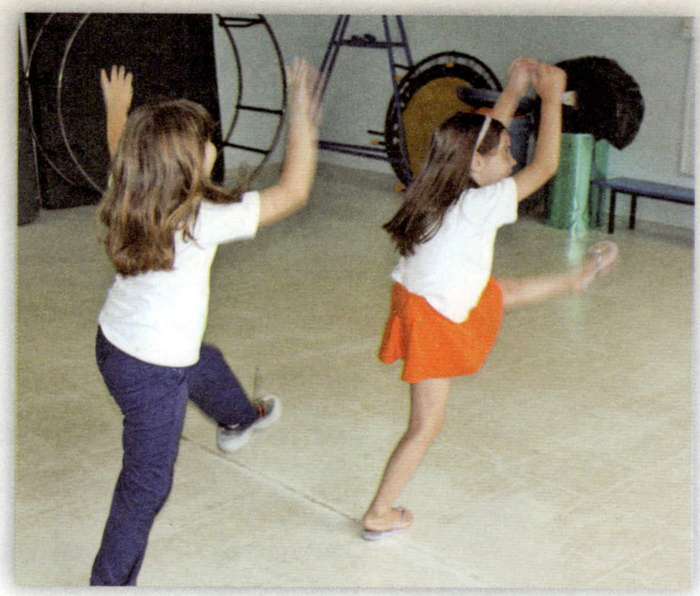

Crianças brincando de Sombra.

possível ainda realizar a atividade com música, mudando constantemente de ritmos. Além da sincronia de movimentos, o professor pode verificar a sincronização musical expressa pelo aluno. E, ainda, esclarecer e facilitar a dinâmica da atividade, caso esta não tenha sido esquematizada por eles. Discutir com os alunos: Quais movimentos eram mais fáceis de serem seguidos? Quais os mais difíceis? Por quê? A música ajudou na atividade? Por quê?

Material: Para esta atividade, é imprescindível que o professor separe um repertório de músicas variadas e com diferentes ritmos. Podemos sugerir músicas populares brasileiras dos gêneros: samba de roda, samba carnavalesco, catira, maculelê, frevo, fandango, sertanejo, dentre outras. Com esses estilos de músicas, os movimentos escolhidos devem se mostrar mais dinâmicos, agilizando a proposta de ser sombra do colega.

Avaliação: Observar os alunos que criam movimentos pensando na possibilidade de o colega detrás conseguir executar; observar os alunos que conseguem realizar o movimento em sincronia com a música.

5 ESCRAVOS DE JÓ

Objetivo da Proposta: Buscar o aprimoramento rítmico, aprendendo a cantar e se movimentar ao mesmo tempo, executando deslocamentos no ritmo proposto, ao brincar com uma cantiga de roda brasileira.

Conteúdo Conceitual: Aprender a cantar e realizar os movimentos propostos, típicos da cantiga de roda *Escravos de Jó*.

Conteúdo Procedimental: Executar o movimento típico da cantiga em sincronia com a música *Escravos de Jó*.

Conteúdo Atitudinal: Ter paciência e determinação para aprender e conseguir realizar a atividade; cooperar para a aprendizagem dos demais colegas.

Método e Estratégias:

Numa conversa inicial com os alunos, o professor pode questioná-los: Quem conhece a cantiga *Escravos de Jó*? Alguém sabe como brincar disso? Caso algum aluno responda que sim, solicitar que ensine aos demais colegas e permitir que realizem a atividade. O formato tradicional da atividade tem essa letra: "Escravos de Jó/ Jogavam caxangá:/ Tira, põe/ Deixa ficar!/ Guerreiros com guerreiros/ Fazem zigue, zigue, zá!/ Guerreiros com guerreiros/ Fazem zigue, zigue, zá!"

Com ela é possível criar diferentes níveis de complexidade na atividade, por exemplo, para os menores: cada criança possui um objeto à mão (pedrinha, borracha, dentre outros). As crianças estão sentadas em círculos. Cada aluno coloca o seu objeto à sua frente. Enquanto cantam, as crianças pegam suas pedras e as colocam em

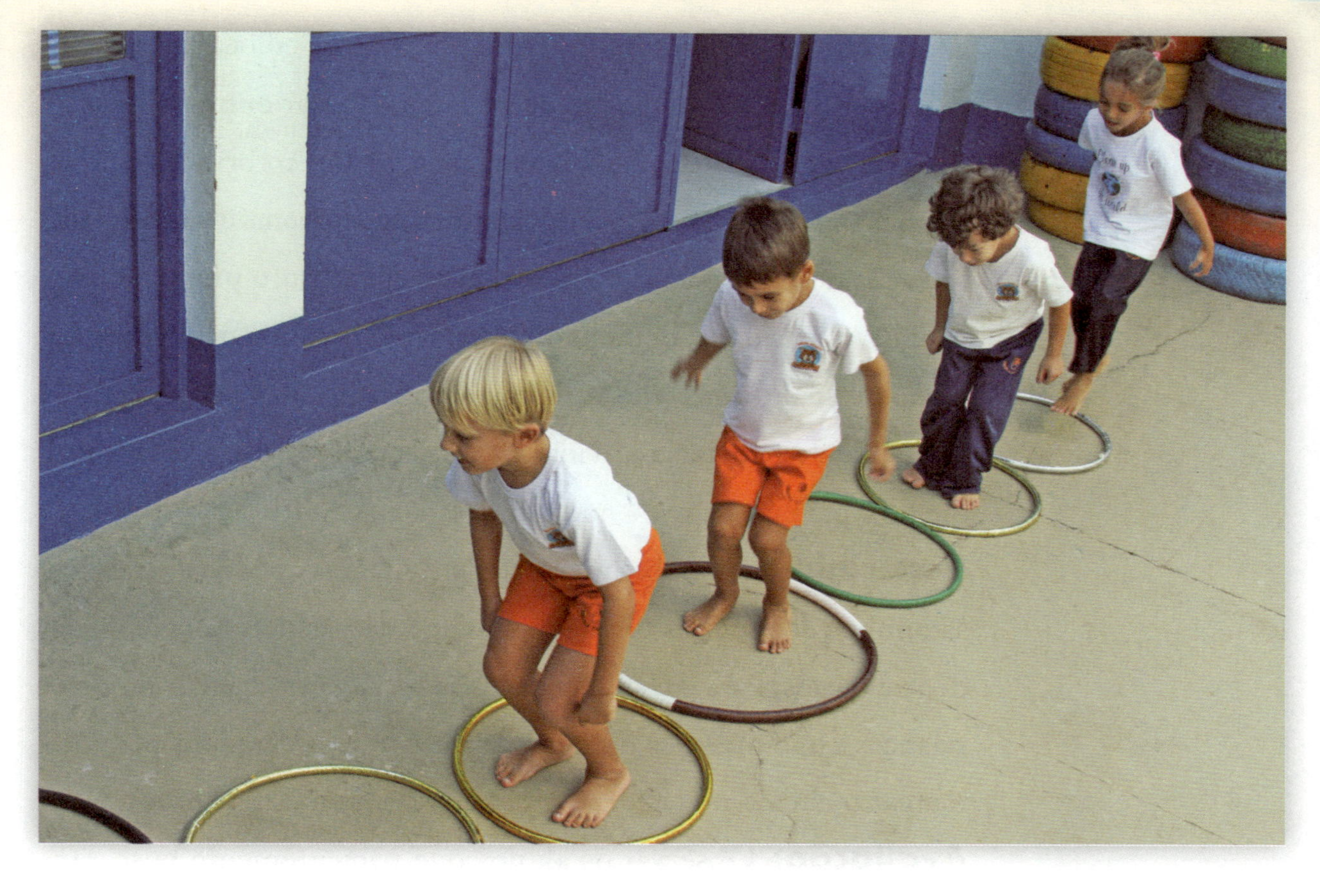

Crianças brincando de *Escravos de Jó*, saltando de um arco ao outro.

frente ao colega que está à sua direita, dando continuidade à música com o objeto ora deixado pelo colega da esquerda, à sua frente. Enquanto cantam o verso: "Tira, põe", os alunos devem tirar seu objeto do chão e depois colocá-lo à sua frente novamente; no verso: "Deixa ficar", os alunos devem deixar os objetos por alguns segundos à sua frente, elevando as mãos para mostrarem que não os pegaram. A brincadeira continua normalmente até o verso: "Fazem zigue, zigue, zá", em que as crianças seguram o objeto com as mãos movimentando-o de lá para cá, e daqui para lá, deixando-os, por fim, na frente do colega que está à direita. Como a ideia é desenvolver o senso rítmico, o professor pode ampliar a complexidade de acordo com a idade de seus alunos na Educação Infantil. Pode introduzir movimentos como entrar e sair de um círculo, desenhado no chão ou representado por arcos colocados em círculo, para que saltem dentro deles, além de criar outras possibilidades de ação motora associada a cada verso. Ao brincar com as crianças sem os objetos, é importante a compreensão delas na associação do verso com cada movimento; portanto, o professor deve explicar a atividade, demonstrando os movimentos para seus alunos. Ao final, todos precisam conversar sobre as duas diferentes maneiras de realizar a atividade, com e sem objeto, e identificar qual foi para eles a mais motivante e por quê.

Material: Para o trabalho com objetos na mão, podem-se utilizar saquinhos de areia, estojo de lápis, copo de plástico, bola de meia, dentre outros. Para o trabalho de *Escravos de Jó*, no qual as próprias crianças farão as ações da música, podem-se utilizar giz para demarcar o círculo no chão, arcos, bambolês ou mesmo cordas.

Avaliação: Observar os alunos que pacientemente buscaram explicar e ajudar os colegas que não conseguiam sincronizar a música ao movimento; observar os alunos que buscaram alternativas para os desafios, ou seja, que apresentaram criatividade; observar os alunos com espírito de iniciativa e liderança, ao se organizarem, possibilitando que a brincadeira fosse realizada.

6 ESPELHO, ESPELHO MEU!

Objetivo da Proposta: Realizar movimentos corporais livres tentando sincronizá-los com o parceiro.

Conteúdo Conceitual: Compreender o significado do espelho e do movimento feito em sincronia com o colega.

Conteúdo Procedimental: Interpretar o movimento realizado pelo colega e transcrevê-lo corporalmente quase ao mesmo tempo.

Conteúdo Atitudinal: Aceitar e respeitar a escolha feita pelo amigo.

Crianças brincando de movimentos em espelho.

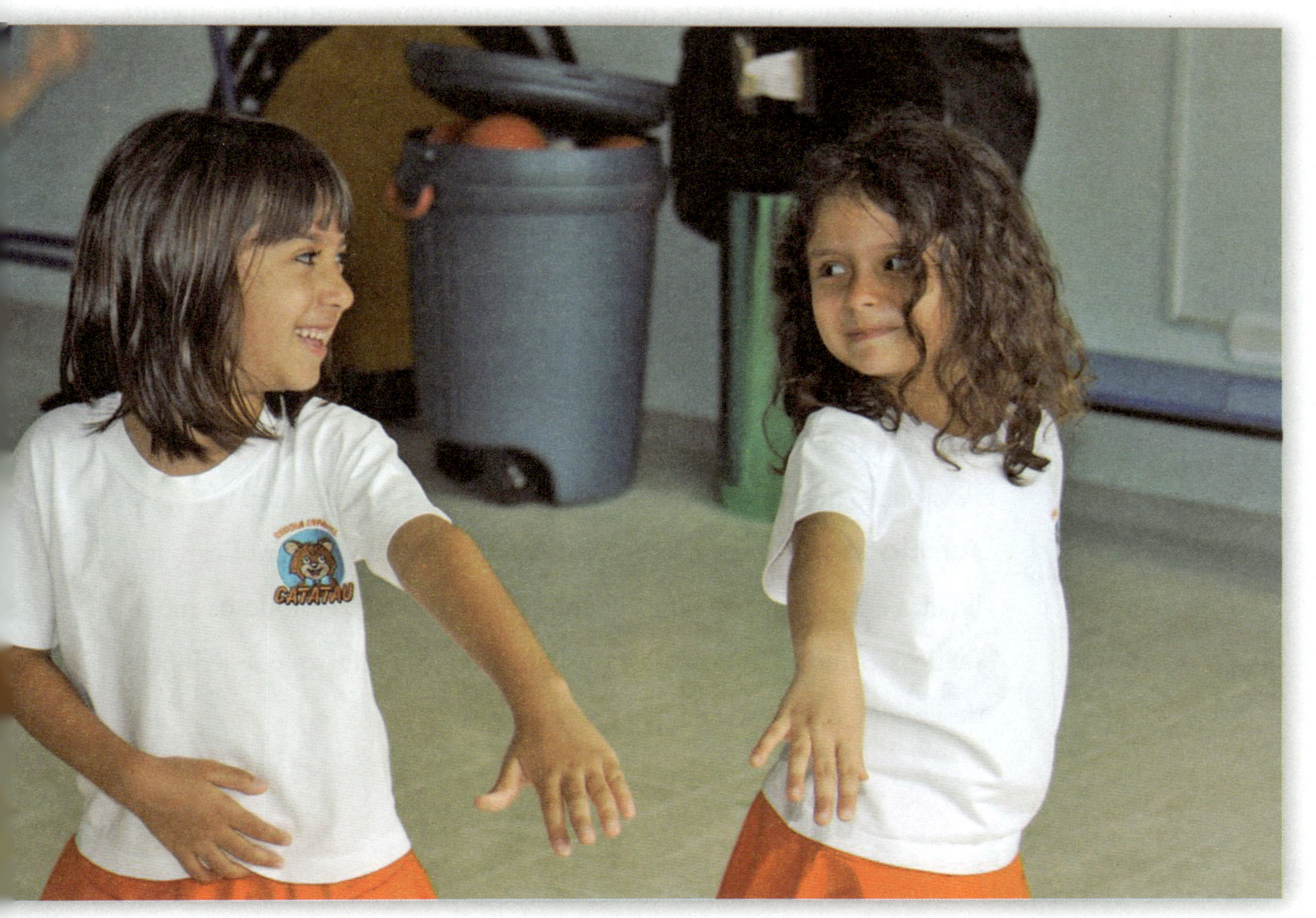

Método e Estratégias:

Identificar se os alunos sabem o que é um espelho e como poderiam brincar com seus movimentos corporais a partir da ideia de espelho. É importante que o professor deixe os alunos demonstrarem expressando seus pensamentos sobre esse tipo de brincadeira, dando-lhes oportunidade de sugerirem outras possibilidades dessa mesma brincadeira com e sem material, com e sem música.

A partir das ideias apresentadas para a sistematização da brincadeira, a ser realizada por todos da classe, as crianças poderão ficar em duplas, dispostas um em frente ao outro. A proposta é que o aluno que representa o espelho consiga executar os mesmos movimentos do colega que está à sua frente, quase ao mesmo tempo. Por um momento, um é designado autor dos movimentos e o outro o "repetidor" deles, depois se inverte a posição/função. É possível discutir com os alunos: Quais movimentos eram mais fáceis de serem seguidos? Quais os mais difíceis? Por quê? A música ajudou na atividade? Por quê?

Material: Para esta atividade, é imprescindível que o professor separe um repertório de músicas variadas e com diferentes ritmos. Podemos sugerir músicas populares brasileiras dos gêneros: samba de roda, samba carnavalesco, catira, maculelê, frevo, fandango, sertanejo, dentre outras. A variação de ritmos propicia maior repertório de movimentos.

Avaliação: Observar as ações dos alunos, tentando identificar facilidades e dificuldades, tanto quando o aluno estava criando os movimentos como quando os estava copiando. Solicitar que as crianças desenhem a atividade de que participaram.

7 O SOM E O MEU CORPO

Objetivo da Proposta: Estimular a criatividade das crianças a partir de diferentes possibilidades de produção de sons por meio de percussão corporal.

Conteúdo Conceitual: Compreender os sons produzidos com percussão de partes do corpo.

Conteúdo Procedimental: Explorar os diferentes sons possíveis a partir de movimentos corporais (com e sem tapete musical).

Conteúdo Atitudinal: Desde o trabalho em duplas a grandes grupos, o essencial é o respeito em ouvir as ideias dos colegas e apresentar as próprias sem criar problemas de relacionamento.

Crianças brincando com palmas e percussão no próprio corpo.

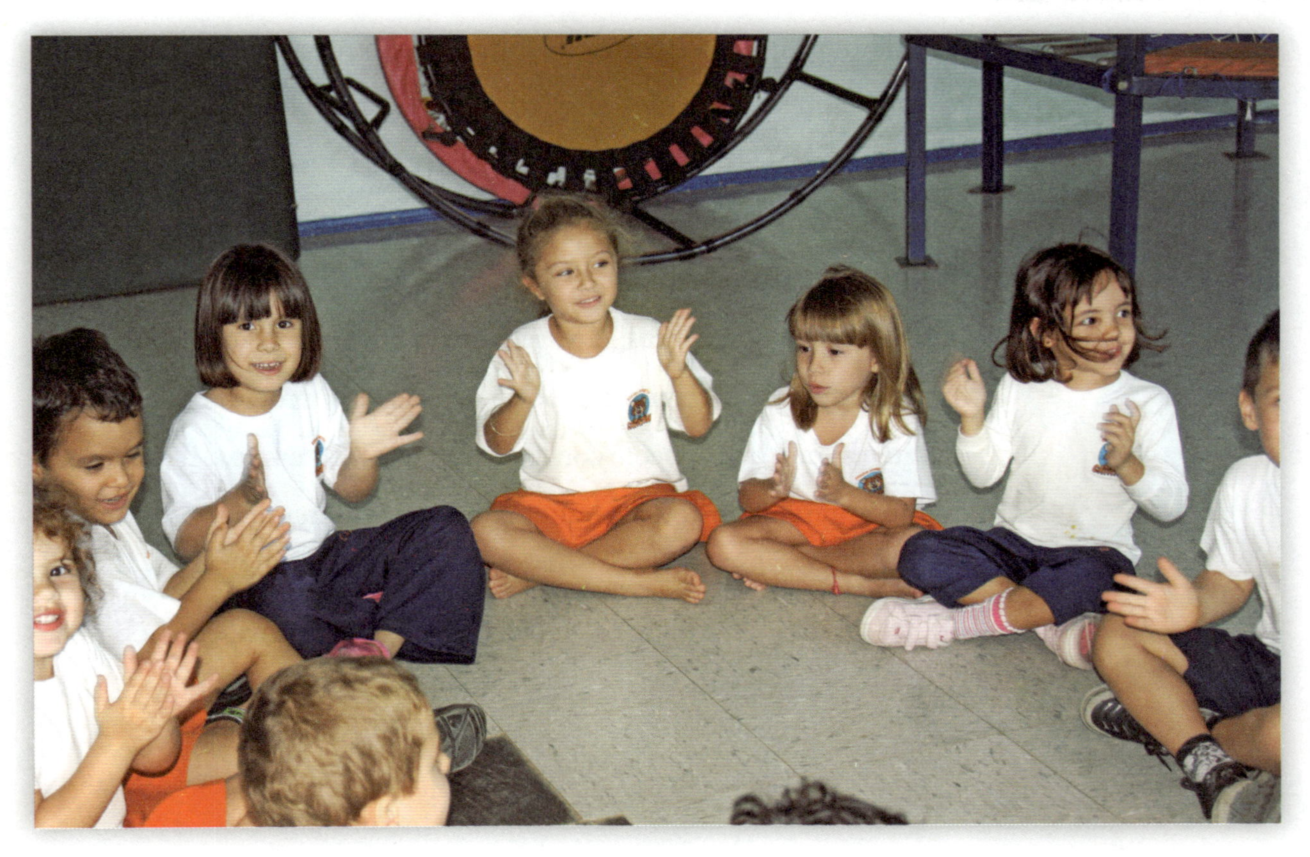

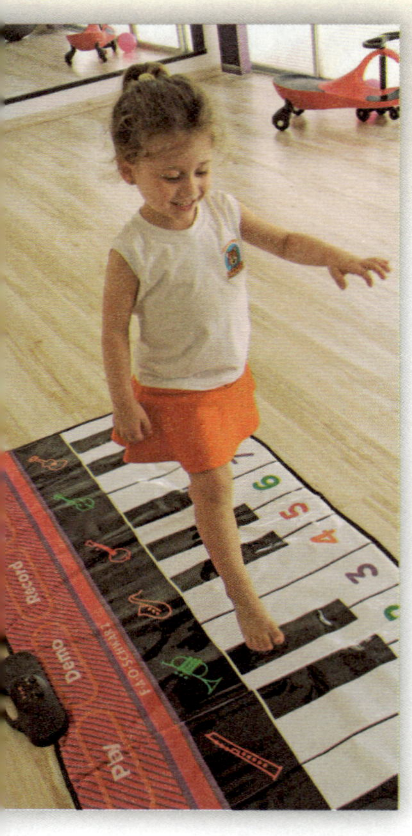

Criança explorando tapete musical com o próprio corpo.

Método e Estratégias:

Iniciar a aula com a pergunta: Será que conseguimos produzir algum som com o nosso corpo? Pedir que as crianças façam os ruídos que conhecem, permitindo que todos vivenciem as diferentes ideias.

Caso os sons tenham aparecido em sua maioria pela boca e mãos, desafiá-los a encontrarem possibilidades com outras partes do corpo ou combinações entre partes diferentes.

Se os alunos ainda não apresentarem grandes variações sonoras, demonstrar outras formas para que eles experienciem novas possibilidades de expressar sons. Ao final, identificar quais foram os sons mais diferentes, mais fáceis e mais difíceis de serem feitos, e ainda, qual gostaram mais de fazer. Após a exploração dos alunos, o professor apresenta o tapete musical, permitindo que as crianças descubram as diferenças dos sons que ele emite, dependendo da tecla que pode ser tocada por diferentes partes do corpo. É interessante que o professor consiga apresentar a eles também o grupo Barbatuques, que gravou várias músicas expressas com sons corporais, e solicitar que tentem imitar os sons que ouviram.

Material: Para a aula o professor poderá trazer informações do grupo Barbatuques, grupo brasileiro referência em percussão corporal, que produz música utilizando o próprio corpo como instrumento musical. É interessante que a escola consiga obter um tapete musical (conforme a foto apresentada ao lado) que emite sons diferentes conforme suas notas são tocadas.

Avaliação: Identificar os alunos que sugeriram novidades, observar a criatividade deles e quais se propuseram a realizar todos os desafios propostos.

8 MOVIMENTOS COM SONS DIFERENTES

Objetivo da Proposta: Criar movimentos sugeridos por diferentes níveis de som produzidos por diversos objetos, inclusive por um tapete musical.

Conteúdo Conceitual: Aprender os níveis de som, do grave ao som agudo.

Conteúdo Procedimental: Criar movimentos corporais após ouvir diferentes objetos que promovam som, assim como as notas diferentes do tapete musical.

Conteúdo Atitudinal: Fazer silêncio nos momentos em que os sons são produzidos pelos colegas para que todos possam ouvi-los.

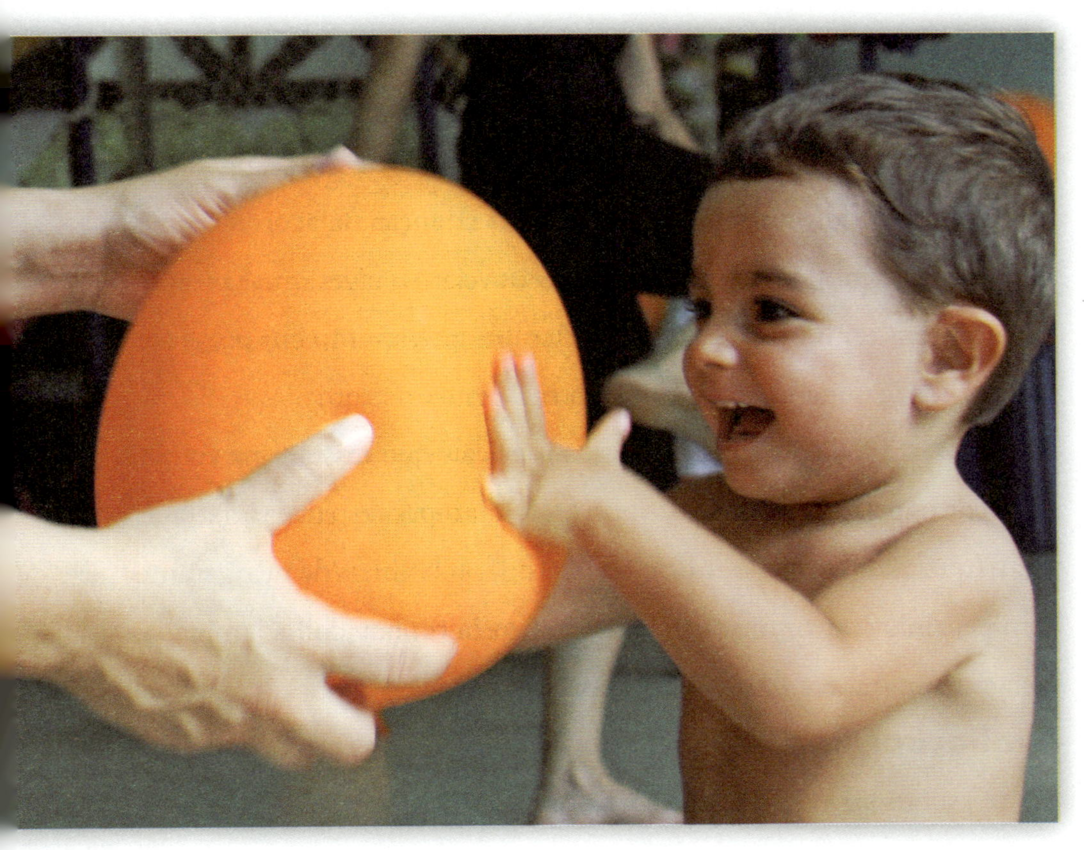

Criança descobrindo o som produzido com bexiga.

Método e Estratégias:

Perguntar aos alunos se conhecem a diferença entre um som agudo e um som grave. Os sons graves possuem frequência mais baixa do que os sons agudos, são sons mais grossos, como o do instrumento baixo ou mesmo o mugido de uma vaca. Os sons agudos possuem frequência mais alta e soam mais fino, como o de uma guitarra elétrica, um grito ou mesmo o piar dos passarinhos. Assim, explicar a todos, por meio de sons produzidos pelas próprias crianças em diferentes objetos, por exemplo, um tambor, caixas de papelão, tampas de panela, apito, sino e outros, as diferenças entre as notas do tapete musical, permitindo que descubram quais são mais agudas e quais são mais graves, sempre tocadas por partes do corpo deles.

Possibilitar que as crianças ouçam um som a cada momento, ensinando-as a classificar esses sons em mais agudo ou mais grave. O professor pode realizar algum som, sem que os alunos vejam o objeto que o está produzindo, pedindo que identifiquem o tipo de som. Por exemplo, explorar os sons produzidos por bexigas. A partir daí, pedir sugestões de movimentos a serem criados pelas crianças de acordo com o som e o ritmo proposto. Sem que os alunos vejam o tapete, mas possam ouvir os sons emitidos, eles devem criar um movimento em pé, se for mais agudo, e deitado, se for um som mais grave.

Material: Quaisquer instrumentos musicais que existam na escola, caixas de papelão, latas de lixo, sinos, apitos, tampas de panelas, garrafas PET (qualquer tamanho, 1 litro ou 600 ml) ou latinhas de refrigerante com pedrinhas, arroz, ou outro grão dentro, berimbau, folha laminada, bexigas e um tapete musical, entre outros.

Avaliação: Identificar o repertório de movimentos que as crianças possuem ao criarem seus movimentos, associando-os aos sons

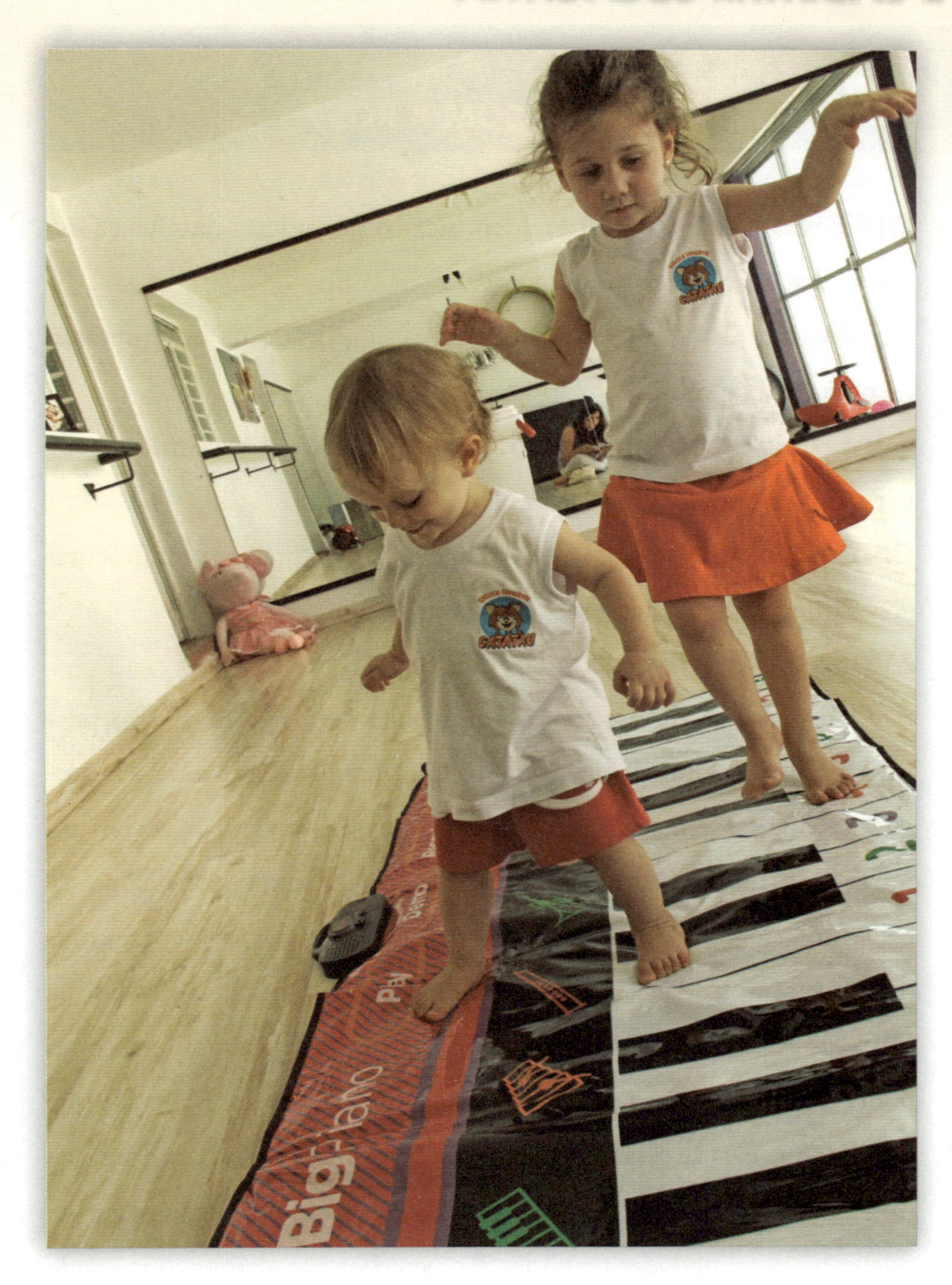

Crianças explorando o som no tapete musical.

produzidos; observar maior ou menor facilidade dos alunos para identificação e classificação dos sons. Solicitar que façam desenhos que representem os sons produzidos e aprendidos. É interessante analisar as correlações que eles fazem de sons graves e agudos, por exemplo, desenhando um animal que exprima um tipo de som que aprenderam.

9 O CRAVO BRIGOU COM A ROSA

Objetivo da Proposta: Identificar o que a letra da música expressa e representar corporalmente.

Conteúdo Conceitual: Aprender o significado da interpretação de uma letra de música.

Conteúdo Procedimental: Realizar as expressões corporais sugeridas pela letra de uma música.

Conteúdo Atitudinal: Ter coragem para expressar e representar ações diferenciadas diante dos colegas.

Método e Estratégias:

Ensinar uma cantiga, por exemplo, *O cravo brigou com a rosa*, permitindo que os alunos ouçam a música e memorizem a letra. Em seguida, solicitar em cada frase que seja expresso com o corpo um movimento que possa representar, para o aluno, o significado da música. Quando não houver sugestão de nenhum aluno, novas perguntas devem ser reforçadas indagando a todos, e só mesmo colocando uma ideia caso não apareça nenhuma resposta; perguntar aos alunos como poderiam expressar as ações que a letra dessa música apresenta, de que movimento eles se lembram ao ouvir determinada ação, cantada na música. Deixá-los explorar as próprias ideias para que demonstrem as diferentes possibilidades pensadas. Ao perceber que alguma dificuldade foi apresentada, o professor deve buscar outros meios de levar os alunos à compreensão do que está pedindo, chegando até mesmo a mostrar como esta atividade pode ser possível em outra música. Como essa música é conhecida como uma cantiga de roda, podem ser pedidas sugestões de como realizar a atividade a partir de uma roda, ou seja, num formato de círculo. Caso o modelo tradicional desta atividade não tenha sido memorizado pelos alunos, explicá-lo permitindo que vivenciem por um tempo. O formato clássico da atividade apresenta a letra dessa música assim: "O cravo brigou com a rosa/ Debaixo de uma sacada/ O cravo saiu ferido/ E a rosa despedaçada/ O cravo ficou doente/ A rosa foi visitar/ O cravo teve um desmaio/ E a rosa pôs-se a chorar."

Atividade tradicional: As crianças estão dispostas em roda, de mãos dadas, e duas são escolhidas para ficarem no meio da roda, sendo uma representando o cravo e a outra, a rosa. Eles devem interpretar as ações referentes a essas flores que são expressas nessa música, enquanto os demais cantam e rodam. Permitir que todas as crianças participem do momento de interpretação no meio da roda. Se alguma criança não conseguir representar as ações, tentar identificar os motivos na roda final de conversa, sem que haja necessidade de se criar problemas para isso.

Avaliação: Observar os alunos que criaram outras possibilidades de interpretação da ação; observar aqueles que interpretaram de forma mais eficiente e os que motivaram e buscaram ajudar os outros na atividade. Solicitar que os alunos pesquisem cantigas de roda antigas e tragam nas aulas seguintes para repetirem a proposta da atividade.

Crianças tentando expressar em círculos concêntricos o que a letra da música diz.

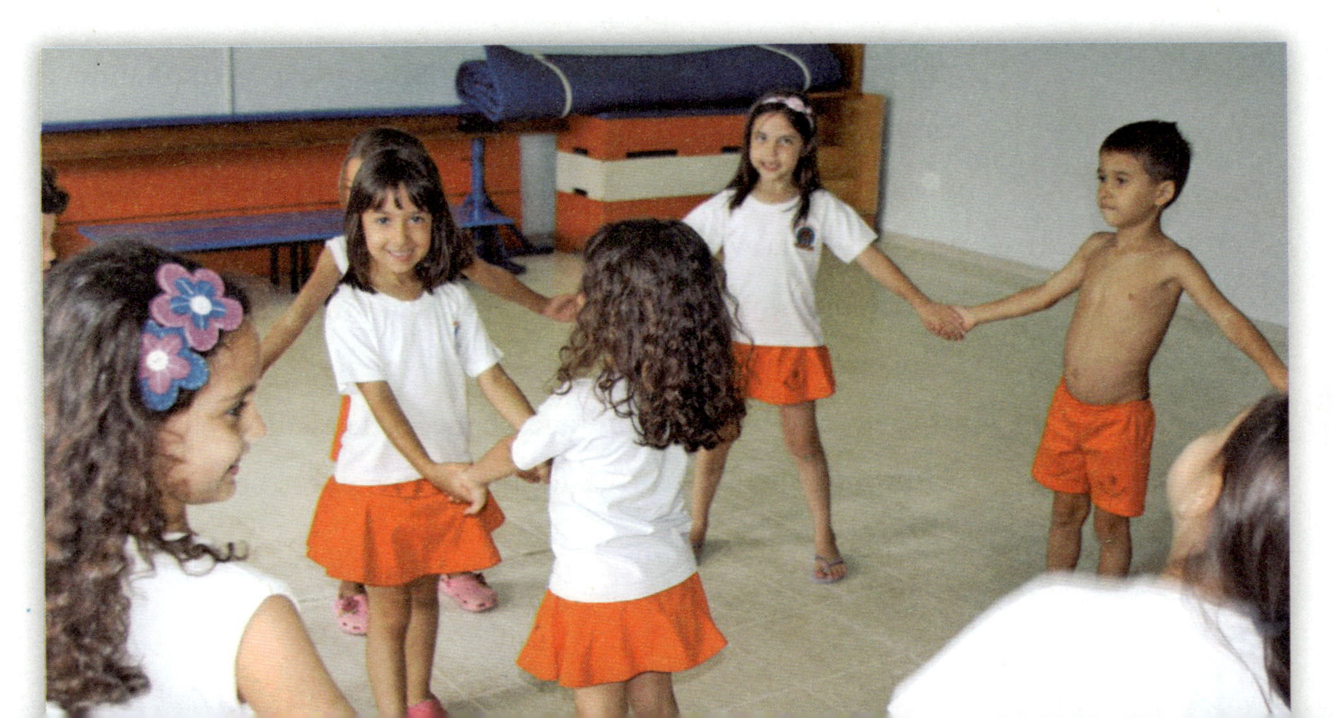

1 MINHAS ARTICULAÇÕES

Objetivo da Proposta: Identificar as articulações e descobrir os movimentos possíveis delas.

Conteúdo Conceitual: Reconhecer o que são as articulações e suas potencialidades de movimento.

Conteúdo Procedimental: Descobrir os seus movimentos articulares e realizar, no ritmo de uma música, movimentos com as articulações dos amigos.

Conteúdo Atitudinal: Integração entre os alunos, cuidado para com os amigos ao tocar suas articulações.

Método e Estratégias:

Numa roda da conversa, o professor começa a investigar o que os alunos sabem sobre as articulações, quais os movimentos eles reconhecem ao pensarem em determinadas articulações. Podem conversar sobre as possibilidades de movimento que cada articulação permite, a partir das próprias explorações corporais. Nesse momento, é importante que o professor proporcione mais tempo de exploração para que as crianças encontrem muitas variações que possam surgir a partir das próprias ideias. Ampliando a complexidade das execuções de seus alunos, ele pode colocar uma música pedindo que os movimentos acompanhem o ritmo que ela propõe. Muitas vezes, esse é um momento em que as crianças descobrem novos movimentos sobre os quais ainda não haviam pensado. E, depois dessas descobertas, podem brincar com as articulações dos amigos imitando bonecos de madeira ou de massa, permitindo que um colega faça os movimentos com seu corpo.

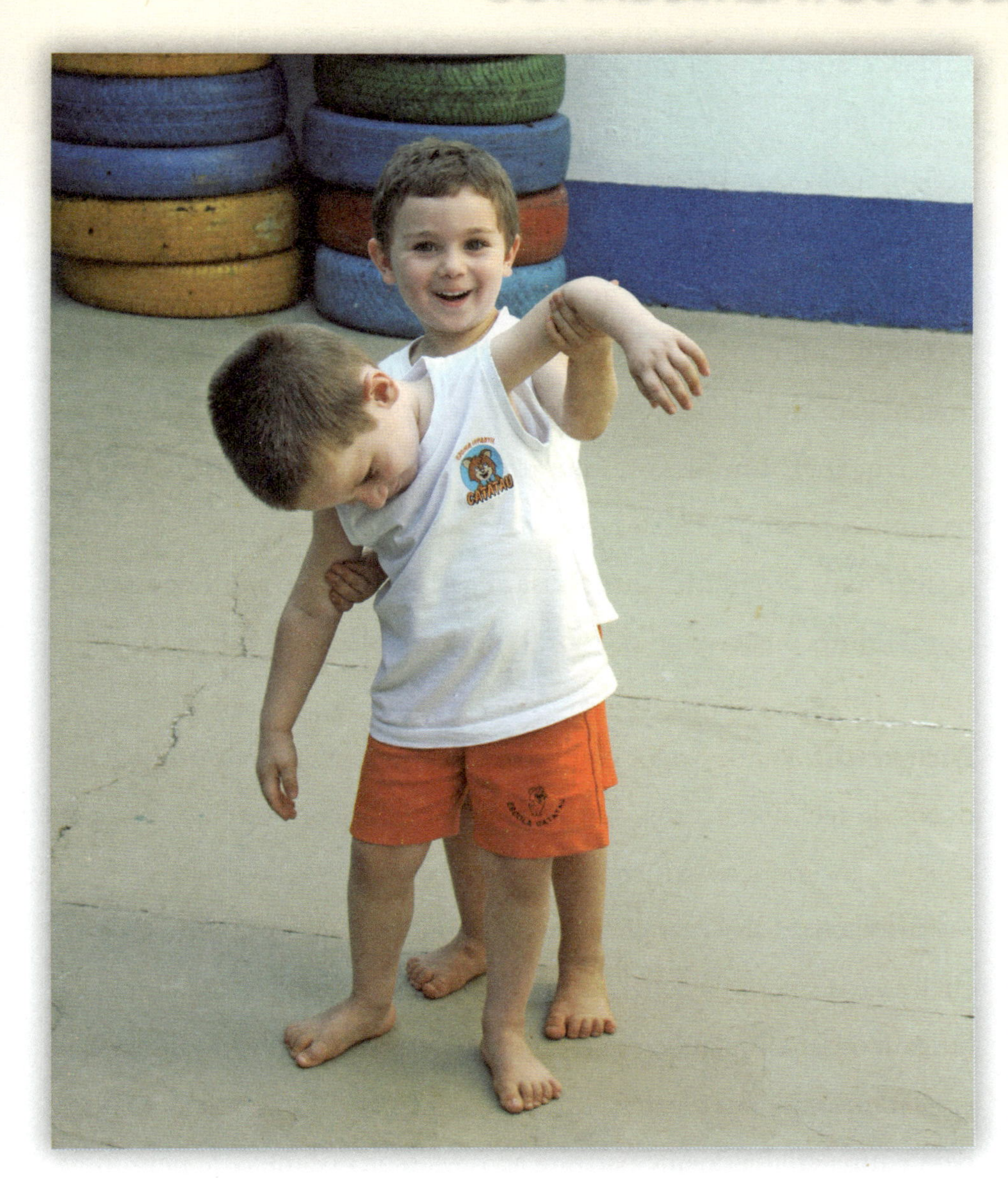

Uma criança descobrindo as articulações no amigo.

Esta atividade também pode ser realizada com a criança a ser manipulada inerte ou com os olhos vendados. É interessante como a brincadeira propõe a percepção corporal que nasce da imagem que começam a ter sobre si, somada ao esquema corporal que nessa fase está sendo apurado. A implantação de uma música, assim como ter os olhos vendados, amplia as dificuldades da tarefa. Outra forma de propor esta atividade: ao iniciar a música, o aluno que estiver com os olhos vendados deve realizar movimentos suaves e no ritmo da música com a articulação que foi tocada pelo seu amigo. Este deve tocar com calma e sucessivamente diferentes articulações que passam a ser movimentadas. O professor deve atentar-se para o estilo de música, pois aquelas com ritmos mais lentos permitem que a movimentação também seja mais lenta, possibilitando aos alunos perceberem mais o movimento de cada articulação trabalhada. A atividade deverá ser realizada por ambas as crianças. É importante que o professor consiga verificar o que os alunos sentiram nesta atividade, se foi fácil ou difícil, e, ainda, buscar mais atividades que possam estimular tanto a imagem corporal como o esquema corporal, permitindo, assim, que aprimorem a percepção corporal.

Material: Vendas para os olhos. O professor poderá utilizar pedaços de tecidos escuros, que serão amarrados com um laço atrás da cabeça das crianças. Músicas.

Avaliação: Observar os alunos que realizam o movimento da articulação em sincronia com o ritmo da música; identificar os alunos que buscam ousar ampliando mais o movimento, assim como os alunos que respeitam e ajudam o colega que estava com os olhos vendados. Também é uma atividade que permite ao professor, por meio de perguntas, avaliar o quanto sabiam antes e o que sabem após completá-las. Cabem ainda os desenhos como avaliação da aprendizagem.

2 DESLOCAMENTOS PELA FLORESTA ENCANTADA

Objetivo da Proposta: Identificar as diferentes formas de deslocamento do corpo.

Conteúdo Conceitual: Compreender o que são deslocamentos e reconhecer as possibilidades que temos de deslocar.

Conteúdo Procedimental: Realizar com o corpo diferentes possibilidades de deslocamento no espaço.

Conteúdo Atitudinal: Imaginar-se com características físicas diferentes das habituais, perceber a necessidade de serem diferentes uns dos outros; reconhecer as diferenças humanas.

Método e Estratégias:

Perguntar aos alunos como é possível se movimentar; o que é um deslocamento; se todos se deslocam igualmente; se os animais

Crianças num tipo de deslocamento em uma situação-problema.

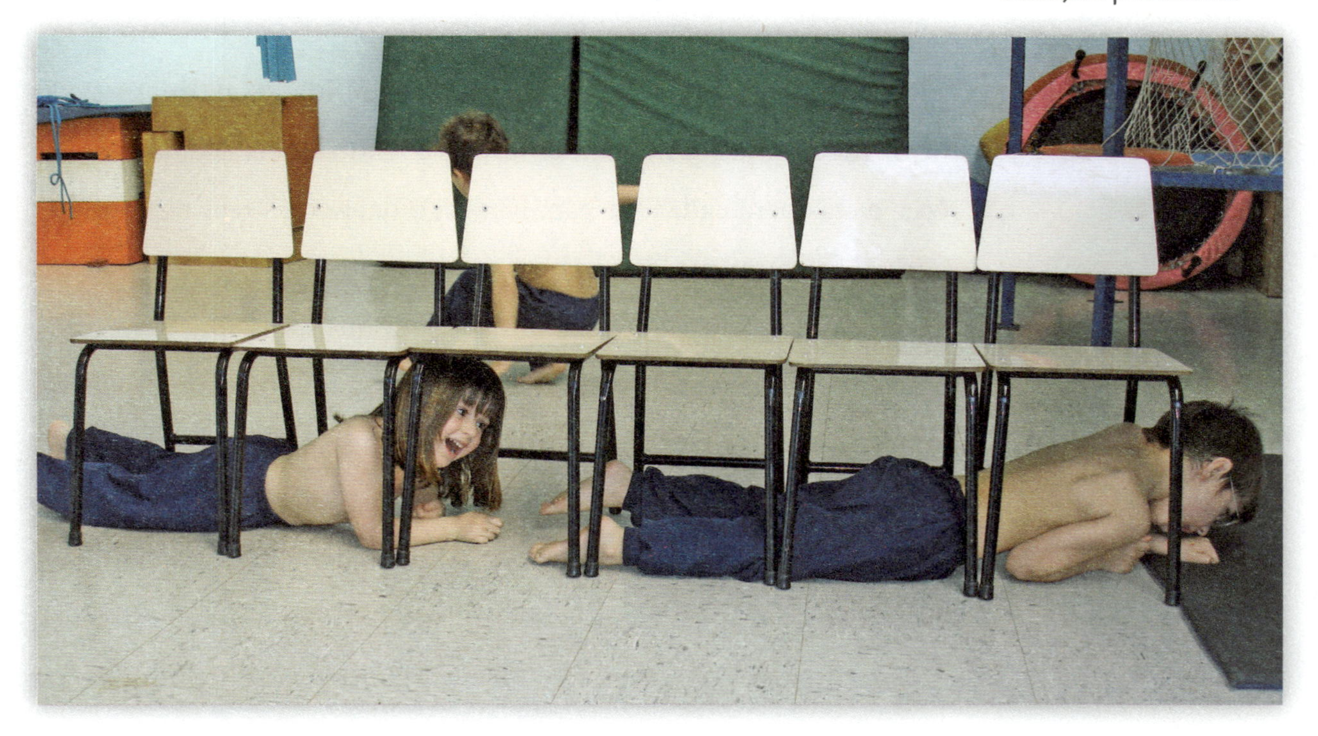

se movimentam como as pessoas, o porquê disso e qual a diferença entre as pessoas e animais. Possibilitar que as crianças demonstrem diversas formas de deslocamento no espaço. Para ampliar o repertório e trazer mais ludicidade à aula, o professor pode contar uma história, por exemplo, a da *Floresta Encantada*, em que os bichos se deslocam por todos os espaços e podem se transformar em outros bichos caso seja necessário. Desta forma, as crianças passam por um circuito de materiais com obstáculos, como caixas, escadas em pé, escadas deitadas apoiadas em pneus para ficarem elevadas do chão cerca de vinte a trinta centímetros, colchões, pneus, cordas no chão e elevadas a aproximadamente quarenta centímetros para terem a possibilidade de passar por baixo ou por cima, túneis (prontos ou feitos com lençóis). As crianças passarão pela floresta e o professor deve estimulá-las, lembrando-se sempre de que o foco da história é o deslocamento, enfatizando as dificuldades e restrições dos espaços e perguntando em qual bicho elas querem se transformar para passar em cada estação da floresta encantada, que representa uma situação-problema. Deixar que explorem as possibilidades na história de forma livre e criativa inicialmente, percebendo a necessidade de oferecer pistas para cada situação. Em seguida, pode sugerir que todos representem um mesmo animal, passando por toda a floresta ou parte dela, e assim variar os animais para que experimentem diferentes manifestações de deslocamentos, imitando os animais: cobra, jacaré, onça, sapo, canguru, tatu-bolinha, entre outros.

Perguntar sobre as dificuldades e as facilidades de se deslocar pelas diferentes partes da floresta e sobre qual bicho eles acham que se desloca com mais facilidade em cada parte, quais as limitações de cada uma dessas diferentes formas de deslocamento e quais os benefícios. Incentivar a observação das seguintes características: ter as mãos livres, correr mais rápido, poder passar por baixo ou por cima de algo mais facilmente, a quantidade de apoios no chão para se deslocarem etc. Exemplo de uma história: "Era uma vez um sapo muito, muito sapeca, que adorava explorar a floresta e fazer novas amizades! Mas, para conseguir cumprimentar todos seus amiguinhos, ele passava por muitos desafios pelo caminho. O primeiro deles eram as pedras que ficavam afastadas umas das outras no lago (colocar pneus mais afastados imitando as pedras), sobre as quais o sapinho deveria saltar para chegar ao outro lado (crianças saltam e caem dentro dos pneus). O sapo se esforçava muito, pois ele não queria cair no lago e chegar molhado na beira do lago. Depois de tanto esforço, o sapinho ainda tinha de subir um morro muito alto

Crianças num tipo de deslocamento em uma situação-problema.

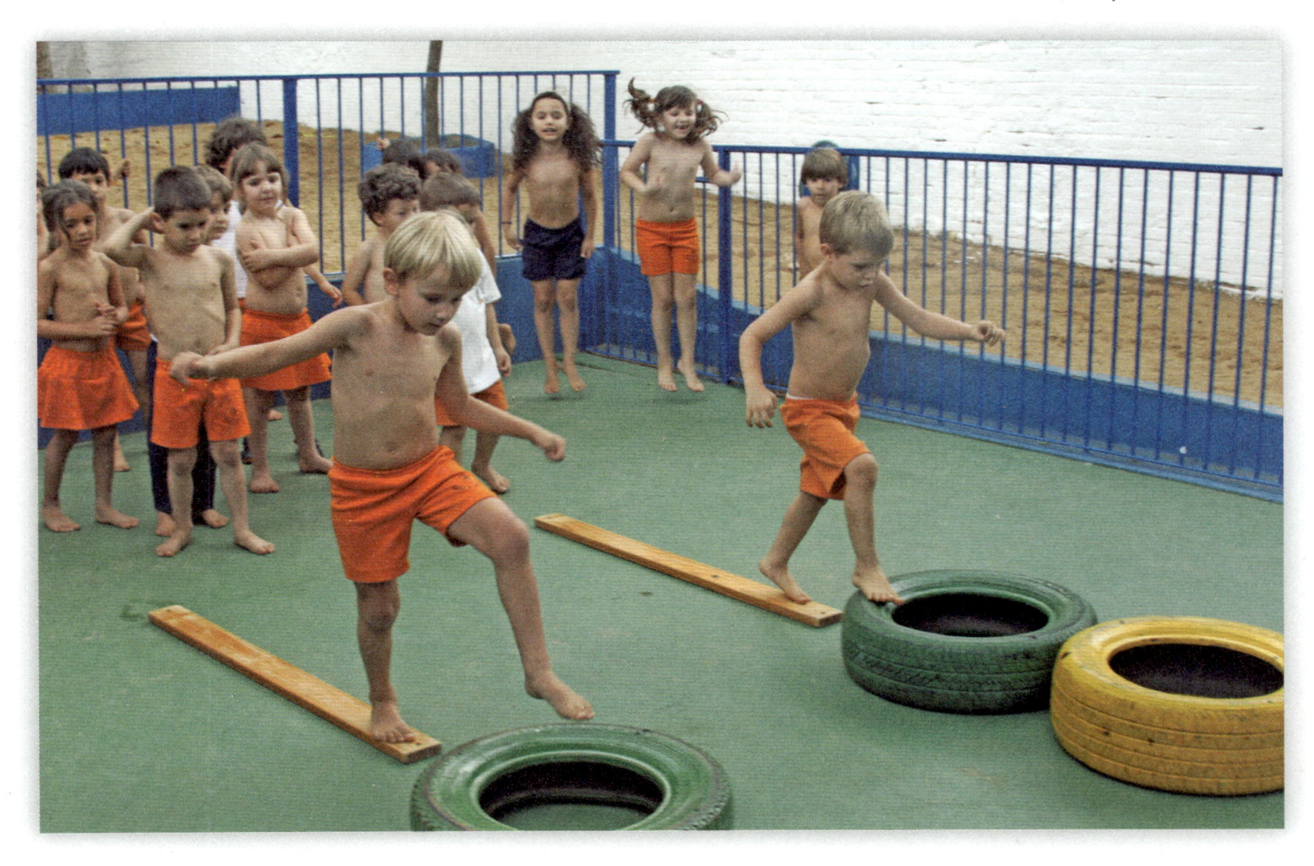

(criar uma rampa inclinada, ou mesmo escada para escalarem) e lá no topo passar pela ponte da floresta, a qual permitia uma vista linda de todo o ambiente (passar pela escada apoiada pelos pneus). Para descansar de tanto esforço, o sapinho descia rolando o segundo morro (colchões em cima de algum objeto na diagonal, formando uma nova rampa inclinada) e então ultrapassava saltitante as árvores caídas (caixas de refrigerante pelo caminho e cordas no chão), só então ele conseguia encontrar seus melhores amiguinhos da floresta!!!"

Material: Usar variados materiais existentes nas escolas que possibilitem um circuito de obstáculos: caixas de refrigerante, escadas, colchões, pneus, cordas, cadeiras, mesas, lençol, arcos, banco sueco, trave, rampa, entre outros.

Avaliação: Observar as crianças que possuem mais facilidade em mudar o posicionamento corporal e aquelas que demonstram dificuldade em coordenar os movimentos dos membros superiores e inferiores, por exemplo. Observar os alunos que têm facilidade/dificuldade em criar possibilidades diferentes de deslocamento, ou seja, aqueles que inovam, não seguem o que todos estão fazendo e conseguem criar diferentes possibilidades de expressão corporal. Discutir com os alunos as situações-problema enfrentadas para verificar como sentiram as dificuldades. Essa atividade também pode ser registrada por meio de desenhos ou ainda gravuras recortadas de revistas e compostas por colagens num espaço determinado.

3 CONSTRUINDO O BONECO

Objetivo da Proposta: Identificar diferentes partes do corpo e seus possíveis movimentos.

Conteúdo Conceitual: Aprender os nomes e os movimentos das diferentes partes do corpo.

Conteúdo Procedimental: Reconhecer as diferentes partes do corpo e criar um movimento para elas.

Conteúdo Atitudinal: Ajudar o amigo a identificar as partes de seu corpo.

Método e Estratégias:

Perguntar aos alunos de quais partes do corpo eles sabem o nome e pedir para apontá-la em seus próprios corpos. Mostrar aos alunos um boneco (o professor confecciona um boneco de um tipo de papel, ou mesmo de pano recheado, separado em partes: cabeça, pescoço, tronco, braços, mãos, pernas e pés, e, conforme o nível de maturidade dos alunos, podem ser confeccionadas também partes menores, por exemplo, orelhas, dedos, joelhos). Com a ajuda dos alunos, montar o boneco colando parte por parte. A atividade pode começar com as partes distribuídas aos alunos, cada um segurando uma parte, e pedindo que montem o corpo do boneco. A partir desse momento de reconhecimento, é possível avançar com outras brincadeiras, enfatizando os movimentos com o foco nas partes do corpo. Por exemplo, uma opção desta atividade é dividir a classe em duas equipes, e cada uma delas terá um boneco para construir. O professor confecciona dois bonecos e deixa suas partes em uma caixa. Cada equipe está representada

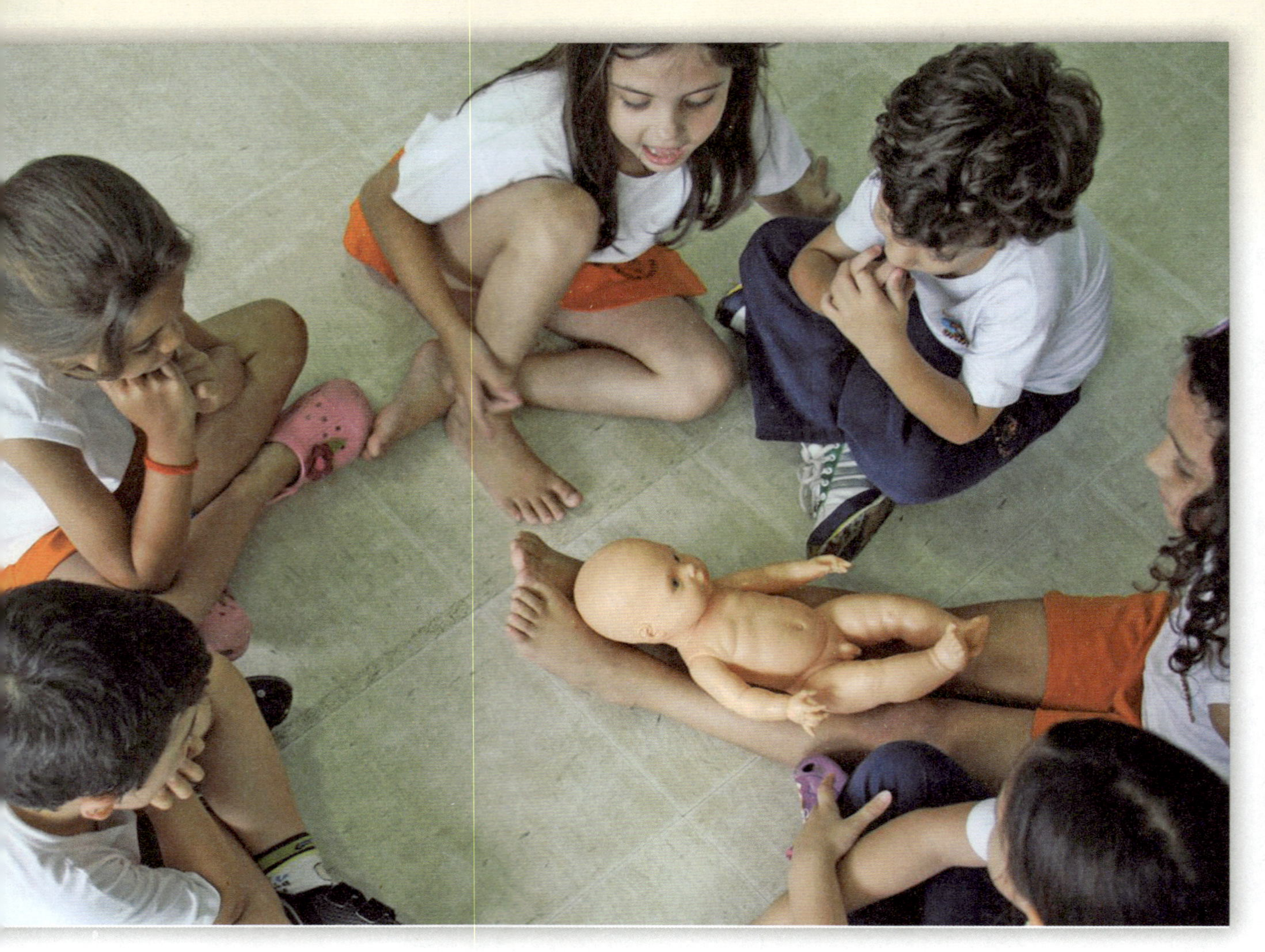

Crianças reconhecendo as partes do corpo primeiramente em um boneco.

por uma coluna de alunos atrás de uma linha demarcatória. Ao sinal, o primeiro aluno corre para retirar uma peça da caixa e leva até um espaço previamente demarcado para montar o boneco de sua equipe; entra num arco colocado no chão ao lado do seu boneco e executa um movimento que corresponda àquela parte do corpo, além de falar o nome dessa parte. Retorna à coluna, batendo a mão na mão do colega seguinte a sair da coluna, que repete a atividade até que o grupo termine de montar o seu boneco. Os alunos deverão ficar atentos para não pegarem peças repetidas, nem executarem movimentos já realizados. O professor deve retomar alguma parte corporal que ficou de difícil identificação, ou com movimento errado. Isso pode ser feito numa conversa final, investigando: Alguém o ajudou? Você achou fácil ou difícil identificar as partes do corpo? Por quê? Ainda, nesse momento, o professor consegue identificar o que sabiam e o que aprenderam com aquela atividade. Quando não há a possibilidade de montar um boneco, podem ser usadas gravuras, fotos ou mesmo uma boneca de borracha para cada grupo de crianças.

Material: Para confeccionar o boneco: papel, cartolina, tesoura, cola, E.V.A., uma caixa para colocar as peças do corpo, arco.

Avaliação: Fazer desenhos ou mesmo pedir que os alunos contem sobre a atividade podem ser formas interessantes para o professor perceber se seus alunos atingiram o objetivo que foi proposto para aquela aula.

4 MASSAGEM DAS BOLINHAS

Objetivo da Proposta: Sentir e perceber as partes do corpo.

Conteúdo Conceitual: Compreender os efeitos da massagem e identificar as partes do corpo.

Conteúdo Procedimental: Massagear o colega utilizando uma bolinha em diferentes partes do corpo.

Conteúdo Atitudinal: Ter empatia; aprender a cuidar do colega; estimular a percepção e a conscientização corporal.

Método e Estratégias:

Numa conversa com os alunos, o professor pode verificar se eles sabem o significado da massagem, se já receberam ou fizeram massagem em alguém e pedir que demonstrem em algum colega.

Oferecer para as duplas uma bolinha (firme e macia) e pedir que

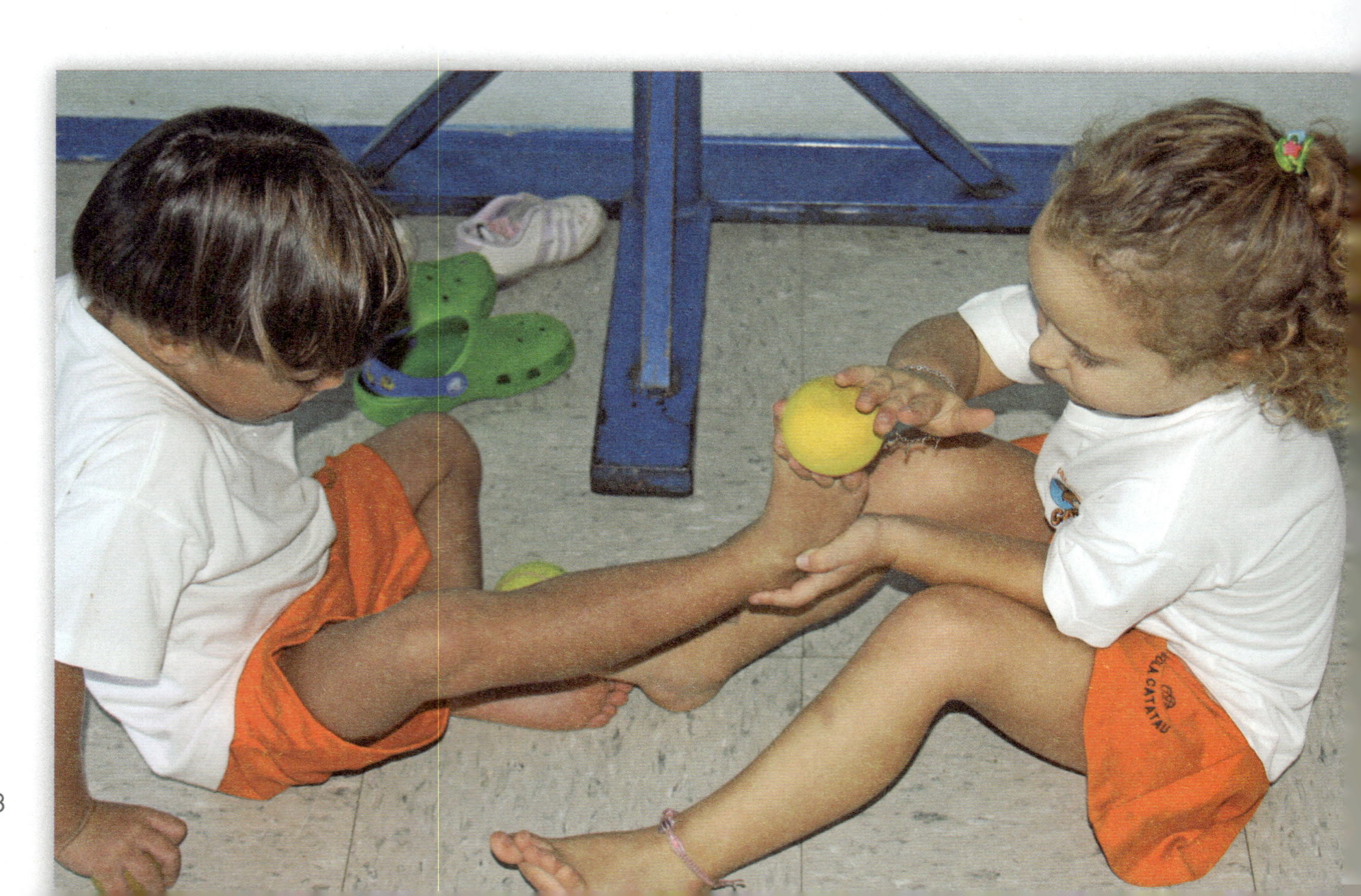

cada integrante da dupla massageie alguma parte do próprio corpo e depois experimente massagear o colega. A ideia é que as crianças consigam identificar as partes do corpo que estão sendo massageadas. Então, o professor vai dinamizando a proposta para que passem pelas partes do corpo e consigam memorizá-las. Caso algumas partes do corpo não tenham sido identificadas, o professor pode sugerir que sejam massageadas, complementando as informações nomeando-as.

Material: Bolinhas de tênis, bolinhas de meia, bolinhas confeccionadas com bastante papel bem amassado, bexigas com água dentro (não cheia para não estourar).

Avaliação: Uma das maneiras em que o professor pode registrar o conhecimento desenvolvido nessa aula é solicitar que as crianças desenhem as informações transmitidas, de acordo com a sua maturidade. Por exemplo, desenhar as partes do corpo em que mais sentiram a bolinha passar, ou que mais gostaram, sentindo prazer.

Criança massageando o pé do colega usando bolinha de tênis.

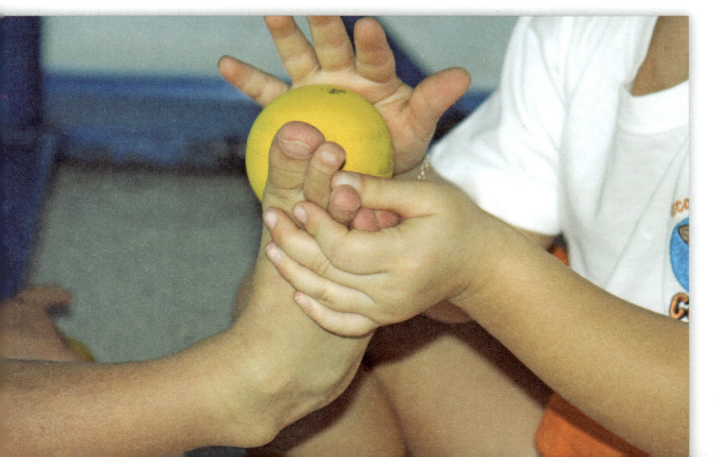

5 QUAL A FUNÇÃO DAS PARTES DO MEU CORPO?

Objetivo da Proposta: Identificar as principais funções de algumas partes do corpo, associando-as aos seus movimentos.

Conteúdo Conceitual: Entender a função de determinadas partes do corpo e reconhecer suas possibilidades de movimento.

Conteúdo Procedimental: Vivenciar movimentos com algumas partes do corpo presas.

Conteúdo Atitudinal: Ser capaz de aceitar vivências com algumas partes do corpo imobilizadas; ajudar os amigos quando necessário.

Método e Estratégias:

Preparar vivências para as crianças indagando: O que podemos fazer com as mãos? E com os nossos pés? Com a boca? Com os braços? Permitir que as crianças explorem ao máximo suas ideias e em seguida possam vivenciar as propostas de movimento sugeridas para cada parte do corpo. A partir desse reconhecimento, o professor pode sugerir alguns desafios, por exemplo: E se suas mãos fossem impedidas de se moverem, o que vocês conseguiriam fazer? É essencial que, após fazer a pergunta, o professor, com a permissão dos alunos, consiga prender as mãos para que eles vivenciem diferentes possibilidades de movimentos já dominados até então. O mesmo deverá ser feito com outras partes do corpo, por exemplo: prender os pés, juntos um do outro, com um barbante; colocar um saquinho nas mãos, impossibilitando o uso dos dedos; prender os braços com um barbante ou pedaço de tecido atrás do corpo; colocar uma fita em frente à boca impedindo a fala etc. Essas são vivências voltadas para crianças maiores, que, por conta do nível de compreensão que têm, conseguem aceitar esse tipo de brincadeira como um desafio.

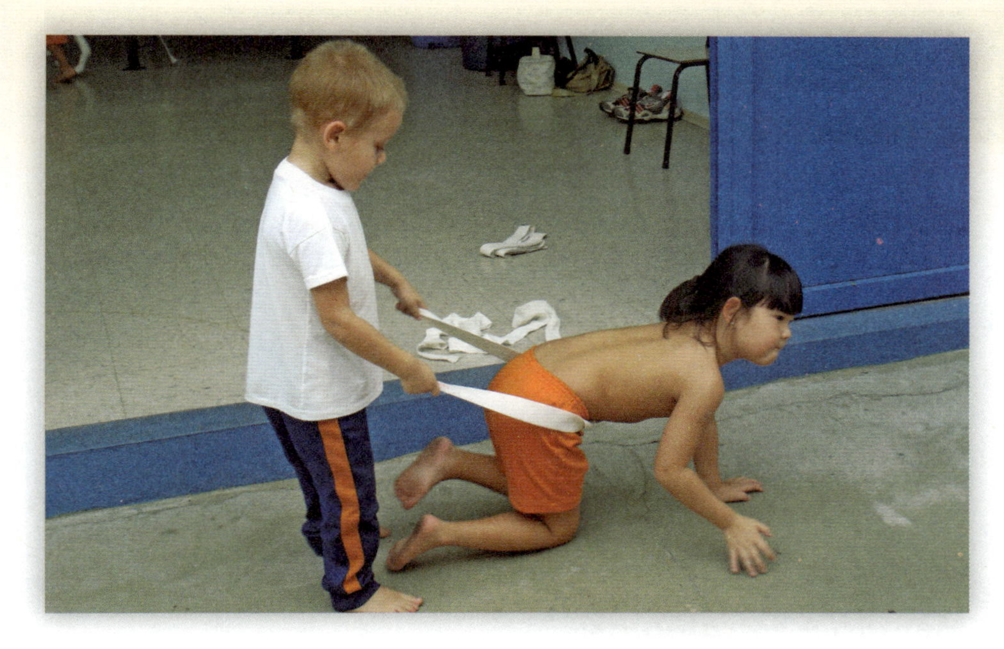

Crianças explorando deslocamentos sem tocar determinadas partes do corpo no chão.

Também é importante que, após esta atividade, o professor possa questionar o que foi e o que não foi possível realizar. É interessante que o professor observe se os alunos fazem ações usadas especificamente por essas partes que estão imobilizadas, por exemplo: se eles conseguem carregar algum objeto se as mãos estiverem presas; se eles conseguem caminhar no espaço com os pés totalmente presos. Perguntar, ainda, qual foi a parte do corpo mais fácil de executar, a mais fácil de ficar presa enquanto se fazia movimento e qual foi a mais difícil.

Material: Barbante, pedaço de tecido, elástico, fita-crepe e muitos objetos pequenos espalhados pelo espaço para que usem para transportar de um lugar a outro.

Avaliação: Observar como os alunos se manifestam diante de situações-problema, ou seja, com algumas partes do corpo impedidas de se moverem; observar as crianças que buscaram auxiliar os amigos na realização de diferentes funções. Solicitar que nomeiem quais são as possibilidades de movimento de cada parte do corpo que foi imobilizada, perguntando individualmente às crianças.

6 BRINCAR COM O TATO

Objetivo da Proposta: Explorar movimentos com foco no sentido do tato.

Conteúdo Conceitual: Compreender o que é o tato como um sentido corporal.

Conteúdo Procedimental: Explorar movimentos com o tato em diferentes materiais.

Conteúdo Atitudinal: Reconhecer a importância do tato.

Método e Estratégias:

O professor inicia a aula perguntando às crianças se sabem para que serve o tato e quando o usamos. Nesse momento, é importante o professor mostrar que o tato, entre outras funções, permite que as pessoas reconheçam materiais diversificados.

O professor pode então distribuir materiais com texturas diferentes, como bolas lisas, bolas ásperas, almofadas, bastões, plásticos-bolha, bexigas e aparelhos com superfícies de contato diferentes, caso tenha isso disponibilizado, como trampolins (oficiais ou feitos de pneu), escadas, pneus e barras, cordas ou tecidos para pendurar. A partir dessa exposição de materiais, que pode acontecer aos poucos, com alguns materiais inicialmente e depois com a troca ou o acréscimo de outros, o professor pede aos alunos que explorem movimentos e percebam as diferenças no tato dos objetos selecionados. É importante que o professor esteja, todo o tempo, voltando a atenção dos alunos para este sentido e questionando sobre como perceberam o tato nos diferentes objetos utilizados.

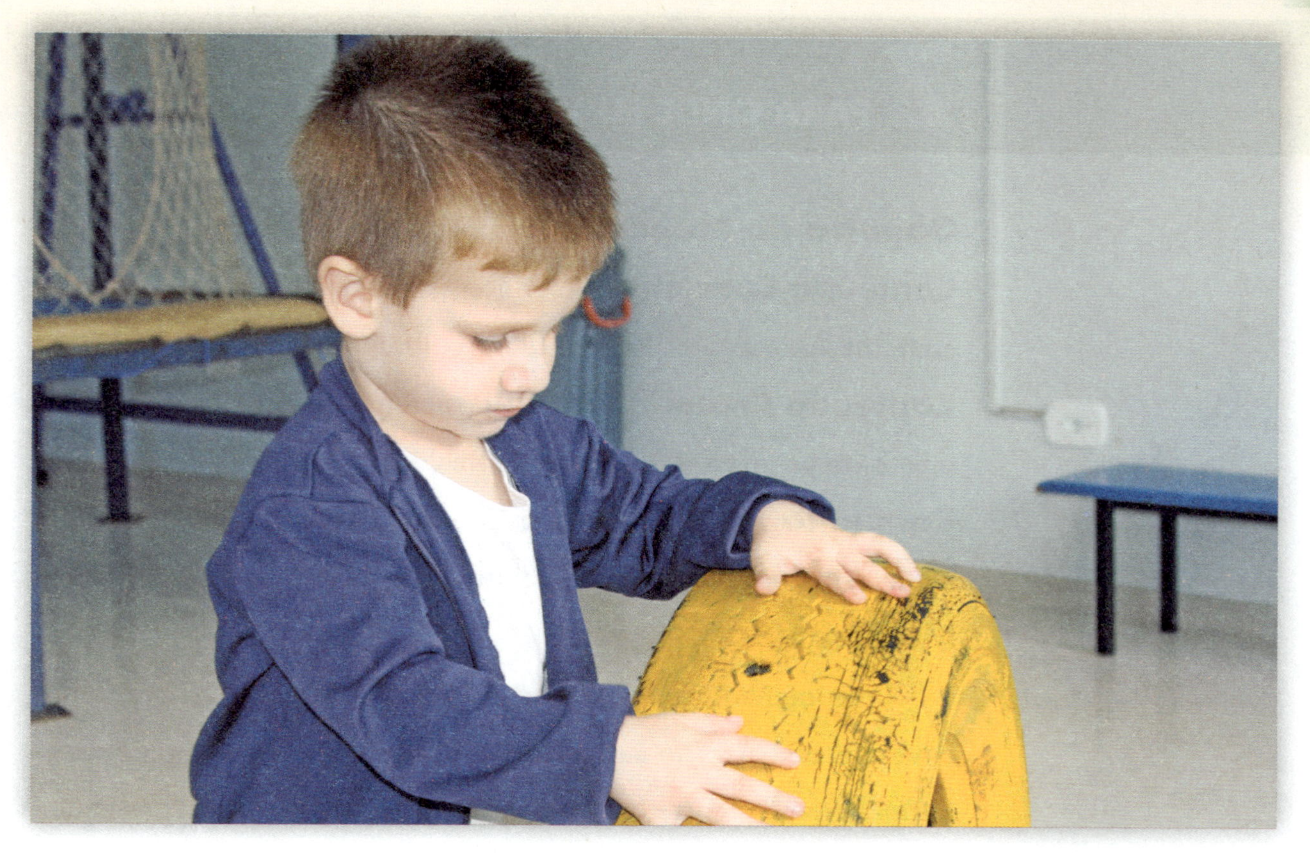

Criança explorando o tato em pneu.

Material: Bolas lisas, bolas ásperas, almofadas, bastões, bexigas, plásticos-bolha, aparelhos com superfícies de contato diferentes, caso seja disponibilizado, como trampolins (oficiais ou feitos de pneu), escadas, pneus e barras, cordas ou tecidos para pendurar, diferentes texturas dentro de potes como gelatina, areia, arroz, gelo, dentre outros.

Avaliação: Pedir que as crianças expressem corporalmente as diferenças encontradas em relação ao tato por meio de dramatizações; por exemplo, perguntando: Quem sentiu algo bem liso? Como era isso? Mostre corporalmente.

7 PARA ONDE EU VOU?

Objetivo da Proposta: Ampliar a noção espacial.

Conteúdo Conceitual: Conhecer os conceitos de: atrás, à frente, em cima, embaixo, ao lado de, dentro, fora, perto, longe e meio.

Conteúdo Procedimental: Posicionar-se em relação a algum objeto ou pessoa de formas diferentes.

Conteúdo Atitudinal: Perceber-se corporalmente no espaço para, assim, perceber melhor o outro.

Método e Estratégias:

Perguntar aos alunos se sabem o que significa estar atrás, à frente, em cima, embaixo, ao lado de alguma coisa, dentro, fora e no meio. Para as crianças entre quatro e cinco anos, sugerir que representem esses desafios utilizando o espaço e os colegas, pedindo que, em pequenos grupos de três pessoas, montem figuras ou posturas com alguns colegas embaixo e outros em cima, depois com colegas ao lado, enfileirados; questionar, então, quem está no meio, quem está ao lado; seguir pedindo que façam outra figura com colegas atrás e à frente etc. É importante determinar quem é o autor da proposta, oferecendo uma vez para cada um. Todas essas figuras podem ser variadas a partir das pistas que o professor oferecer, por exemplo: todos precisam se tocar ou agora não podem se tocar, mas devem estar juntos formando uma figura. Indagar sempre: Quem está na frente? Quem está atrás dele? Quem está embaixo de?

Para os mais novos, ou a partir dos três anos de idade, aproximadamente, é possível trabalhar com essa noção espacial com materiais, pois esses alunos não interagem muito em atividades que dependam do outro para realizá-las. Propor a mesma atividade, mas desafiá-los a explorarem os posicionamentos utilizando diversos materiais, tais como: uma cadeira, uma escada deitada sobre pneus, arcos, entre outros objetos que a escola ofereça. Sugerir que façam individualmente com os materiais, movimentos posicionando-se dentro deles, em cima, embaixo, ao lado etc. É possível ainda, para os maiores, aumentar o desafio, combinando os materiais com colegas para criarem uma figura maior, ou ainda, determinando o tempo para a elaboração desta tarefa.

Material: Poderão ser utilizados cordas, pneus, giz, cadeiras ou arcos, e outros materiais que a escola tiver.

Avaliação: Pedir que façam desenhos com figuras em cima, embaixo, ao lado, no meio, dentro ou fora, ou ainda, para os menores, que apontem em gravuras retiradas de revistas, quais são os objetos que estão em cima, embaixo etc.

Crianças explorando os espaços, posicionados ao lado de um círculo feito com corda.

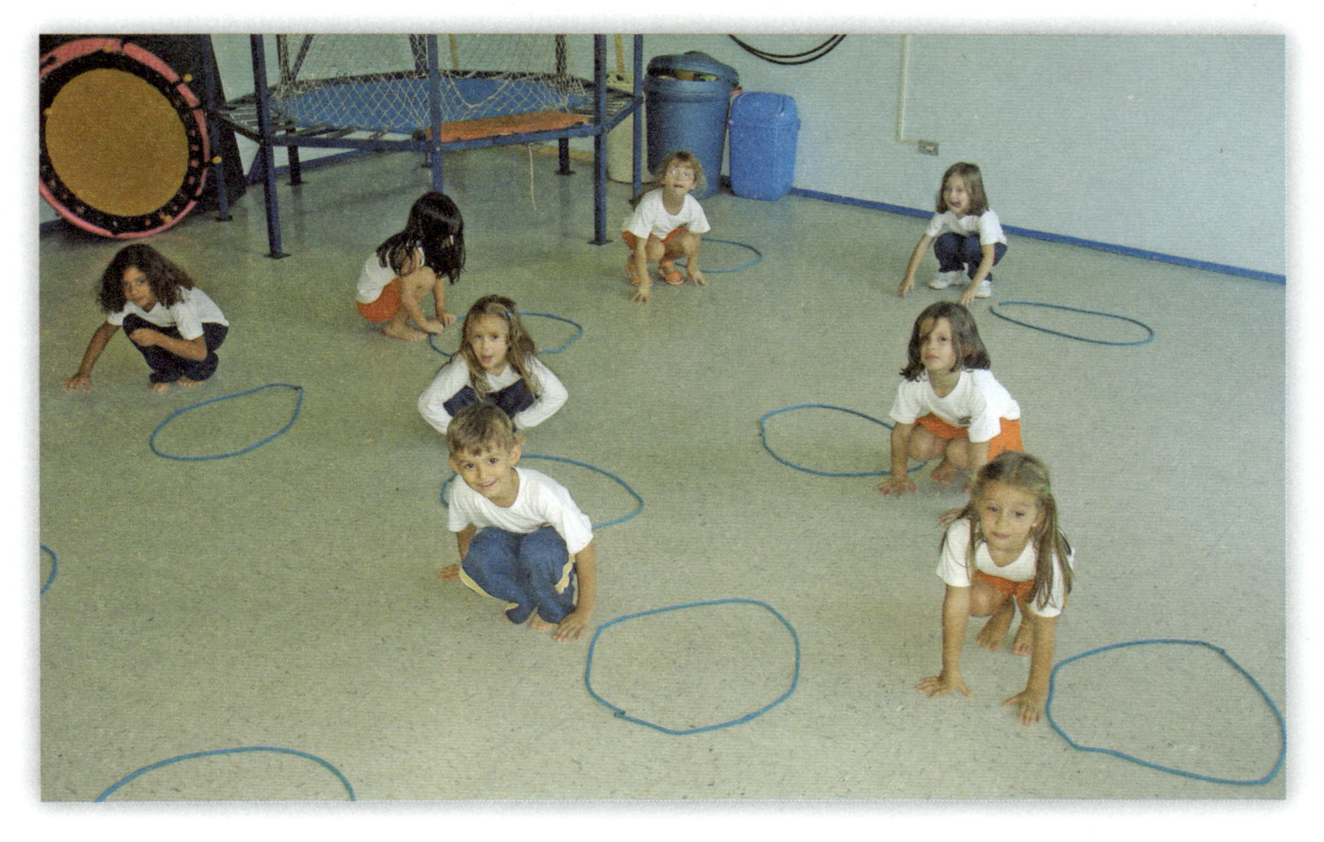

8 COMO EU SOU?

Objetivo da Proposta: Familiarizar-se com a imagem do próprio corpo e do corpo do colega.

Conteúdo Conceitual: Estimular a consciência e a percepção corporal.

Conteúdo Procedimental: Trabalhar com imitações, gestos e expressões com diferentes partes do corpo.

Conteúdo Atitudinal: Construção da identidade corporal.

Método e Estratégias:

Colocar as crianças em contato com o espelho e solicitar que observem sua imagem, solicitar que toquem e explorem por meio de movimentos as diferentes partes do corpo. Sempre em contato com o espelho, sugerir diferentes movimentos, tais como: massagear a barriga, balançar os cabelos, girar o ombro, cruzar os braços, dentre outros. Para os menores, principalmente até os três anos de idade, o professor pode sugerir algumas movimentações com diferentes partes do corpo, além das já realizadas pelos mesmos anteriormente, ampliando suas possibilidades e reconhecendo as movimentações com cada parte do corpo no espelho. Para os maiores, a partir de quatro anos aproximadamente, é possível propor às crianças que sugiram novos movimentos para serem imitados pelos outros, compreendendo tanto expressões menores (como as faciais) quanto as mais amplas. Para esse grupo de alunos, é ainda possível colocá-los em duplas realizando movimentos espelhados com os colegas (um em frente ao outro) com ou sem materiais, dependendo da maturidade e da experiência do grupo.

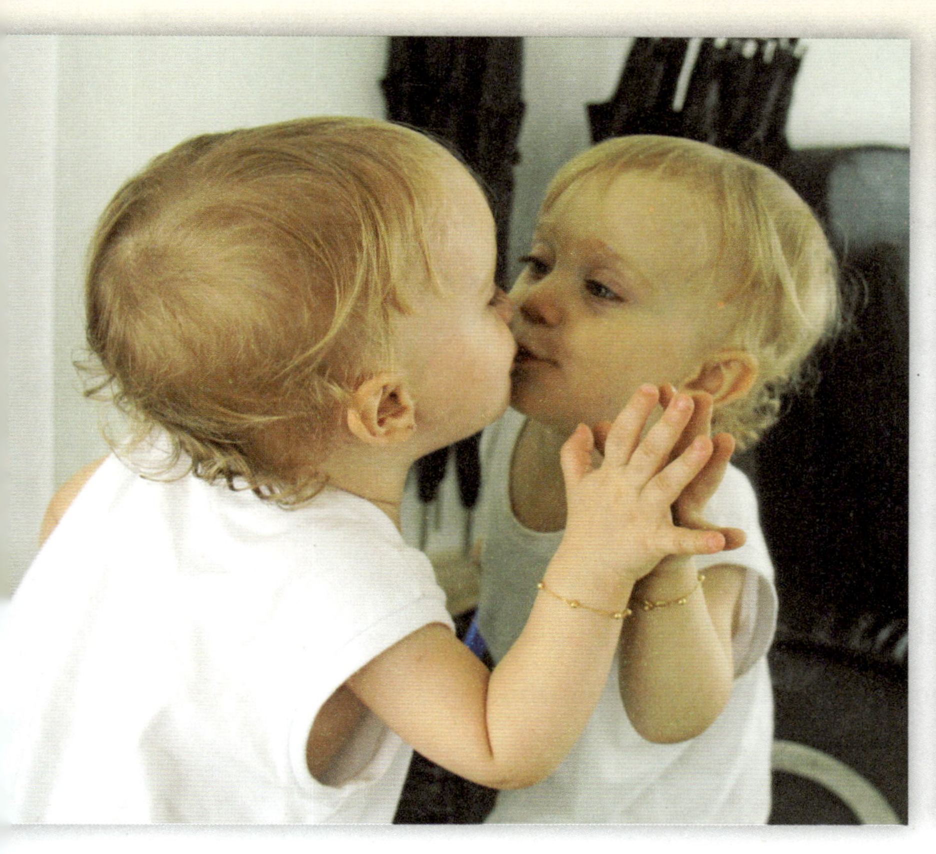

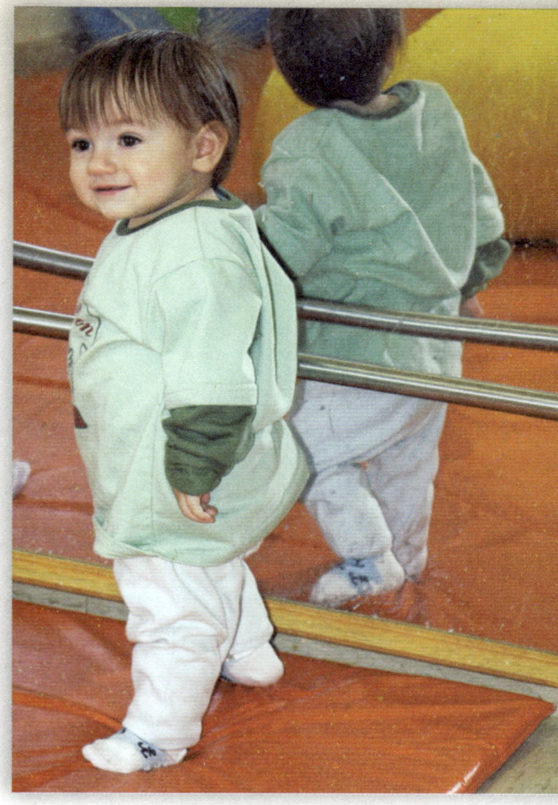

Crianças reconhecendo partes do corpo em frente ao espelho.

Material: Espelho.

Avaliação: Observar atentamente as dificuldades e facilidades dos alunos em realizar a proposta. Perguntar ao final da brincadeira o que foi mais fácil de fazer: criar movimentos para o amigo espelhar ou representar o espelho do colega. Relacionar as respostas dadas com as observações feitas anteriormente. Anotar o parecer sobre alunos que se destacam positiva ou negativamente.

1 DESAFIOS ACROBÁTICOS

Objetivo da Proposta: Realizar os desafios propostos utilizando diferentes apoios do corpo e equilíbrio.

Conteúdo Conceitual: Compreender o significado de apoiar-se e de equilibrar-se; identificar quais partes do corpo permitem ficar em apoio.

Conteúdo Procedimental: Construir figuras com diferentes partes do corpo: mãos, pés, cabeça, cotovelos, joelhos em grupos.

Conteúdo Atitudinal: Interação social com os amigos; juntos, devem cumprir os desafios, criar possibilidades de integração entre partes de seus corpos.

Método e Estratégias:

O professor pode iniciar sua aula por meio de uma pergunta geradora: Com que parte do corpo podemos nos apoiar no chão? Discutir com as crianças quais são as possibilidades de apoio (um pé, dois pés, uma mão, duas mãos, bumbum, joelhos etc.). Permitir que explorem as diferentes possibilidades, compreendendo o sentido de apoio. Ressaltar nessa compreensão a ideia de equilíbrio, o que é estar equilibrado e as formas de nos equilibrarmos. Em seguida, apresentar os desafios indicando a possibilidade de realização de figuras por meio de diferentes apoios formados em grupos de quatro, sem explicar "como" devem ser feitos. Dessa forma, as crianças podem interagir com os colegas, criando figuras em grupos e buscando interpretar corporalmente respostas às situações-problema que forem propostas, como: somente poderão apoiar no chão três pés, um bumbum e duas mãos; só vale uma figura que tenha um pé no chão, quatro

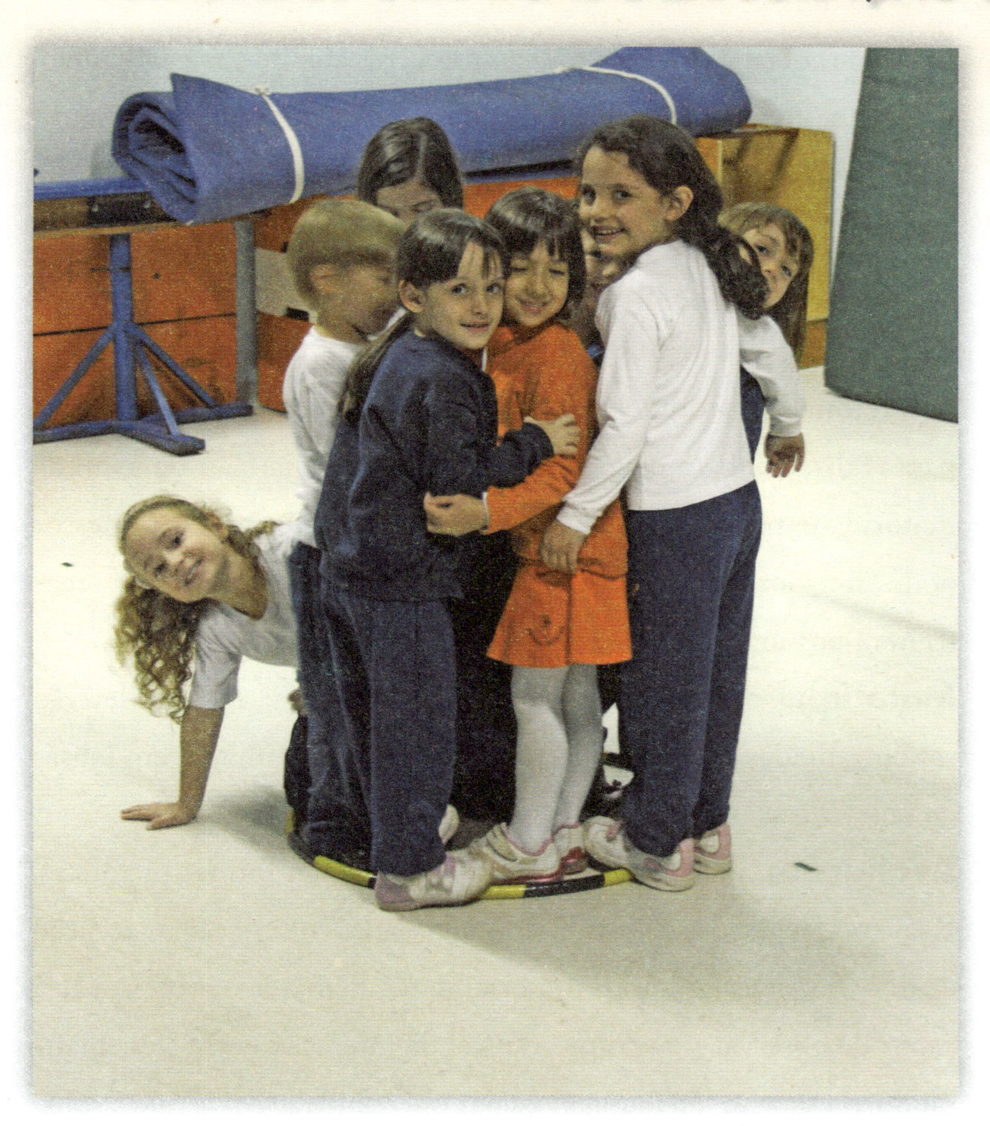

Crianças vivenciando uma situação-problema em grupo.

mãos e uma cabeça. O grupo deverá pensar diferentes maneiras de interação entre eles para conseguirem apresentar o desafio proposto. Ao professor, cabe variar os grupos para que as crianças brinquem com diferentes colegas, bem como variar os desafios propostos. É possível variar o jogo solicitando que cada grupo proponha um desafio. Outra forma de variar é solicitar aos alunos que componham figuras conhecidas deles, por exemplo: que representem um avião, exigindo que todos participem da brincadeira. O professor pode chegar com essa proposta até a composição de uma figura elaborada por todos juntos, na qual todos participem. Claro que para isso é preciso que tenham certo amadurecimento e que a intervenção do professor seja constante no sentido de ajudá-los a trabalhar em conjunto.

Caso algum desafio (ou uma situação-problema solicitada ou uma figura a ser construída) não tenha sido contemplado pelos grupos, retomá-lo pedindo que toda a classe pense numa alternativa para realizá-lo. Para os menores de três anos, que não terão ainda maturidade para esta parte das atividades em grupos, o professor pode direcionar sugerindo quais apoios eles podem utilizar para realizarem posturas estáticas (estátuas) individualmente.

Material: Uma folha e caneta para marcar as situações que deverão ser enfrentadas pelos grupos, podendo ser feito também em lousas ou em cartazes.

Avaliação: Solicitar o registro das figuras em formas pictóricas. Registrar facilidades e dificuldades das crianças na criação e execução de determinadas figuras. É importante também que o professor seja capaz de observar nos grupos o nível de interação entre eles, analisando as crianças que buscam ajudar e ser ajudadas para que a solução seja encontrada, assim como aquelas que impedem o trabalho em equipe. Registrar as criações dos grupos nas diferentes aulas em que são oferecidas essas propostas, visando interpretar a evolução processual das crianças.

2 CUIDADO PARA NÃO CAIR!

Objetivo da Proposta: Aperfeiçoar o equilíbrio sobre diferentes objetos, materiais e estruturas.

Conteúdo Conceitual: Compreender o que é equilíbrio estático e dinâmico.

Conteúdo Procedimental: Vivenciar o equilíbrio sobre diferentes bases.

Conteúdo Atitudinal: Ajudar os amigos no equilíbrio e criar com eles novas possibilidades de equilíbrio.

Método e Estratégias:

O professor pode iniciar sua aula perguntando aos alunos se eles sabem o que é estar em equilíbrio. Ouvir as explicações das crianças e complementá-las quando necessário, buscando sempre não apresentar as respostas para eles, mas fomentando suas reflexões. Solicitar que realizem o equilíbrio em diferentes bases de materiais: pneu, pé de lata, macarrão de piscina, saquinho de areia, banco sueco, trave de equilíbrio ou similar, como um muro, um tronco de árvore etc. Posteriormente, questionar a diferença entre um equilíbrio estático (parado em cima de

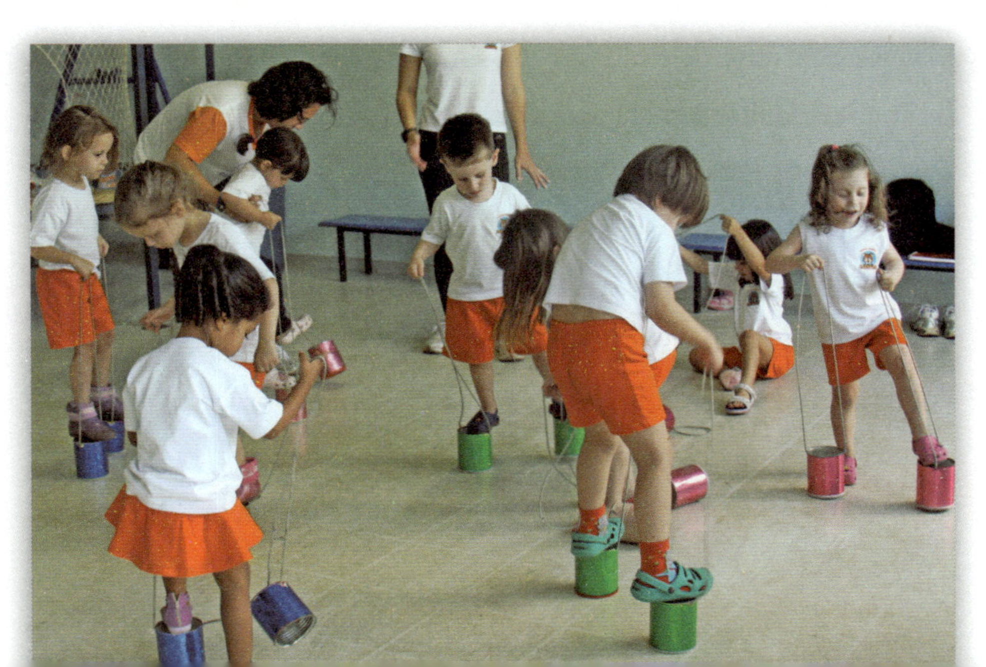

Crianças de três anos experimentando pé de lata.

algum objeto) e um dinâmico (finalização de um salto ou de um giro, sempre em movimento), por meio de ações que os representem.

Após a compreensão desses significados, oferecer alguns pequenos desafios, perguntando como é possível equilibrar-se em movimento, pedindo que identifiquem se há equilíbrio do corpo quando se está em deslocamento. Solicitar que realizem equilíbrios de forma que se mantenham no mesmo lugar. Posteriormente, solicitar que realizem o equilíbrio de forma que, em equilíbrio, se desloquem pelo espaço.

A partir dessa experiência, o professor direciona a atividade para equilíbrios simples, característicos da ginástica, como: avião (apoio de um dos pés e elevação de membro inferior estendido atrás), *passé* (apoio de um dos pés com outro joelho flexionado e o pé tocando o joelho da perna que está apoiada), vela (equilíbrio sobre os ombros e a nuca no chão), avião com apoio de um dos joelhos no solo, parada de três apoios (cabeça e mãos) etc. Podem ainda realizar os equilíbrios sobre os diferentes materiais. O professor deve estar na estação do circuito de materiais que necessitar de maior cuidado de proteção.

Conversar com os alunos sobre a experiência: Qual base foi mais fácil? Qual mais difícil? Por quê? Qual tipo de equilíbrio vocês acharam mais fácil realizar? Quais os nomes dos equilíbrios?

Material: Pneu, pé de lata, macarrão de piscina, saquinho de areia, banco sueco, trave de equilíbrio, ou similar, como um muro, um tronco de árvore, cadeiras, entre outros.

Avaliação: Para avaliar essa atividade é preciso que o professor consiga registrar quais alunos demonstraram compreensão das diferenças entre os tipos de equilíbrio criando corporalmente outras maneiras de representá-los. O registro servirá para dar prosseguimento nos conteúdos a serem desenvolvidos, assim como para avaliar processualmente a evolução motora dos alunos.

3 COMO CHEGO ATÉ LÁ?

Objetivo da Proposta: Vivenciar diferentes formas de deslocar-se pelo espaço, aprimorando a agilidade dos movimentos básicos.

Conteúdo Conceitual: Compreender o significado do deslocamento.

Conteúdo Procedimental: Realizar deslocamentos de diferentes maneiras.

Conteúdo Atitudinal: A interação de uns com os outros no cumprimento das tarefas que são as criações de deslocamentos em duplas, trios e pequenos grupos.

Método e Estratégias:

Promover situações de deslocamentos em diferentes formas, por exemplo: estar sentado e sair correndo; estar deitado e iniciar deslocamento em quadrupedia; estar em pé e começar a rastejar-se, e muitas outras possibilidades. Observar o deslocamento de uma bola que pode ser rolada de um para o outro, com direção definida, até que consigam perceber o sentido de deslocar-se perguntando: De que forma podemos sair de um lugar e chegar a outro? Realizar os possíveis movimentos de um lado a outro, a partir de uma linha demarcatória, ou sobre um banco, atravessando-o de uma ponta a outra, usando ou não materiais, como empurrando um arco, em cima de um pé de lata, carregando bolas e colchões leves e pequenos.

Há ainda a possibilidade de incentivá-los a deslocarem-se imitando diferentes animais, como: jacaré, cobra, canguru, sapo, entre outros, não indicando "como" devem fazer o movimento,

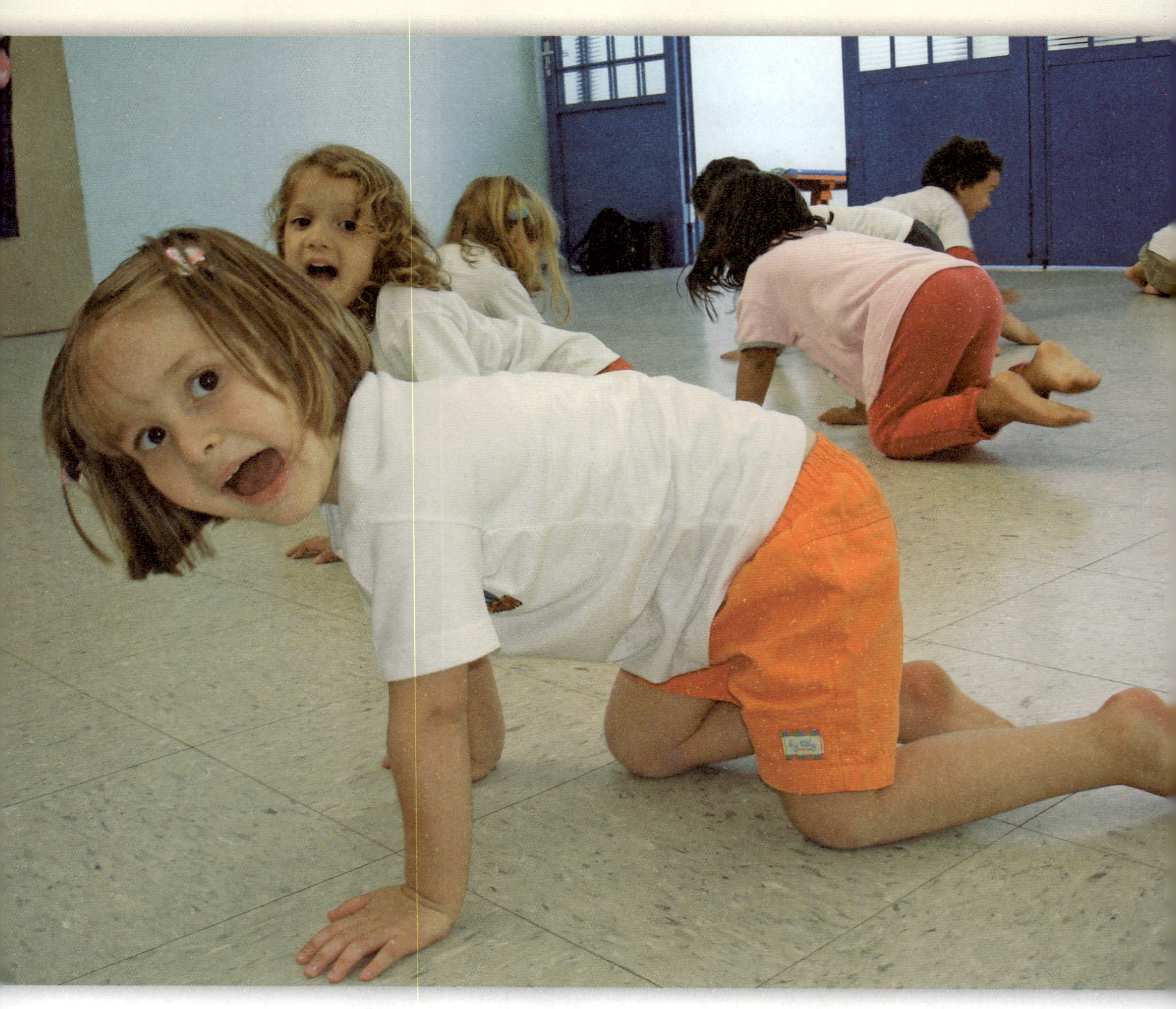

Crianças vivenciando um tipo de deslocamento proposto por elas.

apenas que é preciso representar o animal e deixá-los criarem as suas interpretações dos movimentos para executarem os deslocamentos. É possível ampliar as variações de deslocamentos propondo trabalhos em duplas, trios e até em pequenos grupos. Caso algum tipo de deslocamento não tenha surgido nas ideias dos alunos, o professor pode apresentar outras possibilidades, como os deslocamentos por meio de passos, corridas e saltitos que são mais utilizados na Ginástica: *passo-une-passo*, o mesmo com pequeno saltito (*chassé*), passos com elevação dos membros superiores estendidos e alternados (à frente, ao lado e para trás), andar em *passé*, saltitar em *passé*, tesourinhas (saltitos com trocas de pernas).

Material: Nesta atividade, podemos ou não utilizar materiais, tais como: arcos, cordas, fitas, bolas, colchões, pé de lata, entre outros.

Avaliação: Observar as facilidades e as dificuldades dos alunos ao realizarem as atividades nos três planos possíveis de deslocamento (alto, médio, baixo), identificando-os e registrando para futuras interpretações de seus avanços motores. Essas são atividades que propiciam ao professor facilidade em observar as possíveis interações que ocorrem entre os alunos, nos trabalhos em duplas, trios e pequenos grupos. É importante o registro sobre essas observações para uma avaliação processual do amadurecimento de cada aluno.

4 TAPETE MÁGICO

Objetivo da Proposta: Explorar diferentes maneiras de movimento usando o material "tapete" (pode ser aquele para banho em formato de pés, ou outro qualquer).

Conteúdo Conceitual: Compreender as variações de movimentos com diferentes funções do tapete.

Conteúdo Procedimental: Criar diferentes movimentos a partir das diversas funções do objeto e executar os movimentos criados pelos colegas.

Conteúdo Atitudinal: Interação com ênfase tanto na criação de propostas diferentes como na aceitação das propostas alheias.

Método e Estratégias:

Após mostrar aos alunos o objeto "tapete", entregar um para cada aluno e pedir que explorem, brincando, quais as maneiras de nos posicionarmos em cima dele. Propor possibilidades diferentes daquelas que surgirem, sem demonstrar como fazê-las. Questioná-los se sabem qual a função desse objeto, indagando-os sobre outras possibilidades de função que ele possa ter nas brincadeiras que ocorrem nas aulas de Educação Física. A partir dos primeiros momentos de exploração do material e de suas possibilidades, o professor pode propor alguns desafios: Será que com ele podemos carregar algo (apoio como bandeja, formar cone com o tapete para colocar algo dentro etc.)? É possível imitarmos algum animal com esse objeto (exemplo: cada tapete em uma mão, imitando pássaro)? Como o tapete pode nos ajudar nos trabalhos com equilíbrios e com deslocamentos (aulas já realizadas com as crianças, entendendo que elas tenham compreendido o significado dessas ações)? Após a fase de exploração individual, as duplas devem criar propostas que usem dois tapetes. O professor deve ajudá-los a identificar novas funções, por exemplo: usar o tapete como raquete que rebate uma bolinha, um para o outro. É importante que o professor observe se surgem novas propostas, pois, caso isso não aconteça, ele precisa instigá-los a criar, sempre dizendo o que fazer sem explicar como devem fazer. Com os maiores de quatro anos, é possível sugerir ainda que façam pequenas sequências de três ou quatro movimentos com os tapetes, explorados anteriormente, e apresentem aos colegas da turma.

Material: Tapetes individuais de qualquer modelo.

Avaliação: Observar os alunos mais criativos e aqueles que apresentam mais dificuldade em propor e cooperar com os colegas nas explorações do material, mas não ficar só nas observações, e sim registrar para futuras comparações de cada aluno com ele mesmo, analisando suas progressões, assim como a necessidade de receberem estímulos para se tornarem mais criativos.

Crianças explorando o tapete.

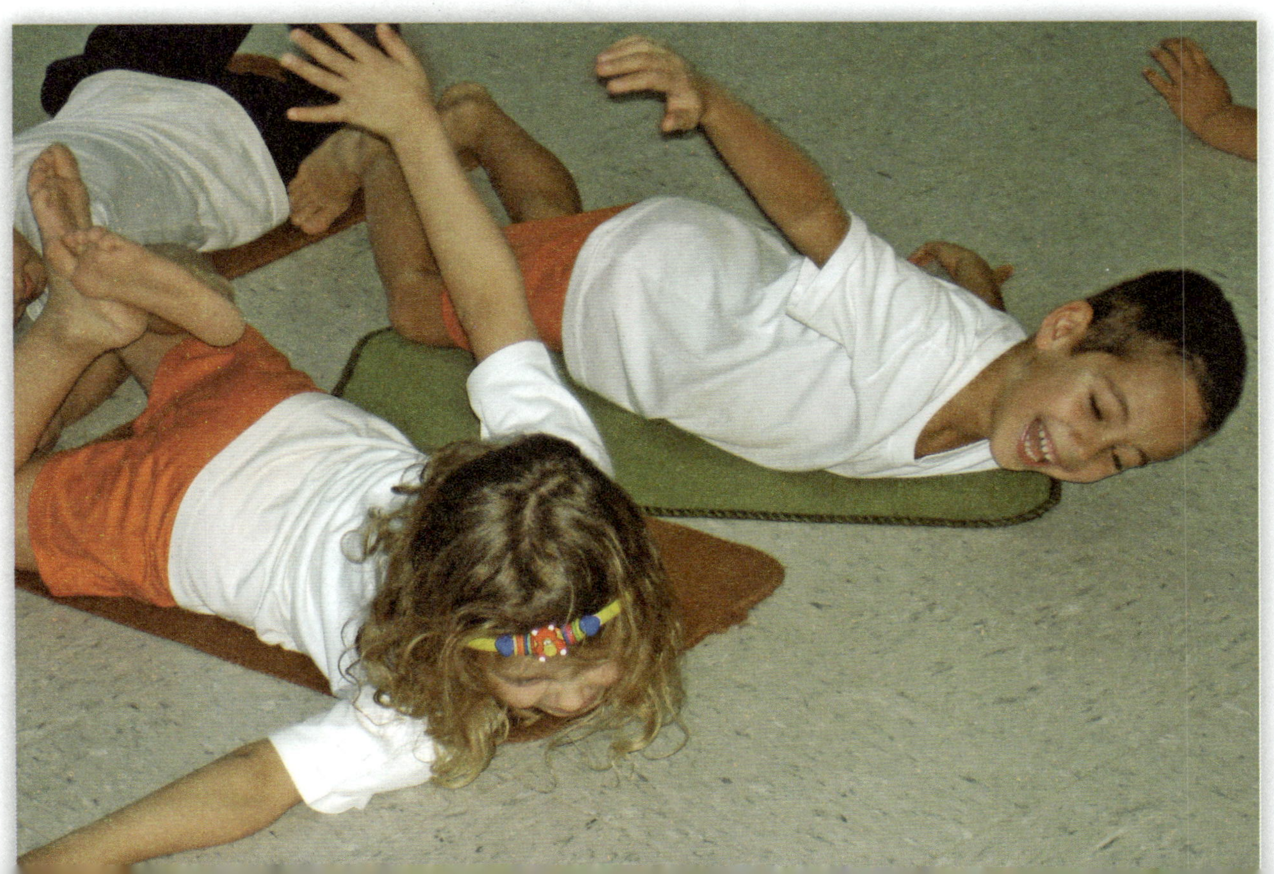

5 TUBÃO MÁGICO

Objetivo da Proposta: Explorar diferentes maneiras de movimento usando o material "macarrão de piscina".

Conteúdo Conceitual: Compreender as possibilidades de movimento oferecidas pelo mesmo material, identificando novos movimentos.

Conteúdo Procedimental: Criar diferentes movimentos a partir do uso desse objeto e executar as variações apresentadas pelos colegas.

Conteúdo Atitudinal: Interagir com os amigos nos momentos de criação dos próprios movimentos e naqueles de execução dos movimentos criados pelos colegas.

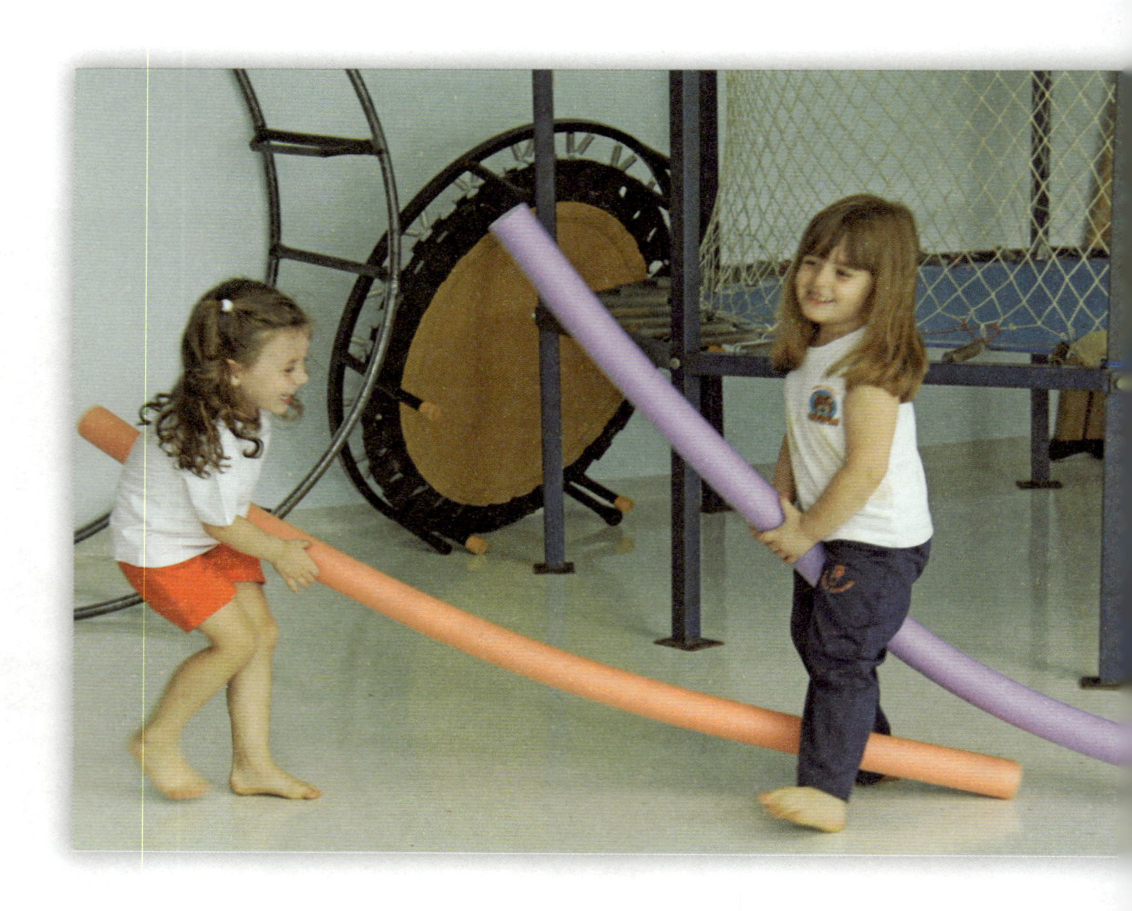

Método e Estratégias:

Apresentar aos alunos o objeto "macarrão de piscina" e questioná-los sobre a função dele. Entregar um objeto para cada aluno e permitir que explorem e brinquem com ele.

Só após um tempo de exploração de movimentos realizados individualmente, o professor deve propor alguns desafios, como: Quem consegue dar a função de um meio de transporte a este objeto (trem com várias crianças, barco em duplas)? É possível imitarmos algum animal com este objeto (por exemplo, ser a tromba de um elefante)? Os problemas podem avançar em complexidade, de acordo com o nível de maturidade das crianças, mas sempre apresentados em forma de problemas. Por exemplo: Quais as maneiras de lançar esse objeto e recuperá-lo de volta? E se esse

Crianças explorando macarrão em aula de *Movimento*.

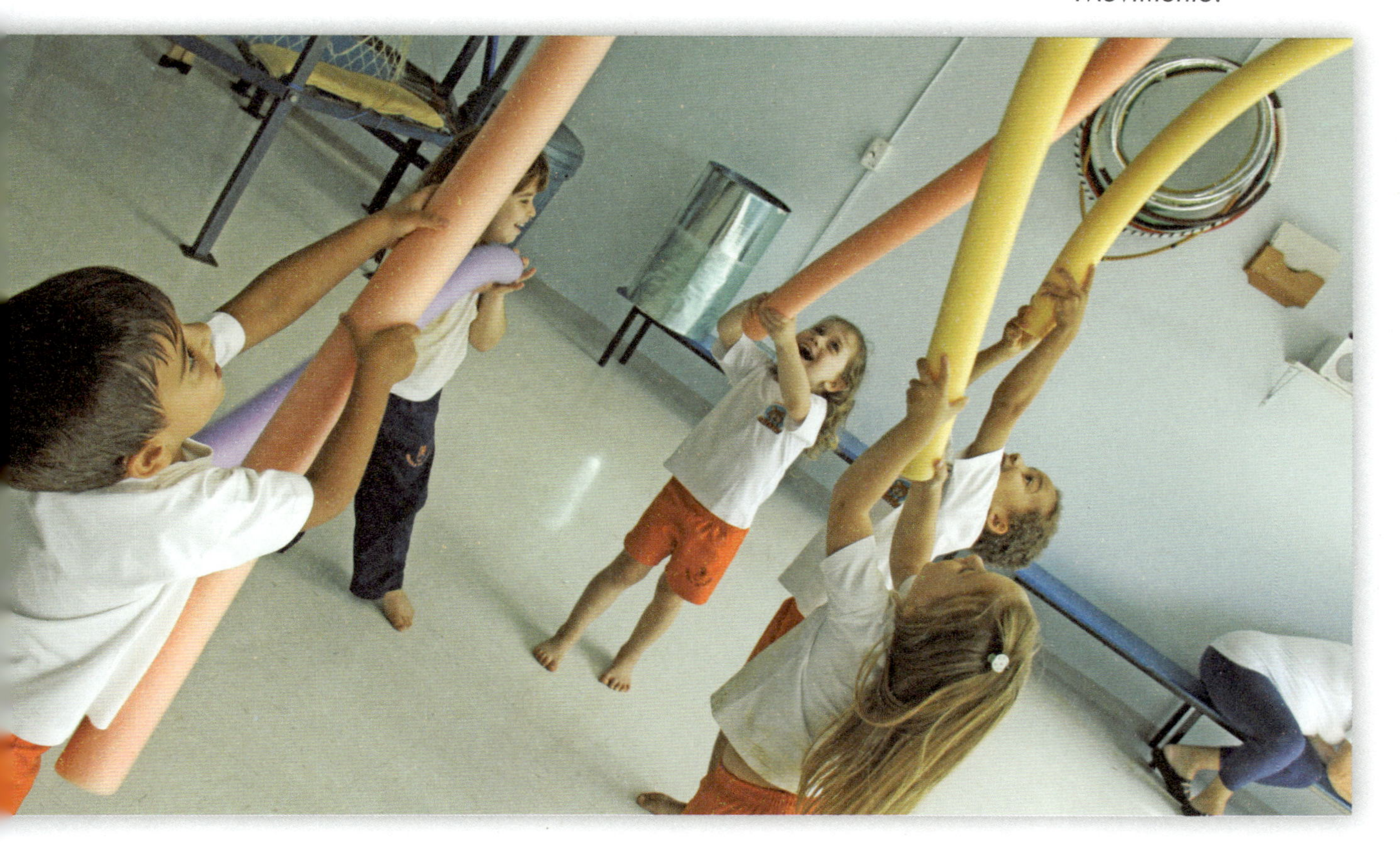

macarrão se transformasse em uma corda, o que seria possível fazer com ele? O professor deve estar atento às explorações dos alunos e então direcionar para outras formas de manipulação características da Ginástica que são possíveis com esse material: balanceamentos, lançamento e recuperação de diferentes formas (individualmente e em duplas), rolar no corpo e rolar no chão, saltar sobre, saltar com o material etc. Ao final da aula, é sempre interessante ressaltar quais foram as propostas que acharam mais interessantes, mais difíceis, mais engraçadas...

Material: Macarrão ou espaguete de piscina.

Avaliação: Registrar as evoluções dos alunos tanto em termos de criatividade como de dificuldade e facilidade de execução das tarefas propostas. Solicitar desenhos das figuras elaboradas com esse material para que as crianças registrem a atividade e, principalmente, para que o professor consiga identificar o que elas aprenderam.

6 OBSTÁCULOS

Objetivo da Proposta: Solucionar os problemas apresentados de ultrapassagem sobre os obstáculos, aprimorando suas habilidades motoras.

Conteúdo Conceitual: Compreender as soluções encontradas de posicionamentos corporais que permitam ultrapassagens de obstáculos nas diferentes situações.

Conteúdo Procedimental: Observar os diferentes obstáculos para propor alternativas de passagem por eles; ultrapassar os obstáculos.

Conteúdo Atitudinal: Interagir com os colegas nas elaborações das soluções encontradas pelo grupo de amigos como movimentos propostos para realização da tarefa (com alunos mais velhos); interações com os colegas nas tarefas.

Método e Estratégias:

Apresentar os diferentes tipos de obstáculos para os alunos (alguns exemplos: cadeira, partes de plinto de madeira ou o mesmo montado

Crianças competindo em equipes, ultrapassando obstáculos por meio de rolamentos.

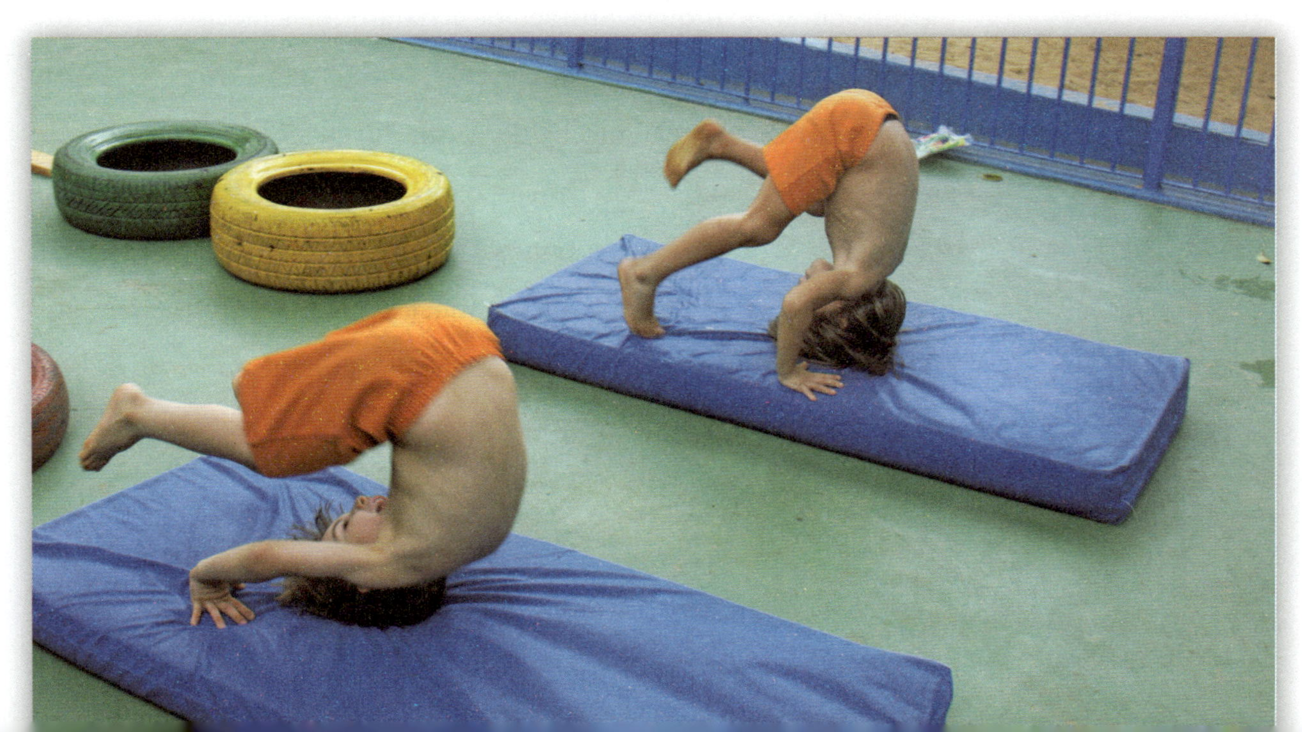

com gavetas sobrepostas, baldes, trave de equilíbrio ou banco sueco, arcos, colchões, colchonetes, entre outros). Organizar a aula de forma que todos possam passar pelos aparelhos espalhados no espaço, explorando todos como obstáculos a serem transpostos (em circuitos ou em colunas). Após essas vivências, solicitar aos alunos que criem formas de ultrapassar os obstáculos como quiserem, desde que determinada parte do corpo toque, ou não toque, no objeto, ou, ainda, que o objeto seja tocado apenas pelas mãos ou só pelos pés, ou até que ultrapassem o objeto sem tocá-lo. São muitas as opções de ultrapassagem individual que podem ainda ser exploradas em duplas, de mãos dadas, terminando com giros, ou em equilíbrios etc.; enfim, há diferentes possibilidades, e cabe ao professor observar quais não são expressas pelos alunos para que ele crie pistas que levem os alunos a executarem as formas não contempladas. E, se algum movimento importante para aquela fase da criança não tenha sido apresentado pelos alunos, por exemplo, um salto sobre o plinto com pernas afastadas, o professor pode então direcioná-los para esta proposta, que pode ser realizada sobre o colega, ou sobre caixas, ou plinto, variando a altura dependendo da maturidade das crianças. No final da aula, questionar quais obstáculos acharam mais fáceis e mais difíceis em cada uma das situações vividas.

Material: Cadeiras, plinto, balde, caixas de refrigerante, trave, pneus, banco sueco, escadas, arcos, bancos, cordas, entre outros.

Avaliação: Identificar os alunos que apresentam medo na execução diante de alguns obstáculos, anotar aqueles que mais propuseram atividades diferentes, observar os alunos que procuraram ajudar e dar dicas para a aprendizagem do outro. Essas anotações só fazem sentido se forem utilizadas na elaboração das aulas seguintes.

7 PARAQUEDAS

Objetivo da Proposta: Vivenciar e propor atividades e desafios com material de grande porte, por exemplo, o paraquedas.

Conteúdo Conceitual: Compreender a utilização do paraquedas na sua função tradicional e na adaptada para exploração dos movimentos.

Conteúdo Procedimental: Explorar o material paraquedas de diversas maneiras.

Conteúdo Atitudinal: Criar, ajudar e ousar na exploração do material paraquedas principalmente das atitudes individualizadas no grande grupo.

Crianças explorando os movimentos com paraquedas.

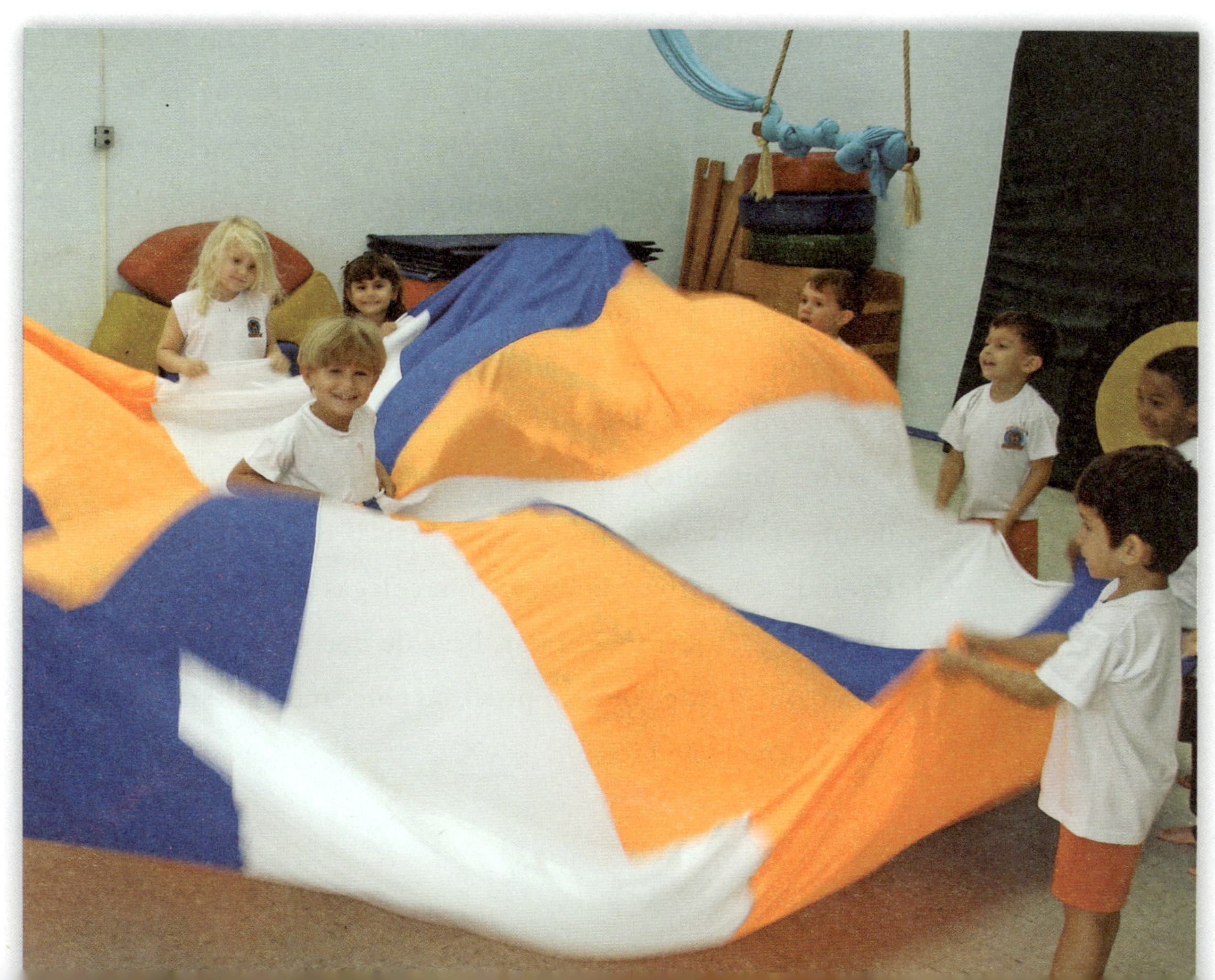

Método e Estratégias:

Abrir o paraquedas e perguntar se as crianças conhecem aquele material e sabem qual a sua função. Dar início às explorações dele, sempre perguntando para as crianças o que é possível fazer com isso. Há uma tendência de eles não conseguirem mostrar nenhum movimento por nunca terem vivenciado esse material; portanto, é preciso atenção do professor para que não seja desmotivante para as crianças brincarem com ele. O professor deve interagir o tempo todo, instigando-os a experimentar determinado movimento e até propondo que ousem mais.

Após um tempo de exploração, organizar os alunos em círculo, colocando cada um segurando uma parte da borda do paraquedas. Propor desafios: É possível que todos se escondam nesse material? Como podemos nos organizar para trocar de lugar? Como pode ser essa troca? É possível passar por cima do material? E por baixo? Permitir que façam trocas de lugares a partir de determinadas indicações, por exemplo, especificando cores e orientando que só trocam aqueles que se declararam com essas cores. Também podem ser feitas posições das crianças em cima ou embaixo do paraquedas, conforme uma indicação do professor, por exemplo, ao falar um nome de um pássaro, elas devem imitá-lo deslocando-se em cima do material e, quando se referir a um animal que rasteja, elas devem se deslocar por baixo do material, trabalhando noções básicas de orientação espacial. E, ainda, com trocas de lugar com colegas ao lado, explorando o direito e o esquerdo. Ou dar dicas de que só se pode atravessar para o outro lado com um pé só, ou colocando as duas mãos e os dois pés no chão etc.

Se algum movimento sugerido pelos alunos não tiver sido contemplado, o professor pode explicá-lo minuciosamente para que possa ser realizado.

Material: Paraquedas confeccionado no tamanho ideal para as idades propostas.

Avaliação: Identificar alunos que apresentam dificuldade em brincar em grupos; observar os alunos que propõem mais atividades, criando, estimulando e explicando a atividade para os demais; observar e registrar quais são os alunos que apresentam alguma dificuldade em executar uma tarefa específica para a sua faixa etária; perceber quais são aqueles que não respeitam a hora de falar e de ouvir para que isso seja enfatizado antes do início das próximas atividades.

Observação: Brincar com todas as crianças juntas, com o mesmo aparelho, como neste caso, fica mais difícil em idades menores; mas o paraquedas é um instrumento muito interessante para que comecem a aprender a trabalhar em grupo.

8 MANIPULAÇÕES

Objetivo da Proposta: Aprimorar a manipulação de diferentes objetos.

Conteúdo Conceitual: Compreender o significado de manipulação de objetos.

Conteúdo Procedimental: Explorar as diferentes possibilidades de movimento dos objetos.

Conteúdo Atitudinal: Criar, ajudar e ousar na exploração dos diferentes objetos, individualmente e em grupos.

Método e Estratégias:

Iniciar a aula com o questionamento: O que é manipular objetos? A partir das respostas das crianças, permitir que vivenciem diferentes possibilidades com os materiais: arco circense, pino de boliche, arcos e fitas de ginástica rítmica, garrafas de plástico de refrigerantes de diferentes formatos, pesos e tamanhos, barangandã e corda. Após esse tempo de exploração de alguns materiais realizado individualmente e em duplas, o professor pode dividi-los em pequenos grupos e organizar os materiais em formato de circuito. Lançar desafios tais como: É possível lançarmos esses materiais? Como? Como lançá-los para nossos amigos? É possível passá-los pelo corpo? Como? De que maneira posso passar o material de uma mão para outra? Quem consegue rolar esse material no chão? E no corpo? E depois, é possível recuperá-lo? Observar as propostas dadas pelos alunos e sugerir que as mais diferentes do comum possam ser demonstradas, como manipulações que não tenham sido realizadas. Perguntar aos alunos quais os materiais de que mais gostaram de manipular permitindo que expliquem as razões disso.

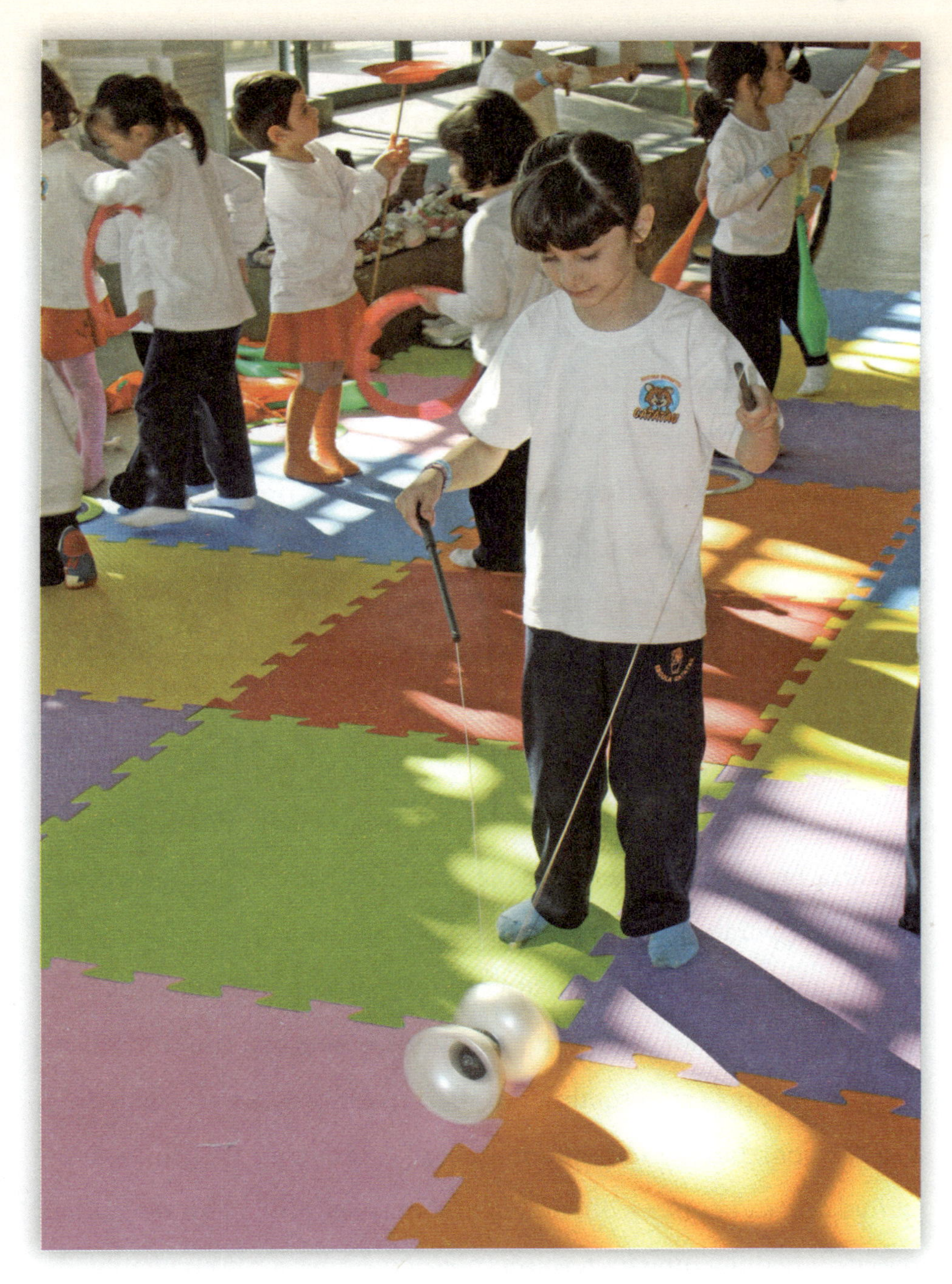

Crianças manipulando diferentes objetos: diabolô, prato, arcos, fita, maças.

Avaliação: Identificar os alunos que buscaram criar alternativas diferenciadas, os alunos que foram persistentes em aprender novas maneiras, os que ajudaram e deram dicas aos colegas. Registrar as principais dificuldades apresentadas por alguns alunos para posterior confronto com seu desempenho.

1 PEDRA, PAPEL E TESOURA

Objetivo da Proposta: Aprimorar a agilidade motora ao realizar corrida de velocidade com parada brusca e mudança de direção acoplada com jogo de sorte/azar.

Conteúdo Conceitual: Aprender noções de velocidade e ainda sobre o ato de jogar (conceito de sorte/azar).

Conteúdo Procedimental: Estimular a corrida intervalando com momentos de parada para jogos de sorte/azar, nos quais todos tenham a chance de ganhar ou perder.

Conteúdo Atitudinal: Aceitar o resultado do jogo de sorte/azar; ser sincero no jogo; ter paciência para cumprir uma meta.

Método e Estratégias:

Tradicionalmente, na cultura infantil, o jogo Pedra, Papel e Tesoura faz-se em duplas: cada jogador pode escolher uma das alternativas para representar apenas com as mãos: pedra (apresenta uma das mãos fechada como uma pedra), tesoura (mão fechada com os dedos indicador e médio estendidos e abertos, imitando uma tesoura) e papel (mão totalmente aberta, como uma folha de papel). Os dois jogadores, ao mesmo tempo, mostram com as mãos a alternativa que cada um escolheu. Há algumas possibilidades de ganhar o jogo: a pedra ganha da tesoura (pois a quebra); a tesoura ganha do papel (pois o corta); e o papel, da pedra (pois a envolve). Caso os jogadores escolham a mesma alternativa, volta-se e o jogo reinicia.

A ideia do jogo Pedra, Papel e Tesoura é associar essas palavras a movimentos/posturas/posições. Para isso, é preciso respeitar o nível de maturidade das crianças com as quais se desenvolve essa proposta.

É um jogo que pode variar de duas a mais associações, por exemplo, para os menores: quando o professor falar a palavra pedra, as crianças devem correr e, ao ouvirem a palavra papel, parar. Isso pode ser ainda associado a outros movimentos, como se sentar, se deitar, se encostar num colega e, aos poucos, acrescentar uma terceira palavra associada a uma posição corporal, como parar sob o apoio de um pé só. A complexidade vai sendo gradualmente ampliada à medida que as crianças consigam atender à proposta.

A mesma brincadeira pode ser transformada em jogo quando desenvolvida para crianças maiores: pode-se dividir a classe em duas equipes e fazer a demarcação de um retângulo para ambas. Cada equipe se posicionará num dos cantos do retângulo, do mesmo lado. Ao sinal, o primeiro de cada fila deverá percorrer a linha demarcada,

Crianças tirando a sorte no jogo Pedra, Papel e Tesoura.

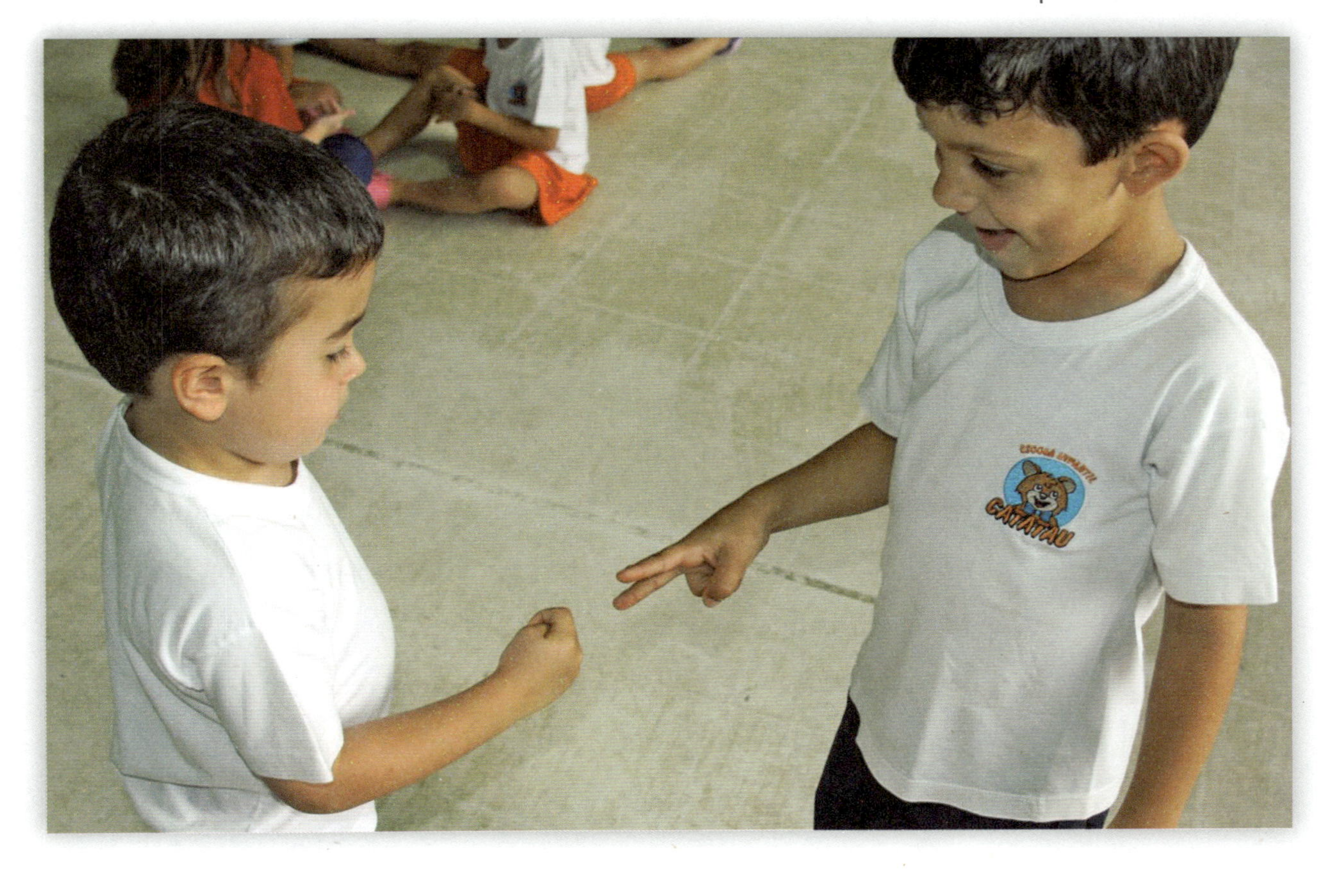

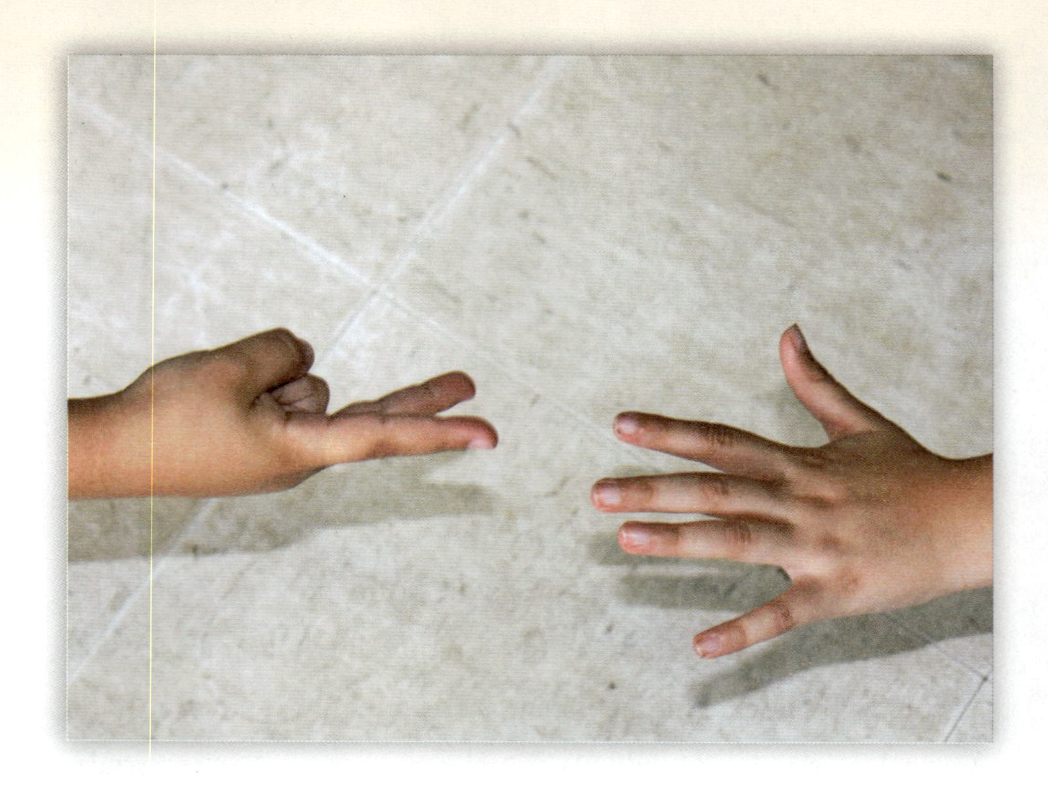

correndo, até chegar à equipe contrária. Então, quando ambos os representantes das filas se encontrarem, jogam "Pedra, Papel e Tesoura", e quem ganhar continua a corrida até o campo adversário e marca ponto; quem perder volta para o final da fila. É importante esclarecer para as crianças que, nesse tipo de jogo, o confronto entre as equipes é de sorte/azar e que, independentemente do nível de velocidade empregado pelos participantes, é a sorte que dita o resultado final.

Observação: Jogar com as palavras associando-as a movimentos/posições de partes do corpo.

Material: Giz para demarcar linhas (caso não haja linha pintada no chão da escola), cones, coletes para dividir equipes (ou fitas amarradas em volta do corpo, no punho).

Avaliação: Observar como as crianças recebem o resultado do azar na perda de um ponto, como tratam os alunos que perderam na sorte/azar.

2 SENSIBILIDADE TÁTIL

Objetivo da Proposta: Treinar a habilidade de arremessar controlando a força depositada nesta ação.

Conteúdo Conceitual: Reconhecer os diferentes pesos e aspectos das bolas.

Conteúdo Procedimental: Realizar passes com diferentes bolas.

Conteúdo Atitudinal: Dar dicas aos amigos e avisá-los da quantidade de força e aspectos gerais da bola.

Método e Estratégias:

Iniciar a aula com as crianças identificando os esportes que utilizam o material bola. Mostrar e permitir vivências com todas

Crianças menores em momento de reconhecimento e exploração de diferentes bolas, antes de aprenderem a jogar Batata Quente.

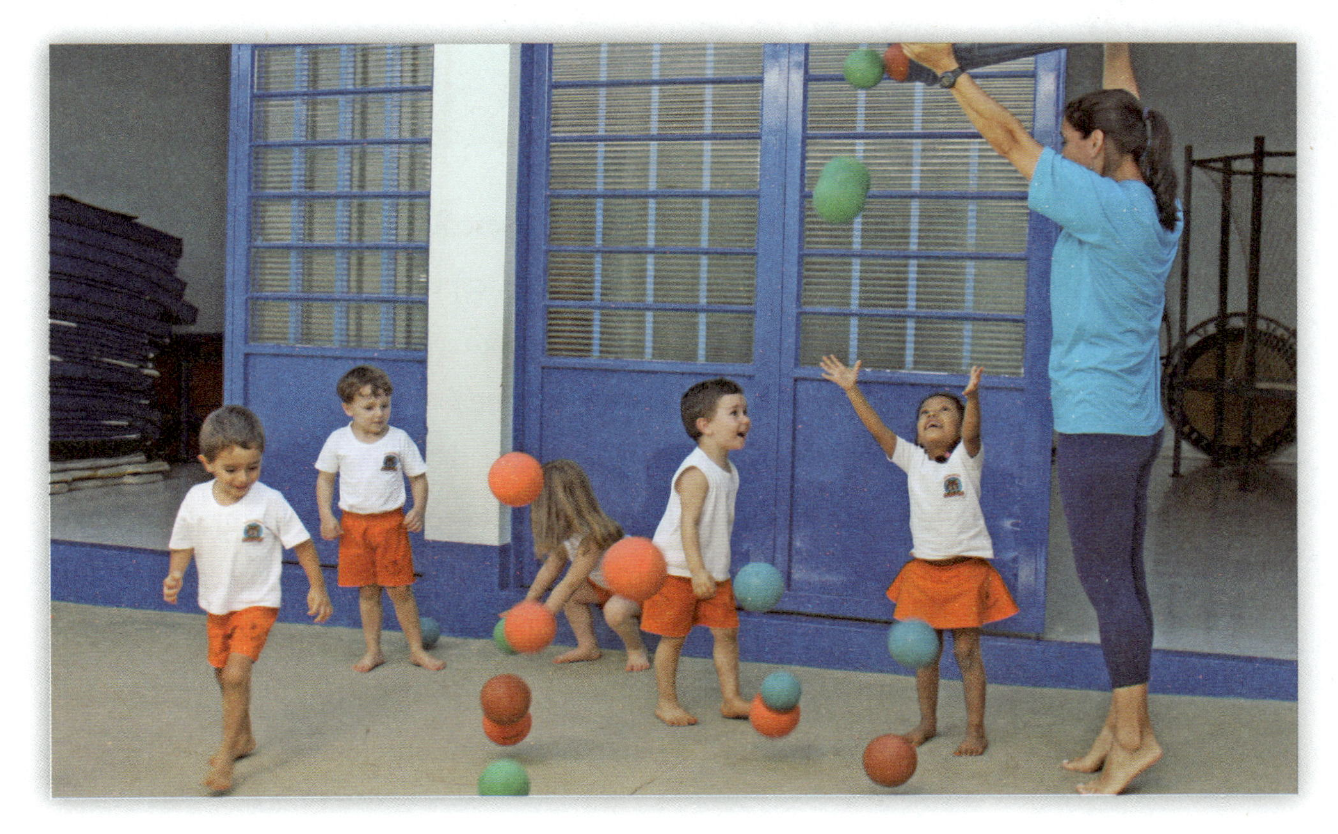

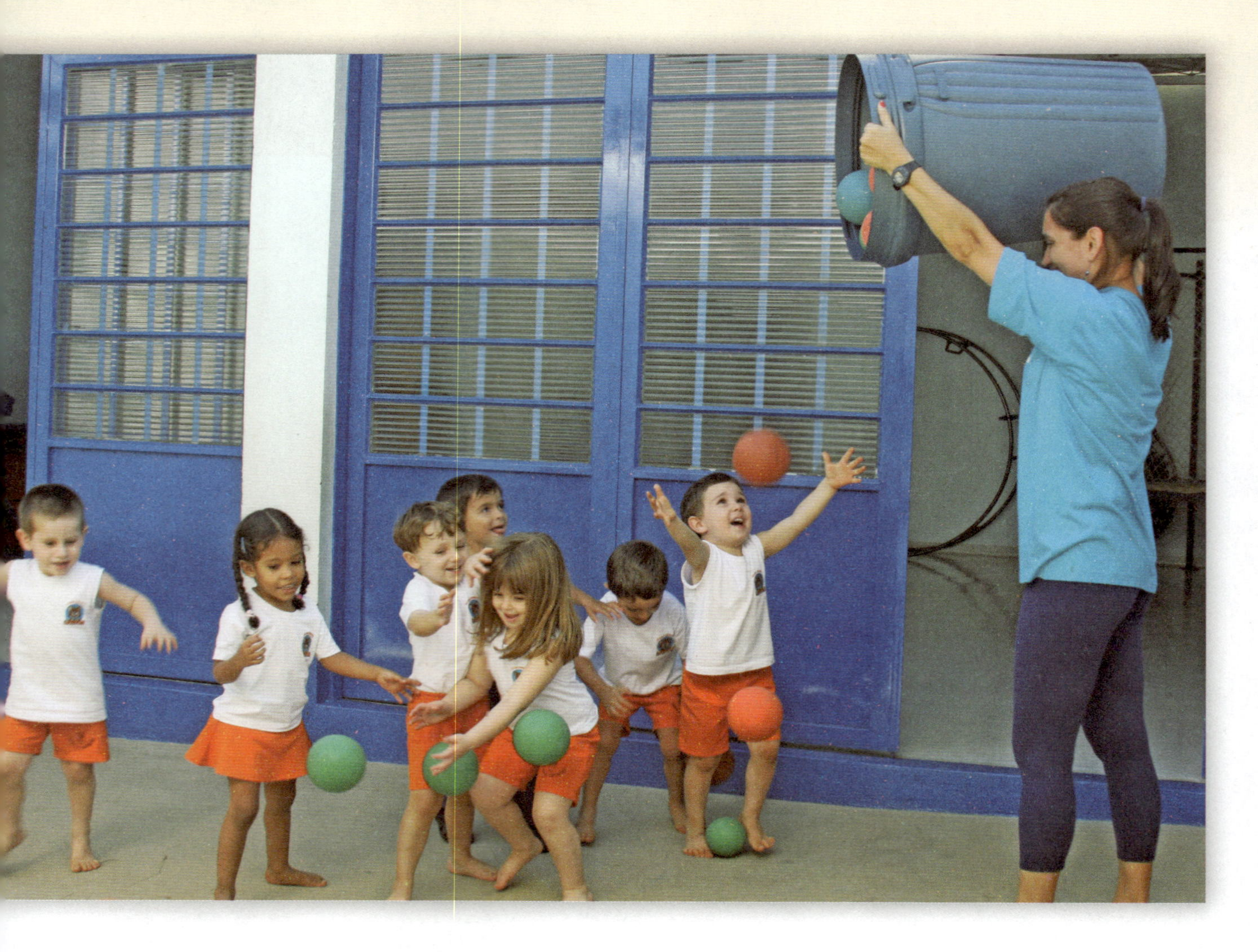

as diferentes bolas existentes na escola, bem como confeccionar algumas com diferentes tamanhos, espessuras, pesos etc. Perguntar também aos alunos se eles conhecem a brincadeira Batata Quente. Em caso positivo, explicar novamente para que todos estejam cientes da brincadeira e pedir que a executem; em caso negativo, é importante explicá-la mais detalhadamente aos alunos. Apenas para lembrar aos professores, a forma tradicional da brincadeira consiste em: alunos dispostos em círculo, sendo um escolhido para posicionar-se no centro da roda. Este aluno fecha os olhos (ou usará vendas nos mesmos) e começa a falar "batata quente", repetindo a palavra quente. Enquanto isso, os alunos no círculo vão passando a bola para o amigo do seu lado direito, sucessivamente. Quando o aluno do centro disser "queimou", significa que quem estiver com a bola nas mãos foi "queimado" e, portanto, irá trocar de posição com o aluno que estava no centro. É interessante que a atividade se repita com diferentes bolas; assim, os alunos podem perceber a quantidade de força necessária para lançarem e a preparação para receberem a bola (de diferentes pesos e espessuras). É possível variar a atividade colocando os alunos mais longe uns dos outros, ou sentados, além de outras possibilidades. Ao final da aula, devemos questioná-los: Qual bola foi mais fácil de segurar? Qual foi a mais difícil? Por quê? Com qual delas podemos jogar basquete? E queimada? Alguém já jogou taco? Quem sabe como é a bola desse jogo? E a do jogo de voleibol? Etc.

Material: Bolas de diferentes espessuras, pesos e tamanhos: bola de gude, bola de meia, bola de areia, bola de jornal, bola de bexiga (com e sem água) e bolas de diferentes modalidades esportivas.

Avaliação: Observar as crianças que conseguem reorganizar sua força despendida para realizar um passe com precisão para o colega, bem como aquelas que conseguem reorganizar o posicionamento das mãos para receber uma bola diferente.

3 CARIMBA AMEBA

Objetivo da Proposta: Aperfeiçoar os arremessos estáticos, pensando estrategicamente no melhor alvo, e a agilidade motora para se desviar dos arremessos.

Conteúdo Conceitual: Compreender o movimento do arremesso.

Conteúdo Procedimental: Realizar diferentes arremessos.

Conteúdo Atitudinal: Correr riscos, encorajar-se.

Método e Estratégias:

Iniciar a atividade de arremessar/lançar algum objeto em espaços disponíveis para isso. Chamar a atenção para essa habilidade motora, quando e como ela é requisitada em algumas modalidades, como a ginástica rítmica. Perguntar aos alunos quais as possibilidades de arremessar uma bola e recuperá-la, se, por exemplo, forem bolas que a escola tenha para oferecer para eles. É interessante que o professor consiga trazer diferentes pesos e tamanhos de bolas, ao definir esse material como o escolhido para trabalhar o arremesso. Dar as primeiras noções do jogo de Queimada, em que a função da bola é "queimar" alguém, arremessando a bola no colega sem intenção de machucá-lo, mas ainda sem o uso de linhas demarcatórias ou campo. O professor deve atentar-se para constantemente oferecer dicas ou situações-problema que permitam que os alunos pensem em atividades eficazes.

Caso não tenha sido elaborada pelos próprios alunos, explicar a atividade Carimba Ameba: as crianças deverão estar espalhadas pelo espaço, a um sinal, o professor lança uma bola no meio. As crianças deverão pegar a bola e tentar queimar alguém. O arremesso deverá ser feito com o corpo estático. A pessoa que é queimada vira uma ameba, ou seja, deve sentar-se no chão com pernas cruzadas. Suas mãos poderão queimar qualquer aluno que passar por perto, se isso acontecer, ele fica salvo e quem foi queimado deve se sentar. Enquanto isso, a brincadeira continua acontecendo, ou seja, qualquer aluno pode pegar a bola e tentar queimar alguém. Além disso, se o aluno que foi queimado conseguir recuperar a bola, ele fica a salvo. É possível variar o jogo utilizando mais de uma bola, diversificando as formas de deslocamento, dividindo a classe em equipes. É importante que essa brincadeira seja motivo de conversa com os alunos para que eles possam expressar como se sentiram, pois há sempre aquelas crianças que não gostam de receber uma bola em seus corpos, e ainda responder às perguntas: Era fácil se desviar da bola e dos amigos sentados? O que isso exigiu de você? Você procurou ir atrás da bola? Por quê?

Material: Bola de meia ou bola de borracha macia.

Avaliação: O professor observará as diferentes atitudes dos alunos: aqueles que preferem não correr o risco de falhar ao tentar buscar a bola e ser alvo fácil de ser queimado; aqueles que conseguem ter uma boa noção de espaço e perceber como escapar (tanto da bola quanto dos alunos sentados).

Crianças brincando de Carimba Ameba.

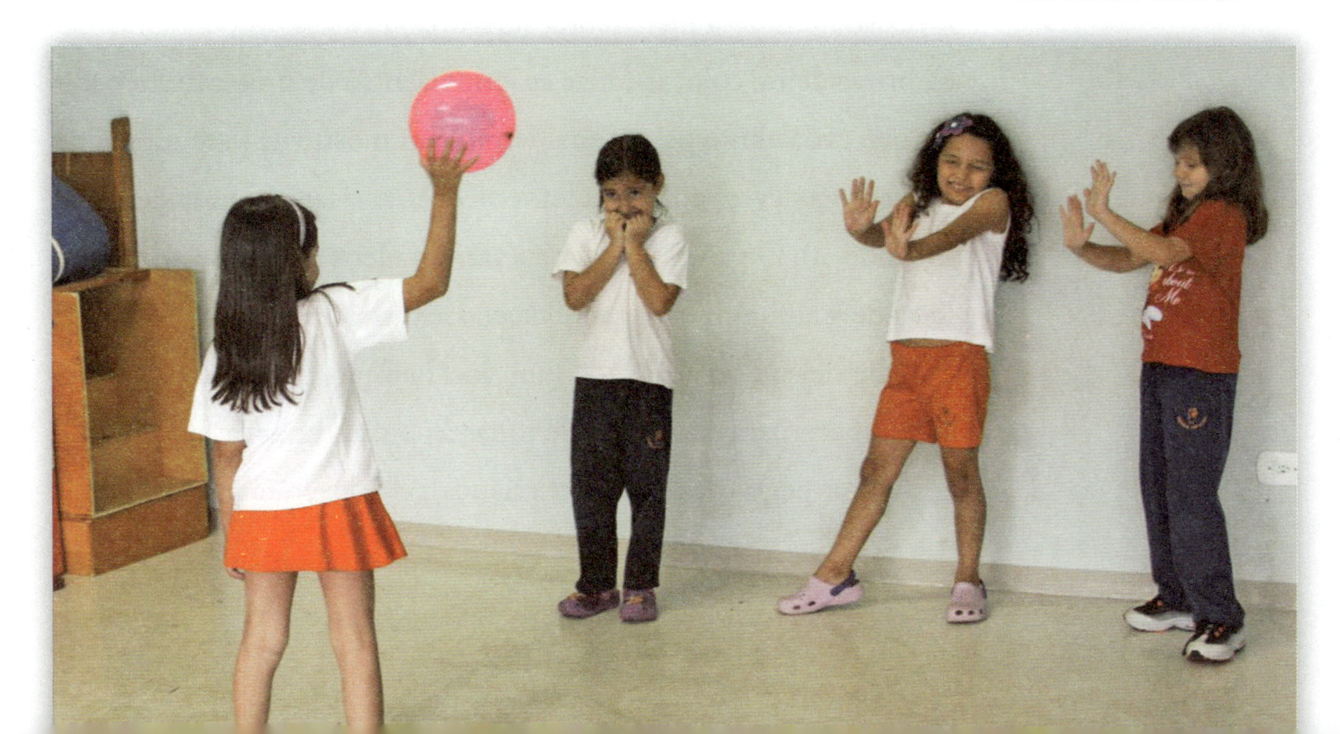

4 PEGA-ALFABETO

Objetivo da Proposta: Aperfeiçoar a velocidade de movimentação, realizando uma brincadeira popular (Pega-Pega) de forma diferenciada.

Conteúdo Conceitual: Identificar as letras do alfabeto e realizar corrida de alta velocidade.

Conteúdo Procedimental: Memorizar a letra que representa, identificar o melhor momento para fugir de todos para não ser pego.

Conteúdo Atitudinal: Observar se todos da classe conseguem realizar uma ação em prol de um mesmo objetivo.

Método e Estratégias:

O professor deverá levar para a aula um alfabeto de E.V.A. e retomar com os alunos cada uma das letras, observando se todos conseguem identificá-las. Posteriormente, desafiar os alunos a elaborarem uma atividade de Pega-Pega utilizando as letras do alfabeto. Observar as ideias propostas. Caso alguma seja possível, realizá-la com as crianças.

Caso nenhuma ideia tenha surgido, o professor poderá ensinar esta brincadeira: colocar todas as letras dentro de uma caixa e pedir para que cada aluno pegue uma letra. Sem mostrá-la para ninguém, cada criança deverá colocar a letra no chão e pisar em cima dela (escondendo-a). O professor irá chamar uma letra. Quem estiver com a letra deverá fugir e o restante da classe deverá tentar pegá-lo. Esta atividade deverá ser realizada num local amplo, para que o fugitivo tenha espaço para se desviar de todas as outras crianças. Quando o fugitivo for pego (por qualquer criança), ele deverá parar e todas as

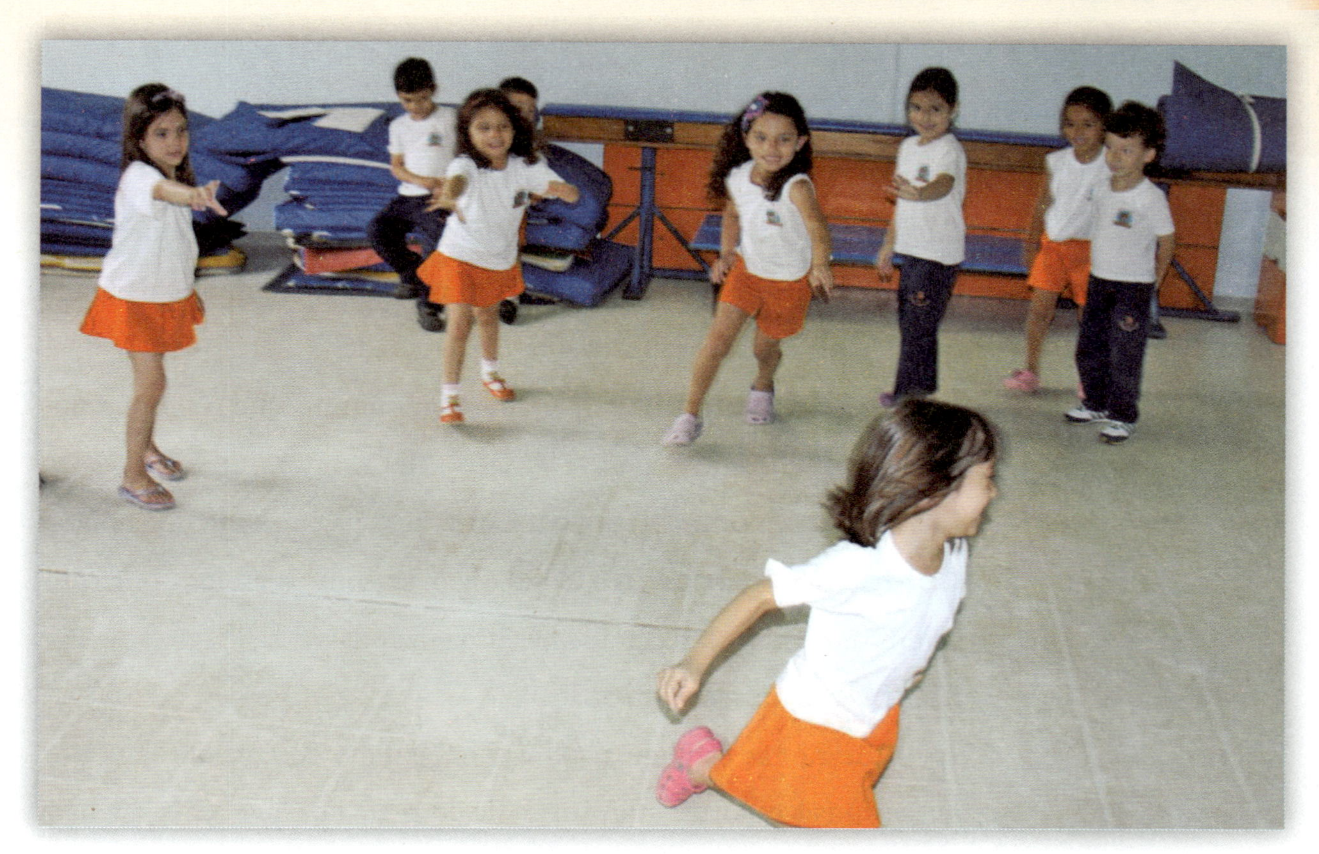

Criança tentando não ser pega por todos da turma.

crianças voltam para o espaço e guardam todas as letras da caixa. A brincadeira, então, recomeça.

Ao final da aula, conversar com os alunos: Como podemos variar essa atividade? Você conseguiu pegar alguém? Você foi facilmente pego? Como você se sentiu com toda a classe correndo atrás de você?

Material: Letras do alfabeto de E.V.A.

Avaliação: Observar as crianças que identificam imediatamente a letra que estava escondida; observar quem pensou em estratégias de fuga de sucesso e quem se dedicava a pegar o fugitivo.

5 JOGO DAS VIDAS

Objetivo da Proposta: Ampliar a capacidade respiratória, realizando a corrida de velocidade num período de tempo mais longo que o habitual em propostas de solidariedade.

Conteúdo Conceitual: Observar o tempo que o aluno consegue ficar correndo.

Conteúdo Procedimental: Correr para pegar e fugir dos amigos.

Conteúdo Atitudinal: Solidarizar-se com os amigos que estiverem sem vida, oferecendo-lhes uma das suas vidas.

Método e Estratégias:

Questionar os alunos sobre a habilidade de corrida: Para que serve? Quais esportes utilizam-se da corrida? Por que correr faz bem para a saúde? O que acontece em nosso corpo quando corremos bastante? Vocês conseguem correr por bastante tempo? Solicitar que corram pelo espaço.

São várias propostas que podem ser realizadas com essa finalidade. É importante que o professor permita que os alunos também sugiram propostas de atividades. Nesta brincadeira, a um sinal dado, todos devem estar espalhados pelo espaço, tentando fugir de todos ao mesmo tempo em que tentam pegar alguém da classe. Se a criança for pega e ainda não pegou ninguém, dá a sua vida para aquele que a pegou (representada por algum objeto) e deve sentar-se no chão de pernas cruzadas, mas, caso já tenha pego alguém, terá vidas a mais e pode continuar jogando, mas perdendo uma vida por ter sido pega. Ninguém poderá pegar uma dupla que estiver em negociação de doação de vida. O ideal é solidarizar-se com algum amigo sentado, entregando-lhe uma de suas vidas para "ressuscitar" o amigo que ora havia saído do jogo. Ao final da atividade, conversar com a classe, perguntando: Vocês conseguiram correr por bastante tempo? Por quê? Você salvou alguém? Alguém o salvou? Como você se sentiu na brincadeira? Você se preocupou mais em salvar os colegas ou continuar pegando para ganhar inúmeras vidas? Enfatizar às crianças sobre as alterações que acontecem com seu corpo após correrem bastante e de forma compreensível para elas, explicar por que se cansam, por que acontecem alterações em sua respiração, nos batimentos cardíacos etc.

Material: Podem ser usadas peças de jogo de damas ou cartolina, caneta e tesoura para representarem as vidas.

Avaliação: Além de observar os alunos que mantiveram um ritmo de corrida forte e constante, o professor deverá atentar para aqueles que tiveram uma atitude mais solidária aos outros e anotar ainda quais são aqueles que demonstram fragilidade nessa brincadeira por não gostarem de correr e só se escondem em vez de tentar pegar alguém.

Crianças correndo no Jogo das Vidas.

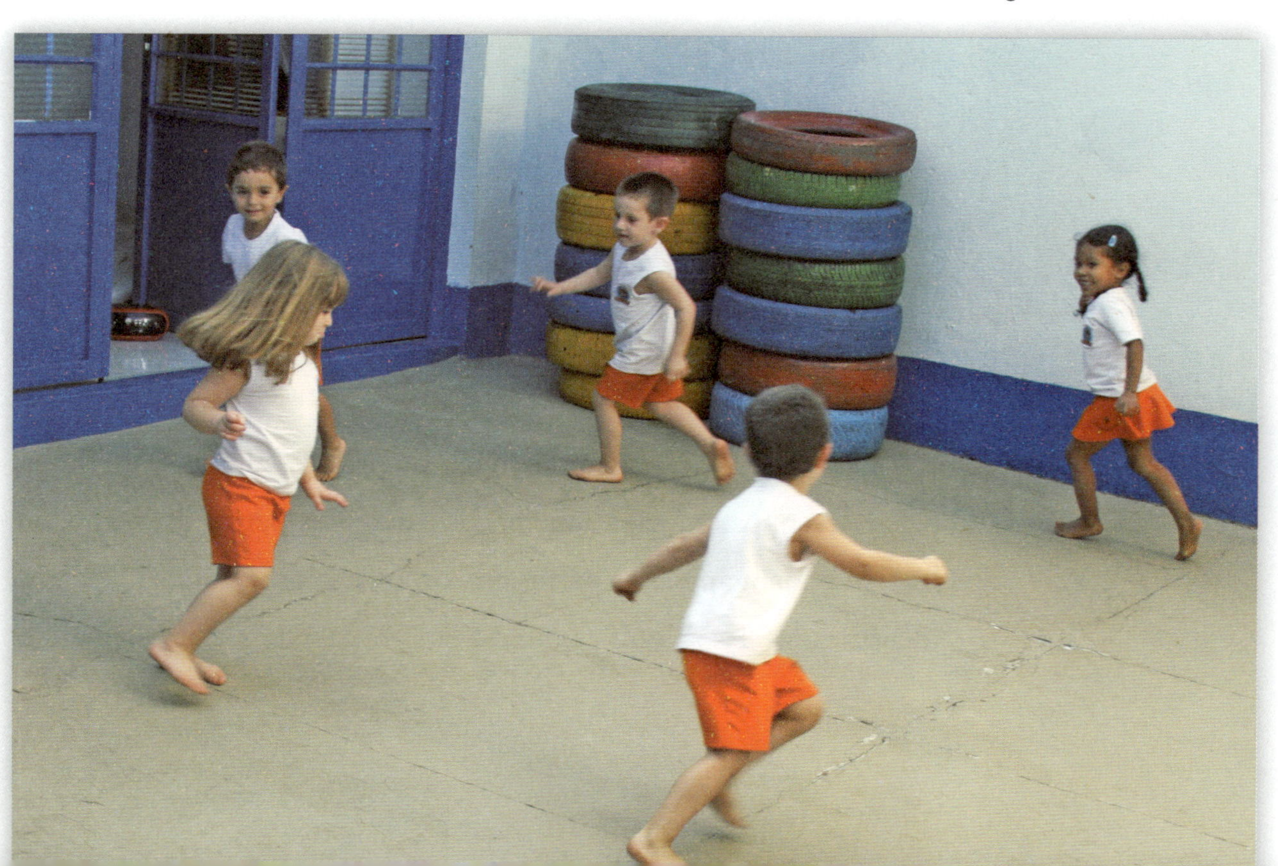

6 TWISTER CORPORAL

Objetivo da Proposta: Explorar as diferentes formas de deslocamento e equilíbrio (estático e dinâmico) e estimular o reconhecimento das diferentes partes do corpo.

Conteúdo Conceitual: Identificar formas de deslocamento e de equilibrar-se; reconhecer as partes do corpo apresentadas no jogo.

Conteúdo Procedimental: Deslocar-se em diferentes direções e equilibrar-se de diferentes maneiras.

Conteúdo Atitudinal: Reconhecer a importância das partes do corpo para o ato de se movimentar; cooperar com os colegas nos diferentes deslocamentos e equilíbrios.

Método e Estratégias:

Os desenhos das diferentes partes do corpo podem estar colados definitivamente ou com velcro em tapetes de E.V.A. coloridos ou em colchonetes.

Espalhar os desenhos pela quadra, próximos uns dos outros, de forma a permitir o deslocamento das crianças sobre eles. As partes do corpo podem ser representadas por figuras geométricas (círculos, triângulos, quadrados etc.) ou como imagens reais dessas partes (mão direita e esquerda espalmadas, pés direito e esquerdo, cotovelos, joelhos, bumbum etc.).

Para se deslocarem em diferentes direções, os alunos se orientam pelos desenhos em cada tapete, das diferentes partes do corpo, ou seja, só podem apoiar as partes do corpo de acordo com as imagens identificadas. Isso significa que, se em um tapete houver o desenho

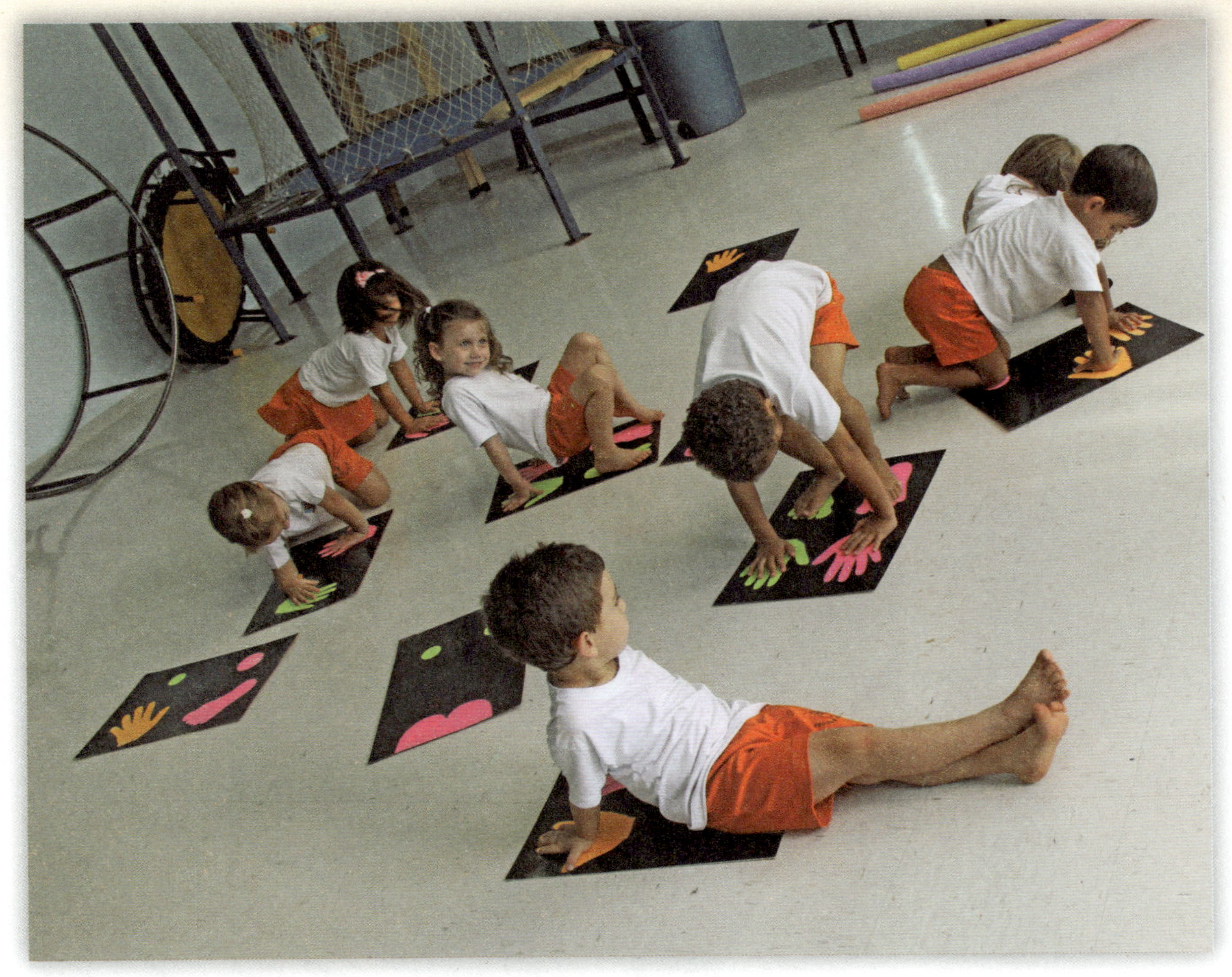

Crianças brincando de *Twister* humano. Num primeiro momento, descobrem as partes do corpo que devem ser apoiadas nos respectivos desenhos.

da mão esquerda direcionada para trás (no sentido contrário àquele que o aluno avança), é assim que a criança deverá se apoiar.

Outra possibilidade é o deslocamento aliado ao equilíbrio estático. Conforme os alunos forem se deslocando pelo espaço sobre os tapetes, pedir a eles que criem poses ao se apoiarem sobre determinadas imagens.

O jogo pode ser realizado com um aluno de cada vez ou com vários alunos se deslocando ao mesmo tempo (isso depende da quantidade de tapetes e de imagens que o professor tem para usar e da quantidade de alunos da turma).

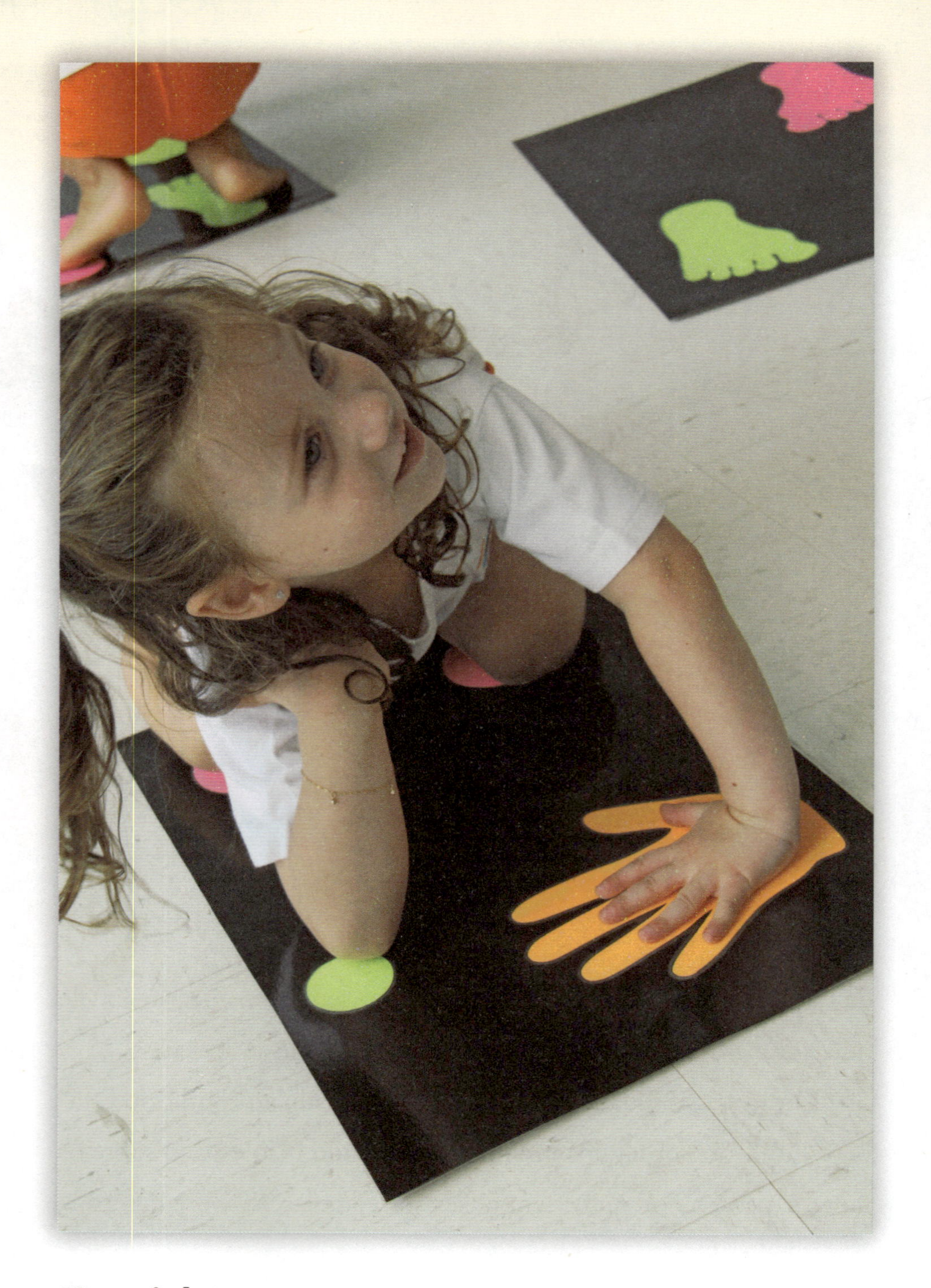

Material: Tapetes de E.V.A. coloridos, colchonetes, imagens de partes do corpo humano coloridas coladas em cartazes pretos.

Avaliação: Observar se os alunos realizam os deslocamentos conforme as figuras colocadas nos tapetes.

7 CAMPO MINADO

Objetivo da Proposta: Aperfeiçoar a coordenação motora pelo arremesso, jogando uma bola com a finalidade de acertar um alvo.

Conteúdo Conceitual: Compreender a finalidade de algumas modalidades esportivas que têm nos arremessos a exigência do sucesso de um alvo específico.

Conteúdo Procedimental: Realizar arremessos para um alvo móvel.

Conteúdo Atitudinal: Auxiliar os amigos com dicas de arremessos, permitir que todos participem da atividade.

Crianças brincando de Campo Minado.

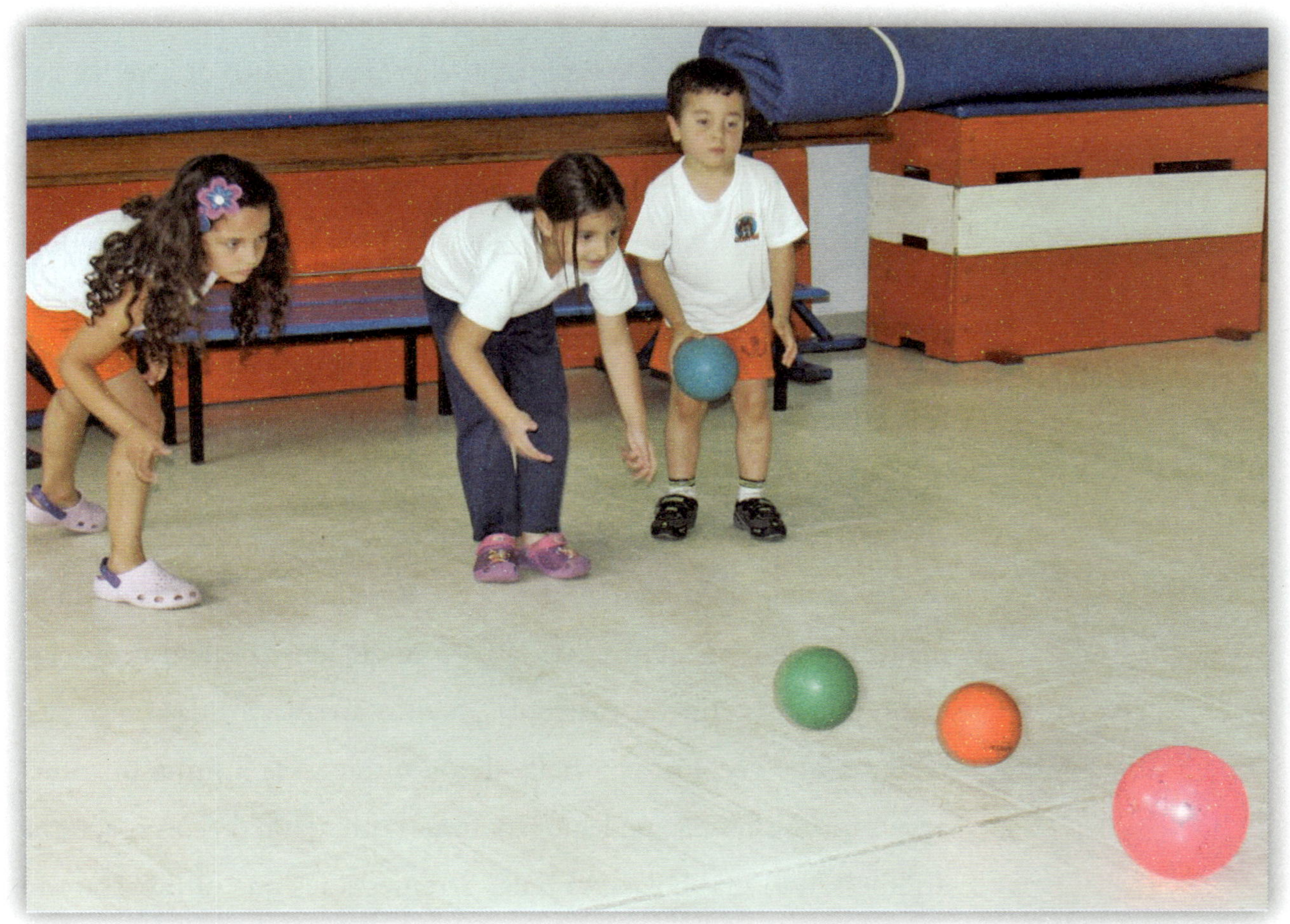

Método e Estratégias:

Iniciar a aula questionando os alunos se eles conhecem as modalidades esportivas que usam arremessos: Quais são elas? Por que os arremessos são importantes? Oferecer a bola para os alunos e solicitar que arremessem a bola em diferentes lugares. Nesse momento, o professor poderá introduzir situações-problema, perguntando: É possível brincar de arremessar com outro amigo? Como podemos saber se um jogador acertou seu arremesso? Se arremessou com precisão/corretamente? O professor deve permitir que realizem ações, dando "dicas" e ideias das possibilidades de arremesso com o colega sem dizer como fazer. Sugerir o uso de outros materiais como: cones, arcos, latões vazados, baldes sem fundos, cordas, demarcações com fitas ou giz.

Depois do tempo de exploração dos movimentos de arremessar as bolas, o professor pode propor uma brincadeira, apresentando-a em forma de situação-problema, por exemplo, o jogo do Campo Minado, que consiste em: delimitar o espaço de um grande corredor, dividir os alunos em duas equipes, cada qual ficando atrás da linha que demarca o corredor. Cada aluno com uma bola nas mãos. O professor lança de forma rasteira uma "bola-alvo" (sugere-se uma bola de plástico com raio mínimo de 30 centímetros); antes de os alunos começarem a arremessar suas bolas na bola-alvo, é importante saber se eles entenderam bem as regras de não ultrapassarem os limites marcados, nem tocarem a bola-alvo com qualquer parte do corpo, e como podem recuperar suas bolas. São os arremessos das bolas das crianças que vão forçar a bola-alvo a ultrapassar a linha do time adversário, e estes não poderão bloqueá-la com o uso do corpo, apenas arremessando suas bolas. As bolas arremessadas que ultrapassaram as linhas demarcadas poderão ser pegas e arremessadas novamente. O jogo termina quando uma equipe atinge a meta estabelecida, mas outras séries podem ser reiniciadas. Ao final perguntar aos alunos o que foi fácil e o que foi difícil na atividade; também é importante saber se algum amigo o ajudou e se ele ajudou alguém.

Material: Bola grande de plástico (do tipo das bolas que têm no circo); bolas diversas que rolem e possam ser arremessadas.

Avaliação: Observar os alunos que arremessam com maior precisão; observar os alunos que rapidamente recuperam alguma bola para arremessarem novamente e atingir o objetivo maior; observar os alunos que ajudam os colegas com dicas e/ou recuperando alguma bola e passando-a para alguém com maior dificuldade em recuperá-la. A melhor forma de avaliar uma atividade dinâmica como esta é perguntar bastante coisa após o término da brincadeira.

8 CAPOEIRA

Objetivo da Proposta: Conhecer a capoeira e aprender um movimento básico denominado meia-lua.

Conteúdo Conceitual: Entrar em contato com a manifestação da capoeira por meio de um de seus movimentos básicos.

Conteúdo Procedimental: Realizar o movimento de meia-lua.

Conteúdo Atitudinal: Respeitar o amigo e cuidar para interagir com ele para não prejudicá-lo em suas ações.

Método e Estratégias:

Antes desta aula, o professor deverá pesquisar sobre a capoeira e organizar uma apresentação com cartazes ou *slides*, por conta do uso de imagens diversas, ou até vídeos sobre a capoeira, ou convidando grupos para se apresentarem na escola. Antes de iniciar sua apresentação, o professor deverá perguntar aos alunos o que eles conhecem sobre a capoeira. A partir das respostas obtidas, poderá organizar melhor quais informações deve oferecer aos alunos e ainda solicitar que perguntem aos colegas e familiares o que sabem sobre esse assunto para trazerem para discussão de todos. Numa aula *a posteriori*, reunir e apresentar as informações anteriormente pesquisadas, visando ampliar o conhecimento dos alunos sobre esta atividade. Após essa etapa, o professor pode convidá-los para executarem alguns movimentos básicos da capoeira: começando pela meia-lua (exercício no qual o aluno eleva uma perna de um lado para outro, formando, com os pés, o desenho de um meio-círculo no ar). Sugere-se trabalhar com o seguinte desafio: cada aluno receberá um chapéu feito com jornal, no qual o bico ficará bem alto (parecendo chapéu de bruxo/bruxa). Solicitar que brinquem com esse movimento da capoeira utilizando esse chapéu, dispostos em duplas. A ideia é que a perna do colega que faz o movimento tente bater no chapéu adversário retirando-o da cabeça do amigo, enquanto esse abaixa, fugindo do golpe dado.

O professor deverá enfatizar o tema de "lutar com" e não de "lutar contra", ficando claro na proposta prática que os movimentos serão feitos de forma a não encostar no companheiro. Caso o movimento ainda não tenha sido realizado com sucesso, o professor poderá demonstrá-lo mais claramente aos alunos. Ao final, sugere-se que em roda conversem sobre o movimento e a vivência.

Material: Jornal para confeccionar o chapéu ou usar chapéu de aniversário.

Avaliação: Observar as crianças que apresentaram equilíbrio suficiente para passar a perna no alto; observar as crianças que buscaram realizar a atividade com cuidado para não machucar o colega. Perguntar sobre a atividade e os conteúdos de capoeira na aula seguinte a essa, verificando quem memorizou o que foi ensinado.

Crianças jogando capoeira.

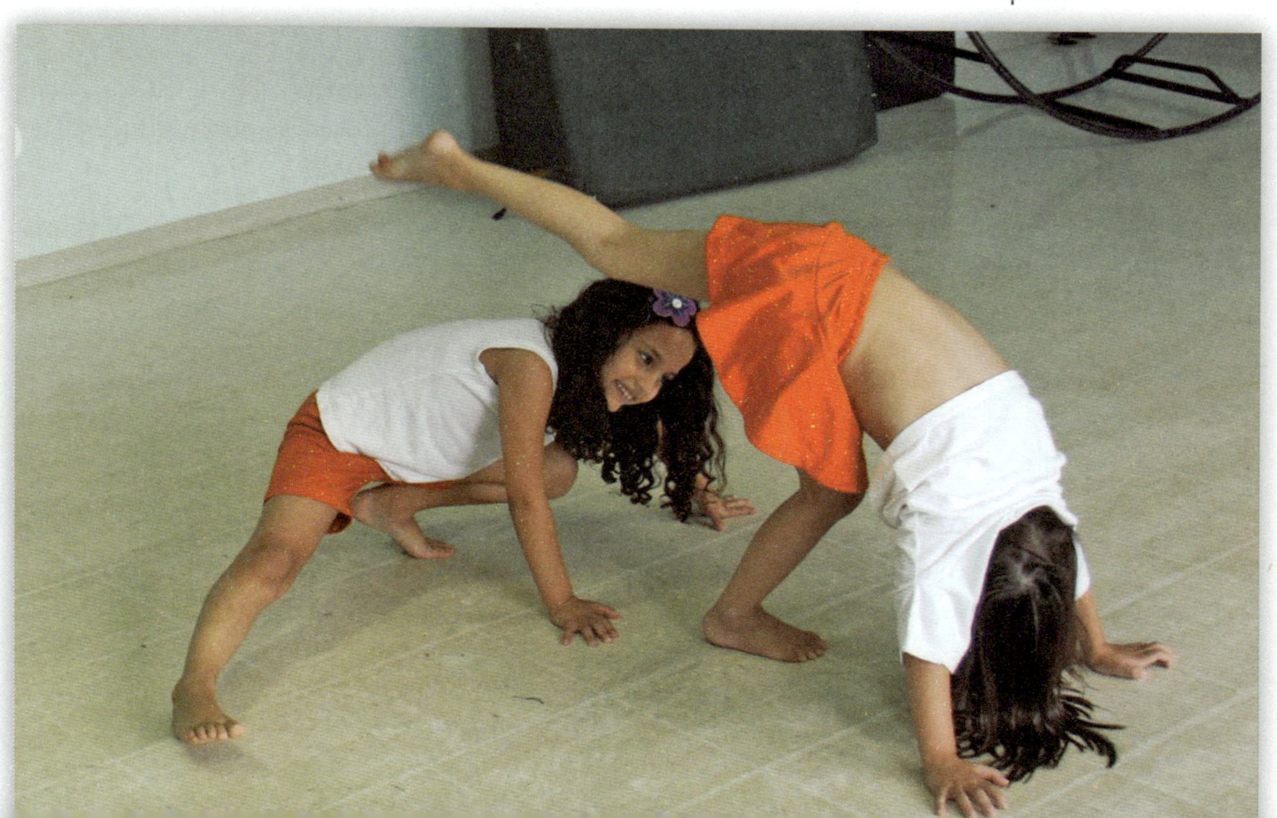

8 Referências bibliográficas

ALVES, R. *A gestação do futuro*. Campinas: Papirus, 1986.

ASSMANN, H. *Paradigmas educacionais e corporeidade*. Piracicaba: Unimep, 1994.

BENTO, J. O.; BENTO, H. C. B. Desporto e Educação Física: acerca do ideal pedagógico. In: BENTO, J. O. *et al. Desporto e Educação Física em português*. Porto: Universidade do Porto, 2010.

BRASIL. Comitê Nacional de Educação em Direitos Humanos – CNEDH. Ministério da Educação. Brasília, DF: MEC/Unesco, 2006.

______. Programa Nacional de Direitos Humanos 3 (PnDH-3). Brasília, DF: Secretaria de Direitos Humanos, 2010.

______. Lei de Diretrizes e Bases da Educação Nacional. Lei n. 9394, de 20 de dezembro de 1996. Estabelece as diretrizes e bases da educação nacional. Brasília, DF, 1996.

CAO, A. R. La creatividad: fundamento de la motricidad. In: TRIGO, E. (Org.). *Fundamentos de la motricidad*. Madrid: Editorial Gymnos, s/d.

CORREIA, W. R. Educação Física escolar: entre o saber e o não saber docente. In: GIMENEZ, R.; SOUZA, M. T. (Orgs.). *Ensaios sobre contextos da formação profissional em Educação Física*. Jundiaí: Fontoura Editora, 2011.

COLL, C. *et al. Os conteúdos na reforma*: ensino e aprendizagem de conceitos, procedimentos e atitudes. Porto Alegre: Artmed, 2000.

COLL, C.; VALLS, E. A aprendizagem e o ensino dos procedimentos. In: COLL, C. *et al. Os conteúdos na reforma:* ensino e aprendizagem de conceitos, procedimentos e atitudes. Tradução de Beatriz Afonso Neves. Porto Alegre: Artes Médicas, 1998.

DE MARCO, A. Educação Física e desenvolvimento humano. In: DE MARCO, A. (Org.). *Educação Física*: cultura e sociedade. Campinas: Papirus, 2006.

DIMENSTEIN, G.; ALVES, R. *Fomos maus alunos*. Campinas: Papirus, 2003.

FREIRE, J. B. Métodos de confinamento e engorda: como fazer render mais porcos, galinhas, crianças... In: MOREIRA, W. W. (Org.). *Educação Física e esportes*: perspectivas para o século XXI. Campinas: Papirus, 2010.

______. *O jogo*: entre o riso e o choro. Campinas: Autores Associados, 2002.

______. Um mundo melhor: uma outra Educação Física. In: RODRIGUES, D. (Org.). *Os valores e as atividades corporais*. São Paulo: Summus, 2008.

GALLAHUE, D. *Understanding Motor Development in Children*. Nova York: John Wiley & Sons, 1982.

GALLAHUE, D. L.; OZMUN, J. *Compreendendo o desenvolvimento motor:* bebês, crianças, adolescentes e adultos. 3. ed. São Paulo: Phorte Editora, 2005.

GARDNER, H. *As artes e o desenvolvimento humano*. Porto Alegre: Artes Médicas, 1997.

______. *O verdadeiro, o belo e o bom*: os princípios básicos para uma nova educação. Tradução de Álvaro Cabral. Rio de Janeiro: Objetiva, 1999.

HUIZINGA, J. *Homo ludens:* o jogo como elemento da cultura. 6. ed. São Paulo: Perspectiva, 2010.

KOLYNIAK FILHO, C. Qualidade de vida e motricidade. In: MOREIRA, W. W. (Org.). *Qualidade de vida*: complexidade e educação. Campinas: Papirus, 2007.

LIBÂNEO, J. C. *Didática*. São Paulo: Cortez Editora, 1994.

MACHADO, M. L. A. *Pré-escola não é escola*: a busca de um caminho. Rio de Janeiro: Paz e Terra, 1991.

MANOEL, E. J. Formação de professores: a necessidade da experiência, a experiência da complementaridade. In: GIMENEZ, R.; SOUZA, M. T. (Orgs.). *Ensaios sobre contextos da formação profissional em Educação Física*. Jundiaí: Fontoura Editora, 2011.

MASSARINI, L. *Bola no pé*: a incrível história do futebol. São Paulo: Cortez Editora, 2004.

MERLEAU-PONTY, M. *O visível e o invisível*. São Paulo: Perspectiva, 1992.

MOREIRA, E. C.; PEREIRA, R. S.; LOPES, T. Considerações, reflexões e proposições para a Educação Física na educação infantil e séries iniciais do Ensino Fundamental. In: MOREIRA, E. C.; NISTA-PICCOLO, V. L. (Orgs.). *O quê e como ensinar Educação Física na escola*. Jundiaí: Fontoura Editora, 2009.

MOREIRA, W. W. Corporeidade e formação profissional: a importância da teoria da motricidade humana para a Educação Física. In: GOLIN, C. H. *et al.* (Org.). *Educação Física e motricidade*: discutindo saberes e intervenções. Dourados: Seriema, 2008.

______. (Org.). *Educação Física e esportes*: perspectivas para o século XXI. Campinas: Papirus, 2010.

______. *et al.* Do corpo à corporeidade: a arte de viver o movimento no esporte. In: RODRIGUES, D. (Org.). *Os valores e as atividades corporais*. São Paulo: Summus, 2008.

MOREIRA, W. W.; CARBINATTO, M.; SIMÕES, R. Motricidade e humanismo: para além do status atual da Educação Física. In: GENU, M. *et al.* (Org.). *Motricidade humana*: uma metaciência? Belém: Editora UEPA, 2009.

NETO, C.; MARQUES, A. As mudanças de competências motoras na criança moderna: a importância do jogo e da actividade física. In: BARREIROS, J. *et al. Desenvolvimento e aprendizagem*: perspectivas cruzadas. Lisboa: Faculdade de Motricidade Humana, 2004.

NISTA-PICCOLO, V. L. A educação motora na escola: uma proposta metodológica à luz da experiência vivida. In: DE MARCO, A. (Org.). *Pensando a educação motora*. Campinas: Papirus, 1995.

______. A formação de professores em Educação Física: desafios e propostas. In: GIMENEZ, R.; SOUZA, M. T. (Orgs.). *Ensaios sobre contextos da formação profissional em Educação Física*. Jundiaí: Fontoura Editora, 2011.

______. Pedagogia da ginástica artística. In: NUNOMURA, M.; NISTA-PICCOLO, V. L. (Orgs.). *Compreendendo a ginástica artística*. São Paulo: Phorte Editora, 2009.

______. Prolegômenos de uma pesquisa sobre o perfil do professor de Educação Física. *Revista brasileira de docência, ensino e pesquisa em Educação Física*. v. 2, n. 1, p. 111-125, jul. 2010.

______. (Org.). *Educação Física escolar*: ser... ou não ter? Campinas: Editora da Unicamp, 1993.

NÓBREGA, T. P. *Corporeidade e Educação Física*: do corpo-objeto ao corpo-sujeito. 2. ed. Natal: Editora da UFRN, 2005.

OLIVEIRA, Z. M. R. (Org.). *Educação infantil:* fundamentos e métodos. 6. ed. São Paulo: Cortez Editora, 2010.

POZO, J. I. A aprendizagem e o ensino de fatos e conceitos. In: COLL, C. *et al. Os conteúdos na reforma*: ensino e aprendizagem de conceitos, procedimentos e atitudes. Porto Alegre: Artmed, 1998.

RODRIGUES, D. (Org.). *Os valores e as atividades corporais*. São Paulo: Summus, 2008.

SARTRE, J. *O ser e o nada*: ensaio de ontologia fenomenológica. Petrópolis: Vozes, 1997.

SCAGLIA, A. O futebol e as brincadeiras de bola com os pés: todos semelhantes, todos diferentes. In: VENÂNCIO, S.; FREIRE, J. B. (Orgs.). *O jogo dentro e fora da escola*. Campinas: Editores Associados, 2005.

SCHIAVON, L. M. A ginástica artística como conteúdo da Educação Física infantil. 1996. Monografia de Curso de Educação Física – Faculdade de Educação Física, Unicamp, Campinas, 1996.

SERGIO, M. *Motricidade humana*: uma nova ciência do homem. Lisboa: Ministério da Educação e Cultura, 1986.

________. *Filosofia das atividades corporais*. Lisboa: Conpendium, 1982.

SILVA, A. M. M. Direitos humanos na educação básica: qual o significado?, In: SILVA, A. M. M. E TAVARES, C. (Orgs.) *Políticas e fundamentos da educação em direitos humanos*. São Paulo: Cortez, 2010.

SILVA, E. F. As práticas pedagógicas de professoras da educação básica: entre a imitação e a criação. In: VEIGA, I. P. A.; SILVA, E. F. (Orgs.). *A escola mudou*: que mude a formação de professores. Campinas: Papirus, 2010.

SOUZA, S. J.; KRAMER, S. *Educação ou tutela?* A criança de 0 a 6 anos. São Paulo: Edições Loyola, 1991.

TARDIF, M. *Saberes docentes e formação profissional*. 2. ed. Petrópolis: Vozes, 2002.

TOLEDO, E.; VELARDI, M.; NISTA-PICCOLO, V. L. Os desafios da Educação Física escolar: seus conteúdos e métodos. In: MOREIRA, E. C.; NISTA-PICCOLO, V. L. (Orgs.). *O quê e como ensinar Educação Física na escola*. Jundiaí: Fontoura Editora, 2009.

TOURAINE, A. *Poderemos viver juntos?* Rio de Janeiro: Vozes, 1998.

TRIGO, E. (Org.). *Fundamentos de la motricidad.* Madrid: Editorial Gymnos, s/d.

VANNIER, M.; GALLAHUE, D. *Teaching Physical Education in Elementary Schools*. 6. ed. Philadelphia: Sounders, 1978.

VECCHI, R. L.; NISTA-PICCOLO, V. L. A Educação Física escolar na perspectiva do ensino para a compreensão. In: POGRÉ, P.; LOMBARDI, G.; EQUIPE DO COLÉGIO SIDARTA (Orgs.). *O ensino para a compreensão:* a importância da reflexão e da ação no processo de ensino-aprendizagem. Espírito Santo: Hoper, 2006.

VEIGA, I. P. A.; VIANA, C. M. Q. Formação de professores: um campo de possibilidades inovadoras. In: VEIGA, I. P. A.; SILVA, E. F. (Orgs.). *A escola mudou:* que mude a formação de professores. Campinas: Papirus, 2010.

VENÂNCIO, S.; COSTA, E. M. B. O movimento humano e o brincar. In: VENÂNCIO, S.; FREIRE, J. B. (Orgs.). *O jogo dentro e fora da escola*. Campinas: Autores Associados, 2005.

VYGOTSKY, L. S. *A formação social da mente:* o desenvolvimento dos processos psicológicos superiores. Tradução de José Cipolla Neto; Luis Silveira Menna Barreto e Solange Castro Afeche. São Paulo: Martins Fontes, 1994.

WINNICOTT, D. W. *O brincar e a realidade*. Tradução de José Octavio Abreu e Vanede Nobre. Rio de Janeiro: Imago, 1975.

Vilma Lení Nista-Piccolo

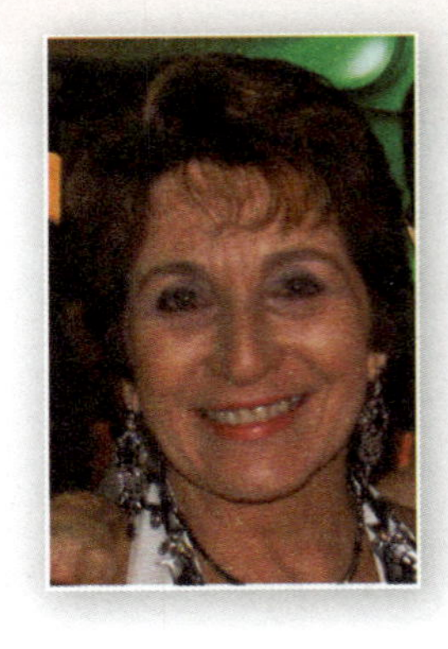

É licenciada em Educação Física e Bacharel em Fisioterapia, Mestre em Educação e Doutora em Psicologia Educacional pela Universidade Estadual de Campinas. Foi professora da Faculdade de Educação Física da Unicamp (SP), onde desenvolveu vários projetos de pesquisa e de extensão. Criou diferentes grupos de estudo e foi chefe do Departamento de Educação Motora. Foi professora titular da Universidade São Judas Tadeu (SP), onde criou e coordenou o Programa de Pós-Graduação *Stricto Sensu* em Educação Física, sendo a responsável pela implantação dos Cursos de Mestrado e Doutorado na área. Também criou e coordenou o curso de Graduação em Educação Física e Esporte da Veris/Metrocamp (Campinas), onde implantou o Instituto do Esporte. Possui experiência na área de Educação Física Escolar e na de Ginástica, áreas em que a autora apresenta diversas publicações. Desde 2000, quando estudou na Universidade de Harvard, tem se dedicado aos estudos da Inteligência Corporal Cinestésica. Atualmente, é professora concursada da Universidade Federal do Triângulo Mineiro (UFTM) integrando o Programa de Pós-Graduação em Educação Física.

Wagner Wey Moreira

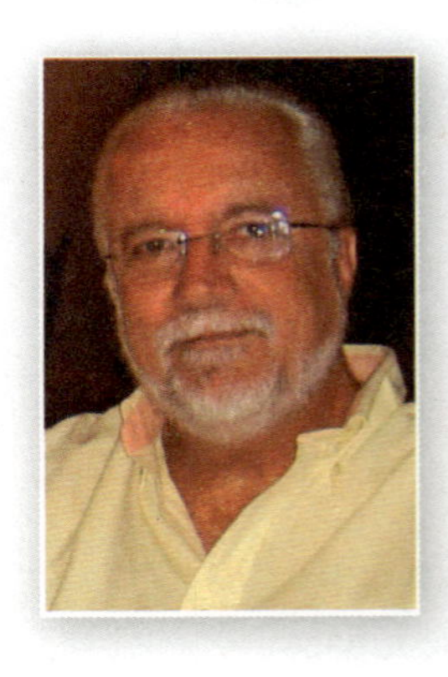

É natural de Dois Córregos (SP). Na vida acadêmica, graduou-se em Educação Física e Pedagogia. Tornou-se mestre em Educação (Filosofia) pela Universidade Metodista de Piracicaba (Unimep), doutor em Educação (Psicologia) pela Universidade Estadual de Campinas (Unicamp) e Livre-Docência pela Unicamp. É um dos fundadores da Faculdade de Educação Física da Unicamp, participando da criação dos cursos de graduação, mestrado e doutorado, exercendo ainda nessa universidade as funções de professor, coordenador de graduação e diretor associado. Também exerceu a docência nos cursos de graduação, mestrado e doutorado em Educação Física e em Educação na Unimep e na Universidade Federal do Pará (UFPA). Hoje exerce a docência na graduação e no mestrado em Educação Física da Universidade Federal do Triângulo Mineiro (UFTM). Já orientou mais de meia centena de dissertações de mestrado e mais de uma dezena de teses de doutorado. Publicou e organizou vários livros, entre os quais: *Educação Física e Esportes: perspectivas para o século XXI*; *Qualidade de Vida: complexidade e educação*; *Século XXI: a era do corpo ativo*; *Educação Física: intervenção e conhecimento científico*. É bolsista de produtividade do CNPq e líder do Grupo de Estudos e Pesquisas em Corporeidade e Pedagogia do Movimento (Nucorpo).